Gノート別冊

Common Diseaseの診療ガイドライン

総合診療における診断・治療の要点と現場での実際の考え方

編集 横林賢一　渡邉隆将　齋木啓子
　　　Kenichi Yokobayashi　Takamasa Watanabe　Keiko Saiki

羊土社
YODOSHA

謹告

　本書に記載されている診断法・治療法に関しては，発行時点における最新の情報に基づき，正確を期するよう，著者ならびに出版社はそれぞれ最善の努力を払っております．しかし，医学，医療の進歩により，記載された内容が正確かつ完全ではなくなる場合もございます．

　したがって，実際の診断法・治療法で，熟知していない，あるいは汎用されていない新薬をはじめとする医薬品の使用，検査の実施および判読にあたっては，まず医薬品添付文書や機器および試薬の説明書で確認され，また診療技術に関しては十分考慮されたうえで，常に細心の注意を払われるようお願いいたします．

　本書記載の診断法・治療法・医薬品・検査法・疾患への適応などが，その後の医学研究ならびに医療の進歩により本書発行後に変更された場合，その診断法・治療法・医薬品・検査法・疾患への適応などによる不測の事故に対して，著者ならびに出版社はその責を負いかねますのでご了承ください．

序

　よくある症状・疾患につき，診療ガイドラインに何が書かれているのか手っ取り早く知りたい，診療ガイドライン以外のエビデンスや海外の状況，現場のリアルを知りたい，というご要望にお応えする本が完成しました！

　もともとの企画は，われわれ編者3名が家庭医療（総合診療）後期研修を始めたときに「慢性疾患診療ガイドラインプロジェクト」としてスタートしました．初期研修では急性期病院での救急外来や病棟診療は行うものの，慢性疾患などの外来診療をトレーニングする機会はほとんどありません．結果，後期研修を開始した当初は診療所で慢性疾患をどのように診たらよいか全くわかりませんでした．そこで同期3名（わが国における家庭医療後期研修プログラム1期生）が中心となり，国内外の診療ガイドラインの重要項目をA4用紙2枚程度にまとめ，指導医の確認を経て共有するというプロジェクトが立ち上がりました．その後縁あって，「総合診療医が押さえておくべき診療ガイドラインのポイントを総合診療の視点でコンパクトにまとめ，日常診療に活かしていただく」ことを目的に，総合診療雑誌「Gノート」の創刊号（2014年4月号）から連載がスタートしました．おかげさまで多くの読者からご好評をいただき，新規テーマを大幅に加えてこのたび単行本化の運びとなりました．

　以上のような経緯から，主な読者層は，外来での診療経験の少ない総合診療後期研修医，あるいは主に病院で専門診療をされたのち新規開業される先生を想定しています．さらには，各項目での「診断のアプローチ」「治療のアプローチ」にて頻度の高い症状・疾患の診療ガイドラインの概要を手早く把握でき，「ビヨンド・ザ・ガイドライン」では診療ガイドラインを超えたエビデンスや現場のパールを参照できるため，十分な経験のある総合診療医や一般内科医にもお役に立てる書籍であると確信しております．本書籍を診察室に置いていただき，必要時にご参照いただくことに加え，患者さんと一緒に本書を見ながら情報を共有いただいたうえで「診療ガイドラインを超えたリアルな診療」を患者さんとともに行っていただく一助になれば，執筆者・編者一同望外の喜びでございます．

　最後になりましたが，国内外の診療ガイドラインを改めて参照し，それらを超えたエビデンスや現場のリアルをご執筆いただくという無理なお願いにもかかわらず快く引き受けてくださった執筆者の皆様，連載・書籍を通じて根気強くそして温かくサポートしていただいた松島夏苗様，吉川竜文様はじめ羊土社のみなさまに心より御礼申し上げます．

2017年2月

横林賢一・渡邉隆将・齋木啓子

本書の見かた

要チェック
日常診療で陥りがちなピットフォールや，診察の勘どころについての，ワンポイントアドバイスです．

該当診療ガイドライン
国内・国外にどのような診療ガイドラインがあるのか紹介しています．AGREE Ⅱにより評価を受けた診療ガイドラインが掲載されているMindsへの収載の有無も記載しています．なお，国内に明確な診療ガイドラインがない場合は，指針となる海外の診療ガイドラインや国内外のエビデンスなどを紹介しています．

診療ガイドラインのPoint
各稿で主に参照した診療ガイドライン等の最重要ポイントです．

診断のアプローチ　治療のアプローチ
診療ガイドラインのエッセンスを中心に解説し，必要に応じ補強となるエビデンスも引用しています．国内に明確な診療ガイドラインがない場合は，海外の診療ガイドラインや国内外のエビデンスを基に解説しています．

象，筋弛緩作用，依存が起きない）[1]．

3 高齢者の不眠

　高齢者は睡眠薬の体内への蓄積が起こりやすく，睡眠薬に対する感受性自体が亢進している[1]．したがって，ベンゾジアゼピン受容体作動薬のなかでは半減期が短く，かつ筋弛緩作用の少ない非ベンゾジアゼピン系（マイスリー®，アモバン®，ルネスタ®など）を常用量の半分程度から開始する．メラトニン受容体作動薬は副作用が少ない点で高齢者に使いやすい．

ビヨンド・ザ・ガイドライン　Beyond the Guideline

総合診療医の視点

　総合診療医は身体の状況や生活環境を全人的に把握しやすく，より具体的な指導が早期に可能であるため，**睡眠衛生指導**は必ず行う．タバコ，アルコール問題の合併も多く，他の健康危険因子の発見と介入も並行して実施する．しばしば多愁訴である不眠患者に漫然と睡眠薬を処方し続けるという診療スタイルは好ましくない．

　ハルシオン®は切れ味がよい（すぐに眠くなる翌朝に残らない）ため患者からの評価はよい．一方，半減期が短い睡眠薬ほど依存が形成されやすいため，処方は慎重に行うべきである．副作用が増悪するためベンゾジアゼピン受容体作動薬の内服期間中の飲酒も禁止する．また消失したなど短い期間で受診をくり返すケースにも毅然とした態度で投薬を断ることをお勧めする．処方開始時に将来の減薬スケジュールについて患者と話し合っておくことも重要である．

　「睡眠薬は抵抗があるので安定剤ください」と言われデパス®を処方した経験はないだろうか，あるいは肩こりにデパス®を処方している医師を見ることもしばしばであろう．俗に言う安定剤とは抗不安薬を指し，その大部分は睡眠薬と同じベンゾジアゼピン系作動薬である．抗不安薬を睡眠薬代わりに用いることに科学的妥当性はない[2]．日本は世界有数のベンゾジアゼピン系作動薬消費国であるが[3]，デパス®を処方する自分にデパス®が必要なのでは？（自分の不安を解消するため，あるいは面倒な患者の診療を早く切り上げるため処方しようとしているのでは？）と常に考える必要がある．

Beyond the sea〜海外のエビデンスから

　睡眠薬による治療では長期（1年以上）の使用に関するデータが不十分であることから，欧米の慢性不眠の診療ガイドラインでは非薬物療法である認知行動療法が第一選択となっている[4,5]．日本の診療ガイドラインでは認知行動療法は専門機関で行われるべきとの記述もあるが[3]，用いた認知行動療法の実際が書かれた他書[8]が参考になる．少なくとも**睡眠衛生指導（表2：睡眠障害対処の12の指針）**は必須であり，この指針の共有なくして薬物療法を行うべきではない．

紹介のタイミング

紹介先 精神科，睡眠医療認定施設など

　睡眠時無呼吸症候群，レストレスレッグス症候群，周期性四肢運動障害，概日リズム睡眠障害などの特異的な睡眠障害が疑われる場合，初期治療で効果が得られない場合（不眠の原因を検索・除去し常用量の睡眠薬で効果が得られない場合），精神疾患（中等度以上のうつ病，双極性障害，統合失調症など）が疑われる場合は，精神科，睡眠医療認定施設[10]などの不眠専門外来に紹介する[8]．

文献

1) 「睡眠障害の対応と治療ガイドライン第3版」（睡眠障害の診断・治療ガイドライン研究会，内山　真/編），じほう，2012
　●総論 非専門医向けに睡眠障害に関する情報がコンパクトに掲載されている
2) 「睡眠障害診療ガイド」（日本睡眠学会診断分類委員会睡眠障害診療ガイド・ワーキンググループ），文光堂，2011
　●総論 文献1とは同様，文献1か文献2のいずれかを参照されたい
3) 「睡眠薬の適正な使用と休薬のための診療ガイドライン」（厚生労働科学研究費・障害者対策総合研究事業「睡眠薬の正しい使用と休薬のための診療ガイドラインに関する研究」および日本睡眠学会・睡眠薬使用ガイドライン作成ワーキンググループ/編），2013
　http://www.jssr.jp/data/pdf/suiminyaku2013.pdf
　●総論 （書籍版は評論社から）一部はGRADEアプローチで評価されている．よく患者から受ける睡眠薬に関する質問について，文献に基づいた40のQ&A方式でわかりやすく記載されている．
4) Schutte-Rodin S, et al : Clinical Guideline for the Evaluation and Management of Chronic Insomnia in Adults. J Clin Sleep Med, 4 : 487-504, 2008
　●総論 米国睡眠学会（AASM）による成人の慢性不眠症の評価・管理に関する診療ガイドライン．
5) Wilson SJ, et al : British Association for Psychopharmacology consensus statement on evidence-based treatment of insomnia, parasomnias and circadian rhythm disorders. J Psychopharmacol, 24 : 1577-1601, 2010
　●総論 英国精神薬理学会（BAP）による不眠症に関する診療ガイドライン．
6) Ramakrishnan K & Scheid DC : Treatment Options for Insomnia. Am Fam Physician, 76 : 517-26, 2007
　●総論 総合診療医にとって現実的な評価と治療のアプローチが書かれている．
7) 『DSM-5 精神疾患の分類と診断の手引』（American Psychiatric Association/著，日本精神神経学会/日本語版用語監修，髙橋三郎 他/監訳），医学書院，2014
　●各論 米国精神医学会より刊行されたDSM-5診断基準の日本語版．
8) 「内科医のための不眠診療はじめの一歩〜上手く教えてくれなかった対応と処方のコツ」（谷口充孝, 小川朋子/編），南山堂，2013
　●治療 薬物療法と認知行動療法の実際につき併用を用いた一般内科外来での診療が書かれている．
9) 「Availability of Internationally Controlled Drugs : Ensuring Adequate Access for Medical and Scientific Purposes」（International Narcotics Control Board/編），Chapter III Psychotropic Substances
　http://www.incb.org/documents/Publications/AnnualReports/AR2015/English/Supp/AR15_Availability_English_Chapter_III.pdf
　●総論 国際麻薬統制委員会による向精神薬の各国の状況のまとめ．
10) 「睡眠医療認定施設一覧」（日本睡眠学会）
　http://jssr.jp/data/pdf/list/nintei_ishi.pdf
　●総論 日本睡眠学会が認定する認定医，認定機関を確認できる．

Gノート別冊

Common Diseaseの診療ガイドライン

contents

序	横林賢一，渡邉隆将，齋木啓子	
本書の見かた		4
診療ガイドライン一覧		8
巻頭カラー		13

■ 呼吸器疾患

01	急性上気道炎（かぜ）	岸田直樹	16
02	インフルエンザ	菊地由花，河原章浩	23
03	喘息	田原正夫	32
04	COPD	菅家智史	42

■ 循環器疾患

05	高血圧	永田拓也	50
06	慢性心不全	加藤雅也	59
07	心房細動	紺谷　真	68

■ 消化器疾患

08	ヘリコバクター・ピロリ感染症	小林知貴，長澤佳郎	83
09	B型慢性肝炎	忍　哲也	91
10	C型慢性肝炎	忍　哲也	96

■ 内分泌・代謝疾患

11	脂質異常症	瀬野尾智哉	103
12	糖尿病	黒澤聡子，片桐秀樹	111
13	甲状腺機能低下症	五島裕庸，北村友一，川島篤志	119

contents

| 14 | 甲状腺機能亢進症 | 金子 惇 | 127 |
| 15 | 高尿酸血症・痛風 | 藤原昌平 | 135 |

筋骨格系疾患

16	腰痛	白石吉彦	147
17	変形性膝関節症	池尻好聰	156
18	骨粗鬆症	池尻好聰	164
19	関節リウマチ	遠藤功二	172

精神・神経疾患

20	頭痛	茂木恒俊, 横須賀公三	183
21	うつ病	森屋淳子	192
22	不安障害	木村一紀, 井出広幸	201
23	慢性期の脳卒中	臺野 巧	210
24	睡眠障害	横林賢一	221
25	アルコール関連問題	山梨啓友, 前田隆浩	229
26	認知症	山口 潔	238

アレルギー疾患

27	アレルギー性鼻炎	加藤洋平	250
28	アトピー性皮膚炎	岩木修一, 横林ひとみ	259
29	蕁麻疹	瀬尾卓司, 横林ひとみ	268

その他

30	急性中耳炎	杉山由加里	277
31	慢性腎臓病	孫 大輔	285
32	(鉄欠乏性)貧血	本村和久	292
33	熱中症	佐々木隆徳	300

診療ガイドラインの質を見極める　　南郷栄秀　307

索引　315

診療ガイドライン一覧

各稿で参照にした，国内外の診療ガイドライン，もしくはそれに準じる指針などをリストアップした．

01 急性上気道炎（かぜ）……16

- 呼吸器感染症に関するガイドライン 成人気道感染症診療の基本的考え方（日本呼吸器学会）
- JAID/JSC 感染症治療ガイド 2011（日本感染症学会/日本化学療法学会）
- Cough and the common cold: ACCP evidence-based clinical practice guidelines
- Principles of appropriate antibiotic use for treatment of acute respiratory tract infections in adults: background, specific aims, and methods（ACP）

02 インフルエンザ……23

- インフルエンザ Q&A（厚生労働省）
- 重篤化しやすい基礎疾患を有する者等について（厚生労働省）
- 抗インフルエンザウイルス薬の使用適応について 改訂版（日本感染症学会）
- 感染症情報：インフルエンザ（国立感染症研究所）
- Antiviral Agents for the Treatment and Chemoprophylaxis of Influenza. Recommendations of ACIP（CDC）

03 喘息……32

- 喘息予防・管理ガイドライン 2015（日本アレルギー学会）
- British guideline on the management of asthma（BTS/SIGN）
- Global strategy for asthma management and prevention (updated 2016)（GINA）

04 COPD……42

- COPD（慢性閉塞性肺疾患）診断と治療のためのガイドライン第4版（日本呼吸器学会）
- Chronic obstructive pulmonary disease in over 16s: diagnosis and management（NICE）
- Global strategy for Diagnosis, Management, and Prevention of COPD –2016（GOLD）

05 高血圧……50

- 高血圧治療ガイドライン 2014（日本高血圧学会）
- 2014 evidence-based guideline on management of high blood pressure in adults（JNC 8）
- 2013 ESH/ESC guidelines for the management of arterial hypertension
- Hypertension：The clinical management of primary hypertension in adults（NICE）

06 慢性心不全……59

- 慢性心不全治療ガイドライン（2010年改訂版）（日本循環器学会）
- 2016 ESC Guidelines for the diagnosis and treatment of acute and chronic heart failure
- 2013 ACCF/AHA guideline for the management of heart failure
- 2016 ACC/AHA/HFSA Focused Update on New Pharmacological Therapy for Heart Failure

07 心房細動……68

- 心房細動治療（薬物）ガイドライン（2013年改訂版）（日本循環器学会）
- 2014 AHA/ACC/HRS Guideline for the Management of Patients With Atrial Fibrillation
- 2016 ESC Guidelines for the management of atrial fibrillation developed in collaboration with EACTS
- Updated EHRA Practical Guide on the use of non-vitamin K antagonist anticoagulants in patients with non-valvular atrial fibrillation

08 ヘリコバクター・ピロリ感染症 ……… 83

- H. pylori 感染の診断と治療のガイドライン 2016 改訂版（日本ヘリコバクター学会）
- ヘリコバクター・ピロリ感染胃炎の診断と治療（日本ヘリコバクター学会）
- American College of Gastroenterology guideline on the management of Helicobacter pylori infection（米国）
- Management of Helicobacter pylori infection–the Maastricht IV/ Florence Consensus Report（EHSG）

09 B型慢性肝炎 ……… 91

- B型肝炎治療ガイドライン第2版（日本肝臓学会）
- AASLD guidelines for treatment of chronic hepatitis B
- Asian–Pacific clinical practice guidelines on the management of hepatitis B（APASL）
- EASL Clinical Practice Guidelines:Management of chronic hepatitis B virus infection

10 C型慢性肝炎 ……… 96

- C型肝炎治療ガイドライン第5.2版（日本肝臓学会）
- APASL consensus statements and recommendation on treatment of hepatitis C
- EASL Recommendations on Treatment of Hepatitis C 2015
- Hepatitis C guidance：AASLD–IDSA recommendations for testing, managing, and treating adults infected with hepatitis C virus

11 脂質異常症 ……… 103

- 動脈硬化性疾患予防ガイドライン2012年版（日本動脈硬化学会）
- 長寿のためのコレステロールガイドライン2010年版（日本脂質栄養学会）
- 2012 Update of the Canadian Cardiovascular Society Guidelines for the Diagnosis and Treatment of Dyslipidemia for the Prevention of Cardiovascular Disease in the Adult
- 2013 ACC/AHA Guideline on the Treatment of Blood Cholesterol to Reduce Atherosclerotic Cardiovascular Risk in Adults
- ESC/EAS Guidelines for the management of dyslipidaemias

12 糖尿病 ……… 111

- 糖尿病診療ガイドライン2016（日本糖尿病学会）
- 糖尿病治療ガイドライン2016–2017（日本糖尿病学会）
- Management of hyperglycemia in type 2 diabetes, 2015：a patient–centered approach（ADA/EASD）
- Standards of Medical Care in Diabetes—2016（ADA）

13 甲状腺機能低下症 ……… 119

- 甲状腺機能低下症の診断ガイドライン2013（日本甲状腺学会）
- Clinical practice guidelines for hypothyroidism in adults（AACE/ATA）

14 甲状腺機能亢進症 ……… 127

- バセドウ病治療ガイドライン2011（日本甲状腺学会）
- 甲状腺疾患診断ガイドライン2013（日本甲状腺学会）
- Hyperthyroidism and other causes of thyrotoxicosis: management guidelines of the American Thyroid Association and American Association of Clinical Endocrinologists（ATA/AACE）

15 高尿酸血症・痛風 ……… 135

- 高尿酸血症・痛風の治療ガイドライン第2版/第2版2012年追補版（日本痛風・核酸代謝学会）
- 2012 American College of Rheumatology Guidelines for Management of Gout（ACR）
- 2016 updated EULAR evidence–based recommendations for the management of gout（EULAR）

16 腰痛 ... 147
- 腰痛診療ガイドライン2012（日本整形外科学会/日本腰痛学会）
- Acute Low Back Problems in Adults：Assessment and Treatment（米国，AHCPR）
- European guidelines for the management of acute nonspecific low back pain in primary care
- European guidelines for the management of chronic nonspecific low back pain

17 変形性膝関節症 ... 156
- Care and management of osteoarthritis in adults（NICE）
- OARSI recommendations for the management of hip and knee osteoarthritis, Part II
- Treatment of Osteoarthritis（OA）of the Knee, second edition（AAOS）

18 骨粗鬆症 ... 164
- 骨粗鬆症の予防と治療ガイドライン2015年版（日本骨粗鬆症学会 他）
- 原発性骨粗鬆症の診断基準（2012年度改訂版）（日本骨代謝学会/日本骨粗鬆症学会）
- Clinician's guide to prevention and treatment of osteoporosis（NOF）
- European guidance for the diagnosis and management of osteoporosis in postmenopausal women（ESCEO/IOF）

19 関節リウマチ ... 172
- 関節リウマチ診療ガイドライン2014（日本リウマチ学会）
- 関節リウマチ治療におけるメトトレキサート（MTX）診療ガイドライン 2016年改訂版（日本リウマチ学会）
- 2010 Rheumatoid arthritis classification criteria（ACR/EULAR）
- 2015 American College of Rheumatology guideline for the treatment of rheumatoid arthritis
- EULAR recommendations for the management of rheumatoid arthritis with synthetic and biological disease-modifying antirheumatic drugs

20 頭痛 ... 183
- 慢性頭痛の診療ガイドライン2013（日本神経学会/日本頭痛学会）
- 国際頭痛分類 第2版/第3版beta版（国際頭痛学会/頭痛分類委員会）

21 うつ病 ... 192
- 大うつ病性障害・双極性障害治療ガイドライン（日本うつ病学会）
- 気分障害治療ガイドライン第2版（精神医学講座担当者会議）
- Depression in adults: recognition and management（NICE）
- Practice Guideline For The Treatment of Patients With Major Depressive Disorder. 3rd ed（APA）
- WFSBP guidelines for biological treatment of unipolar depressive disorders

22 不安障害 ... 201
- DSM（APA）
- WFSBP guidelines for the pharmacological treatment of anxiety, obsessive-compulsive and post-traumatic stress disorders – first revision
- プライマリ・ケア医のための精神医学（PIPC）

23 慢性期の脳卒中 ... 210
- 脳卒中治療ガイドライン2015（日本脳卒中学会）
- Guidelines for the prevention of stroke in patients with stroke and transient ischemic attack（AHA/ASA）

24 睡眠障害 ... 221
- 睡眠障害の対応と治療ガイドライン第2版

- 睡眠障害診療ガイド（日本睡眠学会）
- 睡眠薬の適正な使用と休薬のためのガイドライン
- British Association for Psychopharmacology consensus statement on evidence-based treatment of insomnia, parasomnias and circadian rhythm disorders（BAP）
- Clinical Guideline for the Evaluation and Management of Chronic Insomnia in Adults（AASM）

25 アルコール関連問題 ... 229

- Assessment and management of alcohol dependence and withdrawal in the acute hospital：concise guidance（NICE）
- Diagnosis, assessment, and management of harmful drinking and alcohol dependence（NICE）
- Helping patients who drink too much: an evidence-based guide for primary care clinicians（AAFP）
- Screening and behavioral counseling interventions in primary care to reduce alcohol misuse（USPSTF）

26 認知症 ... 238

- 認知症疾患治療ガイドライン2017（日本神経学会 他）
- 特発性正常圧水頭症診療ガイドライン第2版（日本正常圧水頭症学会）
- かかりつけ医のためのBPSDに対応する向精神薬使用ガイドライン（厚生労働省）

27 アレルギー性鼻炎 ... 250

- 鼻アレルギー診療ガイドライン2016年版
- Clinical practice guideline：Allergic rhinitis（AAO-HNSF）
- Allergic Rhinitis and Its impact on Asthma（ARIA）2008 update

28 アトピー性皮膚炎 ... 259

- アトピー性皮膚炎ガイドライン2016年版（日本皮膚科学会）

- アトピー性皮膚炎診療ガイドライン2015（日本アレルギー学会）
- Guideline for treatment of atopic eczema (atopic dermatitis)（EADV）
- Guideline of care for the management of atopic dermatitis（AAD）

29 蕁麻疹 ... 268

- 蕁麻疹診療ガイドライン（日本皮膚科学会）
- Guidelines for evaluation and management of urticaria in adults and children（英国）
- The diagnosis and management of acute and chronic urticaria：2014 update（米国）
- The EAACI/GA^{2}LEN/EDF/WAO Guideline for the definition, classification, diagnosis, and management of urticaria：the 2013 revision and update

30 急性中耳炎 ... 277

- 小児急性中耳炎診療ガイドライン2013年版（日本耳科学会 他）
- 小児上気道炎および関連疾患に対する抗菌薬使用ガイドライン
- NICE clinical guideline 69-Respiratory tract infections-antibiotic prescribing：Prescribing of Antibiotics for Self-Limiting Respiratory Tract Infections in Adults and Children in Primary Care
- The Diagnosis and Management of Acute Otitis Media（AAP）

31 慢性腎臓病 ... 285

- CKD診療ガイド2012（日本腎臓学会）
- エビデンスに基づくCKD診療ガイドライン2013（日本腎臓学会）
- CKDステージG3b～5患者のための腎障害進展予防とスムーズな腎代替療法への移行に向けた診療ガイドライン2015
- KDIGO 2012 Clinical Practice Guideline for the Evaluation and Management of Chronic Kidney Disease

32 (鉄欠乏性) 貧血 ……… 292

- 慢性腎臓病患者における腎性貧血治療のガイドライン2015年版（日本透析医学会）
- 鉄剤の適正使用による貧血治療指針 改訂第2版/第3版（日本鉄バイオサイエンス学会）
- Guidelines for the use of iron supplements to prevent and treat iron deficiency anemia（INACG/WHO/UNICEF）
- Iron deficiency anaemia：assessment, prevention and control A guide for programme managers（WHO）
- Recommendations to Prevent and Control Iron Deficiency in the United States（CDC）
- Screening for Iron Deficiency Anemia–Including Iron Supplementation for Children and Pregnant Women（USPSTF）

33 熱中症 ……… 300

- 熱中症診療ガイドライン2015（日本救急医学会）
- 熱中症環境保健マニュアル2014（環境省）
- 夏季のイベントにおける熱中症対策ガイドライン（暫定版）2016（環境省）
- 日常生活における熱中症予防指針 ver.3（日本生気象学会）
- スポーツ活動中の熱中症予防ガイドブック（日本体育協会）
- Exertional heat illness during training and competition（ACSM）
- Heat-related illness（AFP）
- Wilderness Medical Society practice guidelines for the prevention and treatment of heat-related illness: 2014 update（WMS）

巻頭カラー

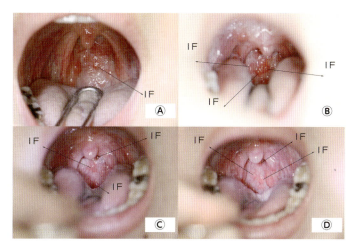

① インフルエンザ濾胞

A）A型インフルエンザ（H1N1）　B）B型インフルエンザ
C）初期像　　　　　　　　　　D）Cの患者の3日目の所見

A～C：インフルエンザの初期に多く見られるインフルエンザ濾胞は、同一個体ではほぼ同大の直径2mmほどの、正円形半球状または涙滴型の境界明瞭な立ち上がりを有する．個々の濾胞は融合することなく、淡紅色でいわゆる「イクラ」状の透明感のある、緊満して光沢をもつ．D：発症から時間が経過するとともに明瞭な輪郭をもち、半球形の濾胞から徐々に立ち上がりがなだらかになり、隆起が平坦化する．発症からさらに時間が経過すると、イクラ状であった濾胞は白色混濁し、周囲粘膜よりも紅色が失われてくる[※]．

鑑別点：非インフルエンザ発熱性疾患においてみられるリンパ濾胞は、初期より多形性であり小濾胞が集簇したような形態を示す．濾胞が半球形あるいは米粒型をしていても周囲の粘膜の色調よりも明らかに紅色を呈することは少ない（インフルエンザ濾胞は、周囲粘膜よりも明らかに紅色を呈する）[※]．

IF：influenza follicles（インフルエンザ濾胞）
p24図参照
（p30文献7より転載．[※]：p30文献6より）

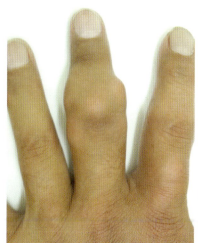

② 痛風結節

右第3指近位指節間関節に痛風結節を認める．
p139図1参照

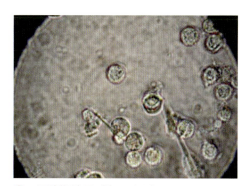

③ 尿酸塩結晶（生スメア）

関節液にカバーグラスを被せ400倍にて絞りを絞って検鏡．串団子のように白血球に貪食された尿酸塩結晶が認められる．
p139図2参照

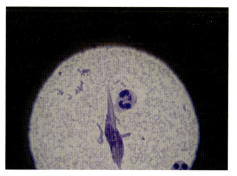

④ 尿酸塩結晶（メチレンブルー単染色）

グラム染色に使用するメチレンブルーにて単染色．油浸レンズにて観察．白血球に貪食される尿酸塩結晶が認められる．
p139図3参照

執筆者一覧

編 集

横林賢一	ほーむけあクリニック/広島大学病院 総合内科・総合診療科
渡邉隆将	北足立生協診療所
齋木啓子	ふれあいファミリークリニック

執 筆 （掲載順）

岸田直樹	一般社団法人 Sapporo Medical Academy
菊地由花	広島大学病院 総合内科・総合診療科
河原章浩	広島大学病院 総合内科・総合診療科
田原正夫	岩倉駅前たはらクリニック
菅家智史	福島県立医科大学医学部 地域・家庭医療学講座
永田拓也	扇橋診療所
加藤雅也	広島市立安佐市民病院 総合診療科/循環器内科
紺谷 真	紺谷内科婦人科クリニック
小林知貴	広島大学病院 総合内科・総合診療科
長澤佳郎	広島西医療センター 総合診療科
忍 哲也	埼玉協同病院 総合内科/消化器内科
瀬野尾智哉	勤医協余市診療所
黒澤聡子	東北大学病院 糖尿病代謝科
片桐秀樹	東北大学大学院医学系研究科 糖尿病代謝内科学分野
五島裕庸	市立福知山市民病院 総合内科
北村友一	市立福知山市民病院 総合内科
川島篤志	市立福知山市民病院 総合内科
金子 惇	CFMD（家庭医療学開発センター）むさし小金井診療所/みなみうら生協診療所/東京慈恵会医科大学 臨床疫学研究部
藤原昌平	手稲家庭医療クリニック
白石吉彦	隠岐島前病院
池尻好聰	シムラ病院 整形外科
遠藤功二	鳥取県立中央病院 総合内科
茂木恒俊	京都大学大学院医学研究科 医学教育推進センター
横須賀公三	関東労災病院 救急総合診療科
森屋淳子	久地診療所
木村一紀	広島大学病院 総合内科・総合診療科
井出広幸	信愛クリニック
臺野 巧	勤医協中央病院 総合診療センター
横林賢一	ほーむけあクリニック/広島大学病院 総合内科・総合診療科
山梨啓友	長崎大学大学院医歯薬学総合研究科 離島・へき地医療学講座 離島医療研究所
前田隆浩	長崎大学大学院医歯薬学総合研究科 離島・へき地医療学講座 離島医療研究所
山口 潔	医療法人社団創福会ふくろうクリニック等々力
加藤洋平	メディカルらいふクリニック
岩本修一	広島大学大学院医歯薬保健学研究科 医歯薬学専攻 医学専門プログラム 総合診療医学/ハイズ株式会社 人材育成戦略部
横林ひとみ	広島大学大学院医歯薬保健学研究院 統合健康科学部門 皮膚科学/Harvard T.H. Chan School of Public Health
瀬尾卓司	坪田内科
杉山由加里	協立総合病院 小児科
孫 大輔	東京大学大学院医学系研究科 医学教育国際研究センター
本村和久	沖縄県立中部病院 総合診療科
佐々木隆徳	みちのく総合診療医学センター/坂総合病院 救急科
南郷栄秀	東京北医療センター 総合診療科

Gノート別冊

Common Diseaseの診療ガイドライン

**総合診療における
診断・治療の要点と現場での実際の考え方**

呼吸器疾患

01 急性上気道炎（かぜ）

岸田直樹

> **要チェック**
> 「かぜ → 抗菌薬＋総合感冒薬＋α（多数）処方」という抗菌薬不適正使用・ポリファーマシー診療は，もうやめたいなと思えるようになろう．しかしそれは理屈や診療ガイドラインだけでは解決しない．

▶ 該当診療ガイドライン

わが国におけるかぜに関する診療ガイドラインは，

① 日本呼吸器学会による「**呼吸器感染症に関するガイドライン 成人気道感染症診療の基本的考え方**」[1)]

がありわかりやすく記載されているが2003年発行とやや古いものとなる．診療ガイドラインではないが，

② 日本感染症学会・日本化学療法学会による「**JAID/JSC 感染症治療ガイド 2011**」[2)]

には急性上気道炎としてまとめられていたが，改訂版の2014年の感染症治療ガイド[3)]ではその記載がなくなった（いずれもMinds未収載）．

海外のものでも，抗菌薬適正使用としての診療のありかたを述べるものはあっても診療ガイドラインとしての記載は少なく，米国内科学会による**急性気道感染症の抗菌薬適正使用の原則に関するポジションペーパー**[4)]がわかりやすいが2001年のものでやや古いものとなる．かぜという切り口での診療ガイドラインでは，2006年の米国胸部専門医学会（ACCP）が "**咳とかぜ**"[5)] として出してはいるが，咳に関した記載がほとんどとなっている．

本稿では①，②を中心に概説する．

診療ガイドラインのPoint

- "かぜに抗菌薬は不要" であり，診療ガイドラインにもその記載はあるが実際の診療でそれを実行することは意外に容易なことではない．
- "かぜはウイルス性の急性上気道炎" であるが，実際にかぜかどうかは外来で確定することはほぼできない．
- かぜとして経過を診る方針でよいか，どういうときに再度受診したらよいか，検査や治療を選ぶ以上に "言葉を選んで説明" し，医療の限界を共有しつつ良好な医師患者関係を築くようにする．

診断のアプローチ

　日本呼吸器学会の診療ガイドライン[1]には，かぜの診断についての記載はないが，基本的な考え方として「通常成人は1年間に3〜4回はかぜに罹患するが，そのほとんどが各種ウイルスによる急性上気道炎であり，軽症であれば罹患者の大部分が自宅療養で自然治癒する」ということがしっかり明記されている．また，かぜの原因ウイルスに対応する抗ウイルス薬は存在しないこと，抗菌薬を濫用すると副作用（下痢，アレルギー），および耐性菌の出現を誘導しやすくなり，この耐性菌の増加は医療対策上の著しい不利益となることも同診療ガイドラインにしっかり明記されている．

　また，市販のいわゆる「かぜ薬」は，症状を緩和することを目的として用いる対症療法の治療薬に過ぎないことも明記されているが，現在問題視されている**ポリファーマシーで最もよく見かけるのはかぜの各症状に対する処方である**．

ビヨンド・ザ・ガイドライン
Beyond the Guideline

総合診療医の視点

　実際のかぜ診療では抗菌薬処方が後を絶たない．これが原因の1つとなって，耐性菌が驚異的なスピードで増えている現状があり，2014年のWHOの報告書が衝撃的内容である[6]．「耐性菌の広がりはAIDS以上の脅威であり，よくある普通の感染症で死ぬ時代はそれほど遠くはない」という強烈なメッセージで伝えており，もはや他人事ではすまされない．

　しかし，かぜ（ウイルス性の急性上気道炎）は医療機関を受診しても微生物学的な確定診断は原則できない．かぜを引き起こすウイルスは200以上あり，その多くは外来で同定できないという現実があり，抗菌薬を出したく思う医師を非難してはいけない[7]．かぜは症状から判断するしかない不確定な病名であり，しかもかぜ症状はいろいろあり一見まとまりがない．しかし，まとまりがないから何でもありとせずに，以下のようにシンプルに考えることが大切である．

> ● **症状から判断する典型的かぜ型の症例定義**
>
> 　咳症状，鼻症状，喉症状の3つの症状に注目し，その3つが急性に，同時期に，同程度存在する場合はかぜ（ウイルス性の急性上気道炎）である．

　これを筆者は「**かぜの3症状チェック**」と呼んでいる[8]．かぜ様症状とは何でもありとは言ってはいけない．原則この3症状を指して言うことが重要なのである．というのも，この3領域にまたがる多彩性がウイルス感染の特徴とされており，3症状チェックはこの状況を臨床的に確認することができるのである．ぜひ，この"3症状チェック"をできるようになってほしい．

● 3症状チェックの考え方

異論はあるかもしれないが，まずは「鼻症状がある＝鼻・副鼻腔の感染」，「咽頭痛がある＝咽喉頭の感染」，「咳がある＝気管支（肺）の感染」と考える．

● "3症状チェック"のコツと注意事項

「咳は後鼻漏でも出るし，GERD（胃食道逆流症）でも出るからそんなわけにはいかないでしょ」などとは言わないでほしい．「可能な限りシンプルに考える努力をしている」うえでの臨床判断と考えてほしい．また，もう1つ大切な注意事項なのだが，解剖学的な上気道・下気道の分類と，臨床的な上気道・下気道の分類は分けて考えるようにしたい．どういうことかと言うと，解剖学的には上気道は咽喉頭までで，気管・気管支からが下気道になる．しかし，臨床的には気管・気管支までを上気道，下気道＝肺，としてほしいということである．というのも気管支炎もそのほとんどはウイルス性気管支炎とされ，抗菌薬は基本的には不要でかぜの1つという位置づけが重要だからである．気管支炎と言えばマイコプラズマなど，マクロライドやキノロン系抗菌薬を考慮してしまいがちだが，マイコプラズマと言っても気管支炎であればそのほとんどはself-limited diseaseであり抗菌薬は原則不要である．

3症状チェックをするうえでのコツもお伝えしたい．例えば，かぜによる咽頭痛は原則「嚥下時痛」だ．咽頭痛の訴えがあっても「食べものやつばを飲み込むと痛いですか？」という質問に「いいえ違います」と言う場合は要注意であろう．ちなみに，咽頭痛という言い方に医師は慣れているが，患者さんは咽頭痛とは言っていない．「喉が痛い」と患者さんは言うはずなのだが，外来で使われている問診票などですでに「咽頭痛」という医学用語に置き換わっていて惑わされるので注意したい．また，咽頭痛でも嚥下時痛ではなく，「咳をしたときに喉が痛い」場合には「咽頭痛がある＝咽喉頭の感染」としない方が安全であろう．それは咳が強いだけ（むしろ気管支以下の問題）と考えよう．よく患者さんから話を聞くと，同じ咽頭痛でも最初の頃は嚥下時痛だったが，今は嚥下時痛ではなく咳をするときに痛いという方がいる．

また，鼻汁については「鼻水が垂れてしょうがない」と訴えないことも多い．鼻汁の訴えがなくても，「痰が出ます」と言う人では，それは鼻汁ではないかと疑ってほしい．じつは，痰（気管・気管支以下から）ではなく後鼻漏による鼻汁が喉に落ち込んだものを痰と言っていることが多い．診察してみると，咽頭後壁に鼻汁がべっとり付着している場合も多い．痰という訴えでも「飲み込みたくなる感じで喉に引っかかる」とか，「咳払いして出したくなる痰」という場合は，痰（気管・気管支以下から）ではなく「後鼻漏による鼻汁」である．

Beyond the sea ～海外のエビデンスから

この3症状とその程度から表1のような分類ができることがわかるであろう．これは先述の米国内科学会のポジションペーパーによる病型分類に基づいている．この分類は何でもありそうにみえるかぜをシンプルに分類するうえできわめて有用である．3症状が同じ程度であれば典型的かぜ型とし，3症状の程度の強さによって鼻・喉・咳症状メイン型と分類する[7]．

● かぜに紛れた気道症状をきたす細菌感染症と適正使用

ではかぜに紛れたこの領域での細菌感染症をできるだけシンプルに考えるとどのようなものがあるであろうか？　表2のようになる．

表1 かぜという主訴からの分類 気道症状編

1. 典型的かぜ型（咳≒鼻汁≒咽頭痛）
2. 鼻症状メイン型（鼻汁＞＞咳，咽頭痛）
3. 喉症状メイン型（咽頭痛＞＞咳，鼻汁）
4. 咳症状メイン型（咳＞＞鼻汁，咽頭痛）

表2 各病型に紛れる主要な細菌感染症

1. 典型的かぜ型　：なし
2. 鼻症状メイン型：細菌性副鼻腔炎
3. 喉症状メイン型：A群β溶連菌性咽頭炎
4. 咳症状メイン型：肺炎

治療のアプローチ

　市販のいわゆる「かぜ薬」は，症状を緩和することを目的として用いる対症療法の治療薬に過ぎないことが日本呼吸器学会の診療ガイドラインに明記されていることをあえてくり返したい．かぜの治療で大切なことはやはり，「**ウイルス性上気道炎（いわゆる「かぜ症候群」）に抗菌薬の適応はない**」ことであり，これも日本呼吸器学会の診療ガイドラインには明記されている．ただ，「明確な細菌感染を疑わせる症状・所見をみた場合には抗菌薬を用いる」ともある．明確な細菌感染を疑わせる症状・所見として診療ガイドラインには，①3日以上の高熱の持続，②膿性の喀痰・鼻汁，③扁桃腫大と膿栓・白苔付着，④中耳炎・副鼻腔炎の合併，⑤強い炎症反応：白血球増多・CRP陽性・赤沈値の亢進，⑥ハイリスクの患者とある．また，予防には含嗽，手洗いを励行させることも記載されている．しかし，「水道水，塩水での含嗽には殺ウイルス作用は認められないため，ポビドンヨードを推奨」と診療ガイドラインには記載されているが，現在ではポビドンヨードではなく普通の水道水の方が予防効果は高いとされている[9]．

ビヨンド・ザ・ガイドライン
Beyond the Guideline

総合診療医の視点

　診療ガイドラインであげられている①〜⑥はそれぞれ気づきとしては悪くはないがそれのみで抗菌薬の適応となると抗菌薬の過剰処方になってしまう．何より抗菌薬が必要と考えているその病名は何であろうか？ 大切なことはここでも適切な診断であり，**表2**にあるかぜに紛れる細菌感染症を適切に，微生物学的に診断することである．ここの診断の詳細に関しては本稿では書ききれないので拙書[7]や他書を参照いただきたい．ただ，**かぜとこれら細菌感染症を明確に区別することは現場では難しく実際には不可能であること，そして一部見逃したとしても大きな問題となることは少ないことを理解する**ことが重要であり以下の知識を確認したい．

- **自然によくなる細菌感染症を知る**

  - 解剖学的にからだの表面に近い細菌感染では抗菌薬なしでも自然に治ることが多い（副鼻腔炎では鼻をしっかりかむことでのドレナージが重要）
  - 細菌性副鼻腔炎として治療が必要な状況は「症状が強いか持続している場合」である

　かぜをはじめとする呼吸器感染症では，外来で細菌感染症かどうかを100％区別することは原則不可能である．しかし，上記の知識をもつと，細菌感染症だとしても経過を

診る勇気が生まれる．上記のほか，膀胱炎（尿路の浅い場所の感染）や気管支炎（気道の浅い場所の感染），腸炎（腸管内はからだの外！）なども抗菌薬がなくても自然寛解することが多い（抗菌薬投与で治りが早くなる場合があるという言い方がじつは正しい）．逆に，肺炎（気道の奥の感染）や腎盂腎炎（尿路の奥の感染）などのように，解剖学的にからだの奥に起こる細菌感染ではほとんどの場合に抗菌薬を必要とする．

Beyond the sea ～海外のエビデンスから

かぜに抗菌薬が無効なことはもはや世界的に当たり前の記載となっておりそれ以上のものはない．かぜ診療ももう1つの問題点である対症療法薬のポリファーマシーとならないためにも，エビデンスがあるものを確認したい．

"かぜ"と診断した場合，筆者はアセトアミノフェンを処方することが多い．実際のところ，"かぜ"に対するアセトアミノフェンやその他の解熱・鎮痛薬のエビデンスはいくつかのランダム化比較試験やメタアナリシスがあるが，アセトアミノフェンは副作用は少なく，解熱・鎮痛効果が認められている[10]．NSAIDsも同様に効果があり，イブプロフェンはアセトアミノフェンを上回る効果が認められるかもしれない．しかし，ロキソプロフェンはプラセボと比べて治癒が遅れるという報告もある[11]．

抗ヒスタミン薬はメタアナリシスでも，少なくとも単独の使用では有用性が認められていない[12]．また，特に第一世代の抗ヒスタミン薬で眠気が有意に増加する．ふらつきや転倒，尿閉もきたすので特に高齢者では注意が必要である．

"かぜ"に対する咳止めのエビデンスも乏しい．デキストロメトルファンもプラセボも投与後に咳嗽が減少したものの，2つの間に有意差はなかった[13]．これ以外もかぜでよく処方される去痰薬であるカルボシステイン，点鼻ステロイド，トラネキサム酸など，どれもさらにエビデンスに乏しい．

上記の現状から，筆者はかぜ症状すべてに薬を処方すると多剤になるうえにエビデンスも十分なものはないため，患者さんに「薬で対応するのはつらい症状の上位2つくらいにしませんか？」として処方する．また，西洋医学の限界であることも素直に説明し，漢方薬を合わせることが多い．その際は漢方医学的に未熟な思考かもしれないが，咳には麦門冬湯，鼻汁には小青竜湯，咽頭痛には桔梗湯という対応で組合わせている．帰り際にはかならず「かぜの薬はすべて飲み切らないといけないというものではないです．あと，症状がゼロになるまで飲み続けなければいけないというものでもないですので，自分で許せるなと思ったらやめていただいて辛いときだけ頓服でよいですからね」と説明している．

紹介のタイミング

紹介先 ▶ 感染症科

　かぜであれば紹介する必要は原則ない．**表2**にあげた細菌感染症でも基本は総合診療医が対応可能なことが多い．しかし紹介される患者さんもしくはドクターショッピングとなっている患者さんによく出会う．それはなぜであろうか？自分も日々反面教師だなと思って診療しているが，その多くは「良好ではない医師患者関係となった場合」だと感じる．

　かぜ診療で最も大切なことは，かぜに抗菌薬を出さないこと，多剤を出さないこと，検査をしないことではない．**かぜとして経過を診る方針でよいか，どういうときに再度受診したらよいかを言葉を選んで説明し，医療の限界を共有しつつ良好な医師患者関係を築けるようになれることである．**かぜなんて勝手によくなるし薬も効かないのに何で受診したんだと思わせるような診察をしていないであろうか？特に大切なことは適切な再受診のタイミングを説明することだと日々感じる．「現時点ではかぜだと考えますが，今後38℃以上の熱が出るとか呼吸苦が出る，口が開けにくくなるなどあったら受診してください」など受診のタイミングを具体的に説明することが一番大切なことであろう．正直かぜかどうかを医療機関で確定することはできないことも自分は素直に説明する．

　ではかぜとは何であろうか？ そう，かぜとは，「対症療法で経過を診ることができるという良好な医師患者関係が築けた症候群」と自分は考える．検査・治療を適正化するためには，医師として使う言葉も適正化することが最も大切で，そしてこれこそが抗菌薬適正使用への近道でもあるのだが診療ガイドラインにはこんなことは書けないことも理解したい．

文献

1) 「日本呼吸器学会『呼吸器感染症に関するガイドライン』成人気道感染症診療の基本的考え方」（日本呼吸器学会呼吸器感染症に関するガイドライン作成委員会/編），日本呼吸器学会，2003
    ▶ 有料 かぜに抗菌薬が不要であることがしっかり明記されており，患者説明として「ガイドラインに記載されています」と言えるという意味では一読の価値あり．

2) 「JAID/JSC感染症治療ガイド 2011」（JAID/JSC感染症治療ガイド委員会/編），日本感染症学会・日本化学療法学会，2011
    ▶ 有料

3) 「JAID/JSC感染症治療ガイド 2014」（JAID/JSC感染症治療ガイド委員会/編），日本感染症学会・日本化学療法学会，2014
    ▶ 有料

4) Gonzales R, et al：Principles of appropriate antibiotic use for treatment of acute respiratory tract infections in adults: background, specific aims, and methods. Ann Inter Med, 134：479-86, 2001
    ▶ 有料

5) Pratter MR：Cough and the common cold: ACCP evidence-based clinical practice guidelines. Chest, 129（1 Suppl）：72S-4S, 2006
    ▶ 無料

6) WHO：WHO's first global report on antibiotic resistance reveals serious, worldwide threat to public health, 2014
    ▶ 無料 量が多いのですべて読むのは現実的ではないが，存在は知っておいてほしい．

7) 「誰も教えてくれなかった『風邪』の診かた」（岸田直樹/著），医学書院，2012
    ▶ 有料 かぜかどうかの判断だけではなく，発熱診療の臨床のコツが書いてある．

8)「総合診療医が教える よくある気になるその症状 レッドフラッグサインを見逃すな！」(岸田直樹/著), じほう, 2015
   ▶ 有料 薬局などでのセルフケアのための本. この本を使ってセルフケアを指導してほしい.

9) Satomura K, et al：Prevention of upper respiratory tract infections by gargling: a randomized trial. Am J Prev Med, 29：302-7, 2005
   ▶ 有料 うがいのしかたのエビデンスとしては現時点で最も優れていると思われる.

10) Li S, et al：Acetaminophen (paracetamol) for the common cold in adults. Cochrane Database Syst Rev, 7：CD008800, 2013
    ▶ 有料

11) Goto M, et al：Influence of loxoprofen use on recovery from naturally acquired upper respiratory tract infections: a randomized controlled trial. Intern Med, 46：1179-86, 2007
    ▶ 有料

12) Sutter AI, et al：Antihistamines for the common cold. Cochrane Database Syst Rev, 3：CD001267, 2003
    ▶ 有料

13) Lee PCL, et al：Antitussive efficacy of dextromethorphan in cough associated with acute upper respiratory tract infection. J Pharm Pharmacol, 52：1137-42, 2000
    ▶ 有料

呼吸器疾患

02 インフルエンザ

菊地由花，河原章浩

要チェック 「インフルエンザ疑い → すぐに抗インフルエンザウイルス薬投与」はもうやめる．ハイリスク患者を同定し，積極的治療が必要な症例を見極める．

該当診療ガイドライン

Mindsにインフルエンザに関する診療ガイドライン掲載はない．季節性インフルエンザの明確な診療ガイドラインは本邦には存在しない．本稿では厚生労働省の発表[1)2)]をベースに，
- 日本感染症学会の提言 **「抗インフルエンザウイルス薬の使用適応について」（改訂版）**[3)]
- 国立感染症研究所の **「感染症情報」**[4)]

や，海外のエビデンス・診療ガイドラインの見解を加え記述する．
海外の有用な提言としては
- Centers for Disease Control and Prevention（CDC）**「Antiviral Agents for the Treatment and Chemoprophylaxis of Influenza. Recommendations of the advisory committee on immunization practices（ACIP）」**[5)]

を主に参照した．

診療ガイドラインのPoint

- 診断に用いる検査の精度を知り，検査の有効性と限界を理解する．
- さらに，ワクチンの積極的な推奨にまで気を配る．
- 合併症も視野に入れてフォローを行う．

診断のアプローチ

流行状況と典型的所見の確認，問診項目

インフルエンザの流行，インフルエンザウイルス検出の状況は，国立感染症研究所「感染症情報」ホームページ[4)]が参考になる．季節性の場合，例年12月〜3月頃に流行し，1月〜2月

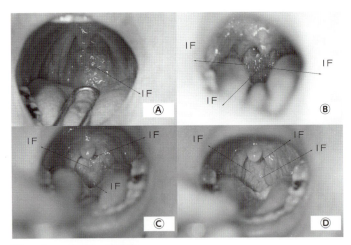

図　インフルエンザ濾胞

A) A型インフルエンザ（H1N1)　B) B型インフルエンザ
C) 初期像　　　　　　　　　　D) Cの患者の3日目の所見

A～C：インフルエンザの初期に多く見られるインフルエンザ濾胞は，同一個体ではほぼ同大の直径2mmほどの，正円形半球状または涙滴型の境界明瞭な立ち上がりを有する．個々の濾胞は融合することなく，淡紅色でいわゆる「イクラ」状の透明感のある，緊満して光沢をもつ．D：発症から時間が経過するとともに明瞭な輪郭をもち，半球形の濾胞から徐々に立ち上がりがなだらかになり，隆起が平坦化する．発症からさらに時間が経過すると，イクラ状であった濾胞は白色混濁し，周囲粘膜よりも紅色が失われてくる[6]．

鑑別点：非インフルエンザ発熱性疾患においてみられるリンパ濾胞は，初期より多形性であり小濾胞が集簇したような形態を示す．濾胞が半球形あるいは米粒型をしていても周囲の粘膜の色調よりも明らかに紅色を呈することは少ない（インフルエンザ濾胞は，周囲粘膜よりも明らかに紅色を呈する）[6]．

IF：influenza follicles（インフルエンザ濾胞）
巻頭カラー①参照
（文献7より転載）

が流行のピークとなる．

　発熱，咳嗽，鼻閉，咽頭痛，筋肉痛，頭痛など，インフルエンザの典型的症状の確認，また口腔内所見〔インフルエンザ濾胞（図）：感度95.46％，特異度98.42％〕[7] を診ることが重要である．60歳以上の高齢患者では，発熱は尤度比（以下LR）3.8，倦怠感はLR 2.6，悪寒はLR 2.6，発熱・咳嗽・急性発症が揃うことがLR 5.4であり，これらはインフルエンザを有意に疑わせる所見だったとしている．反対に，くしゃみは疑わしくない所見とされている[8]．

　問診ではリスク因子である年齢，基礎疾患など，また周囲の流行状況を聴取する．

　表1のインフルエンザのハイリスク群では，重症化や重篤な合併症（後述）の可能性があるため，予防接種の推奨や，発症した際にはすみやかな抗インフルエンザウイルス薬投与が求められる[5]．

迅速診断キット

　迅速診断キットはインフルエンザを確定診断する際に用いるが，感度は100％ではない．感度・特異度は，迅速診断キットの種類ごと，検査施行タイミングにより異なる．一般に**成人では感度は62.3％，特異度は98.2％**になる[9]．感度は成人よりも小児の方が，またB型インフルエンザよりもA型インフルエンザの方が高い傾向にある[10]．

　迅速診断キットでの診断時期は，**発症から早すぎても偽陰性になる確率が高いが**，日本で

表1 インフルエンザのハイリスク群

1. 65歳以上の高齢者
2. 妊婦
3. 慢性疾患（心，肺，腎，肝，血液，神経筋）
4. 代謝異常（糖尿病，アジソン病など）
5. 免疫不全状態，もしくはステロイド投与やAIDSで免疫抑制状態にある
6. 5歳未満の小児（特に2歳未満）
7. 養護施設，その他の慢性介護施設居住者

（文献1を参考に作成）

は12時間以降であれば感度は100％に近づくとするデータがある[11]．診断を有効な治療に結びつけるためには**発症から12〜48時間以内の検査が推奨される**[10]．そのため検査で確定診断をつける必要がある際には，半日〜1日後に再検を行うこともある．

厚生労働省のインフルエンザ届出基準

A. 診断した医師の判断により，症状や所見からインフルエンザが疑われ，かつ次の4つすべてを満たすもの．
   ① 突然の発症
   ② 38℃を超える発熱
   ③ 上気道炎症状
   ④ 全身倦怠感などの全身症状
B. 上記の基準は必ずしも満たさないが，診断した医師の判断によりインフルエンザが疑われ，かつ病原体診断や，血清学的診断によってインフルエンザと診断されたもの．

ビヨンド・ザ・ガイドライン
Beyond the Guideline

Beyond the sea 〜海外のエビデンスから

CDCやIDSA（Infectious Diseases Society of America）では，インフルエンザを疑う症状のある下記のような症例に検査を推奨している[10]．

- 流行期の場合：免疫力正常だがハイリスクな外来患者で発症5日以内の者，発症時期にかかわらず免疫低下のある外来患者，入院患者（市中肺炎と診断された者を含む），発症時期にかかわらず入院してから症状悪化した患者については推奨．また，地域のサーベイランス目的のときはハイリスク症例でなくても検査することがある．

- 全期間で：インフルエンザの大流行に遭遇し急な発熱や呼吸器症状を呈する医療従事者・学生・接触者，家族や濃厚接触者がインフルエンザに罹患した者，インフルエンザ流行地から帰還した者，大規模な集会やクルーズ船旅行参加者については，発症5日以内であれば施行を推奨．

治療のアプローチ

　治療の最大の目的は合併症や死亡率を減少させることである．
　抗インフルエンザウイルス薬投与の対象者は**表1**にあげたハイリスク群の患者，またはリスクがなくても重篤な状態の患者である[5]．つまり，重篤な状態でなく**リスクのない**患者には必ずしも投与の必要はない．
　主な抗インフルエンザウイルス薬の種類には，オセルタミビル，ザナミビル，ペラミビル，ラニナミビルなどがある（**表2**）．その使い分けは患者に応じて以下の「**投薬のポイント**」を参照．

抗インフルエンザウイルス薬の効果

　発症から48時間以内に投与した場合発熱期間が1～2日程度短くなり，ウイルス排泄量が減少する効果がある[12]．
　また，**表3**A群のような重症患者への投与で，合併症（肺炎など），死亡率，罹病期間，入院期間の短縮につながったとの報告もあるが，確立はされていない．

投薬のポイント

　効果が高いのは**発症から48時間以内に投与**した場合であるため，診断したらすみやかに投与する．ただし，**ハイリスク患者（表1）や重症患者**についてはこの限りではなく，48時間以上経過した後でも投与が推奨されている[12]．
　小児や高齢者などに薬剤を処方する際には，**服薬アドヒアランスを考慮**して処方することが望ましい（例えば，吸入薬が困難であれば内服薬を選択する，経口投与や吸入が困難な患者では経静脈投与を選択するなど）．
　ラニナミビルは1回で治療が完結するので，アドヒアランス不良例，小児例などで選択するが，吸入薬なので吸入手技が確実に行え，投与法が適切と判断される患者に使用する．
　なお，オセルタミビルは**異常行動**の指摘があり，10歳以上の未成年では原則使用禁止．しかし，その他の薬剤使用時やインフルエンザ症状そのものによっても同様の異常行動の報告はあり，オセルタミビルに限らず注意が必要である[2]．
　基本的に喘息やCOPDなどの**慢性呼吸器疾患がある場合に吸入薬は適さない**が，やむをえず投与の必要性がある場合は，抗インフルエンザウイルス薬を吸入する前に慢性呼吸器疾患に使用している薬剤（アドエア®，スピリーバ®など）の吸入を行う．喘息患者では，ザナミビルで喘息症状が増悪するとの報告もあり，同様の機序で作用するラニナミビルも，明らかな有害事象の報告はないが慎重に投与と添付文書に記載されている．
　妊娠中，および授乳中の場合，オセルタミビル，ザナミビルともに使用例や文献は乏しいが，問題なく使用可能であったとの報告が多い．
　薬剤耐性株は，オセルタミビルに対して2008～2009年シーズンに多く認められたが，その他の薬剤ではまだ大規模な耐性は認めていない[13)14]．なお複数の抗インフルエンザウイルス薬の併用療法は推奨されていない[3]．
　インフルエンザに罹患した18歳未満の若年者にアスピリンを投与すると**Reye症候群**を起こす可能性がある[15]．

表2　抗インフルエンザウイルス薬（ノイラミニダーゼ阻害薬）の種類と投与量

一般名（商品名）	オセルタミビル（タミフル®）	ザナミビル（リレンザ®）	ペラミビル（ラピアクタ®）	ラニナミビル（イナビル®）
投与経路	経口	吸入	点滴静注	吸入
用法・用量（成人）	1回75 mg 1日2回（5日間）	1回10 mg（5 mgブリスターを2ブリスター）を，1日2回，5日間，専用の吸入器を用いて吸入	通常，成人にはペラミビルとして300 mgを15分以上かけて単回点滴静注する．合併症などにより重症化する恐れのある患者には，1日1回600 mgを15分以上かけて単回点滴静注するが，症状に応じて連日反復投与できる．なお，年齢，症状に応じて適宜減量する	40 mgを単回吸入投与する（2容器）
用法・用量（小児）	1回2 mg/kg（ドライシロップ剤として66.7 mg/kg）を1日2回，5日間，用時懸濁して経口投与する．ただし，1回最高用量はオセルタミビルとして75 mgとする	同上（ただし5歳以上）	通常，ペラミビルとして1日1回10 mg/kgを15分以上かけて単回点滴静注するが，症状に応じて連日反復投与できる．投与上限は，1回量として600 mgまでとする	10歳未満の場合，20 mgを単回吸入投与する（1容器）．10歳以上の場合，40 mgを単回吸入投与する（2容器）
予防投与	1回75 mg 1日1回（10日間）	1回2ブリスター（10 mg），1日1回，10日間	なし	10歳以上で，20 mg（1容器）を，1日1回，2日間
タミフル®との比較		耐性株が少ない	24時間後の平熱への回復が優れている	ウイルス消失率に優れる

（文献3より引用．予防投与・タミフル®との比較については筆者が加筆）

表3　インフルエンザの重症度，入院適応

A群　入院管理が必要とされる患者

A-1群　**重症で生命の危険がある患者**
- 昇圧薬投与や人工呼吸管理等の全身管理が必要な例
- 肺炎・気道感染による呼吸状態の悪化例
- 心不全併発例
- 精神神経症状や意識障害を含むその他の重大な臓器障害例
- 経口摂取困難や下痢などによる著しい脱水で全身管理が必要な例

　など

A-2群　**生命に危険は迫っていないが入院管理が必要と判断される患者**
- A-1群には該当しないが医師の判断により入院が必要と考えられる患者
- 合併症等により重症化するおそれのある患者

　など

※なおこの群を，肺炎を併発している群（A-2-1群）と，肺炎を併発していない群（A-2-2群）との2つに分ける

B群　外来治療が相当と判断される患者

上記A群のいずれにも該当しないインフルエンザ患者

（文献3を参考に作成）

ビヨンド・ザ・ガイドライン

Beyond the Guideline

総合診療医の視点

- 本当に抗インフルエンザウイルス薬が必要な患者（**ハイリスク患者**）かを，病状，基礎疾患，背景因子などから判断し，必要であれば適切な薬剤で治療する．

- 患者のリスクファクターの把握や同居家族，周囲での流行状況の有無など，本人のみならず周囲への感染拡大予防の観点から**問診を詳細**に行い総合的に判断する．

- 本邦ではハイリスク患者か否かよりも，患者の重症度を重視し治療を検討するのが一般的な考え方とされているが，これは2009年に新型インフルエンザ（A型/H1N1pdm）の流行時にリスクの少ない患者でも重症化したことを背景としたものであり，それ以降のシーズンでは本邦で2009年のようなパンデミックは起きていない．そのため通常の季節性インフルエンザでは2009年とは対応を異にする必要がある．厚生労働省もかつて新型インフルエンザと呼ばれていたものに対し，2011年より通常の季節性インフルエンザとして対応するよう呼びかけている[2]．

- 抗インフルエンザウイルス薬の種類，使用の有無と異常行動については，特定の関係に限られるものではないため，インフルエンザ発症後の異常行動に関して，適切な説明，注意喚起を行うことが必要である．

- 麻黄湯：筋肉痛や倦怠感，頭痛，寒気をとる作用が強い．内服方法は文献によって違いがあるが，筆者は日常診療において，初日は3～4時間おきに3回服用し汗が出ることを目標とする．2～5日目には，1日3回毎食前（後でも可）．年齢にかかわらずこの方法を用いている．治療目標は発汗することであるが，高熱できついときは解熱薬と併用してもよい．ノイラミニダーゼ阻害薬と併用することも可能．予防投与は確立されていない．迅速検査陰性であるがインフルエンザ感染が疑われるとき，10歳代でオセルタミビルが使用できないとき，患者が安価な薬剤を希望する場合などで処方しやすい．特にB型インフルエンザのときウイルス残存率を下げ，解熱時間が短縮されると言われている[16) 17)]．

Beyond the sea ～海外のエビデンスから

- 欧米での季節性インフルエンザの取り扱いはCDCのACIP（2011）[5]にまとめられている．本稿で提示している内容と同じく，重症化しうるハイリスク患者を見極めて治療を行う方針が推奨されており，インフルエンザ全症例への抗インフルエンザウイルス薬投与は示されていない．発症から48時間以上経過している軽症例や，低リスクの症例では自然軽快する可能性が高いため，病状をしっかり説明したうえで対症薬のみで経過観察とする勇気も必要と考える

フォロー

発症前日から発症後3～7日間はウイルスを排出すると言われているため[2]，その間は外出

を控える．学校保健安全法では「発症した後5日を経過し，**かつ**，解熱した後2日（幼児にあっては，3日）を経過するまで」をインフルエンザによる出席停止期間としている．

合併症

主な合併症：肺炎，副鼻腔炎，筋炎・横紋筋融解症（主に下肢筋肉痛），中枢神経系の炎症（脳炎，横断性脊髄炎，無菌性髄膜炎，ギランバレー症候群など），心合併症（心電図変化，心筋梗塞などの冠動脈疾患など），敗血症，toxic shock syndrome．

心筋炎，心膜炎は全体でみると稀だが，B型で多い．

ワクチン

接種量・回数・適応

ワクチンの効能として，インフルエンザの発症を予防，発症後の重症化や死亡を予防する[2]．あくまで発症率や重症化率を低下させるものであり，**感染を完全に防ぐものではない**．接種量・回数は，以下のように年齢で異なる．

① 6カ月以上3歳未満　　　1回0.25 mL 2回接種
② 3歳以上13歳未満　　　1回0.5 mL 2回接種
③ 13歳以上　　　1回0.5 mL 1回接種

効能は5カ月程度（ワンシーズンは効果持続），またワクチン接種による効果が出現するまでに2週間程度を要することから毎年流行のピークを迎える前の**12月中旬頃までに接種**を終えることが望ましい[2]．

ワクチン接種の定期接種対象者とワクチン接種が適当でない者を**表4**に示す．定期接種対象者は，重症化しやすいため積極的に接種するよう説明する．

ワクチンに接種義務はなく，本人の接種希望がある場合のみ施行する．また接種を受ける本人が，麻痺などがあって同意書に署名ができない場合や，認知症等のため正確な意思の確認が難しい場合などには，家族やかかりつけ医によって，特に慎重に本人の接種意思の有無の確認をしたうえで，接種適応を決定する．

軽度の副反応として，局所の発赤や腫脹，疼痛をしばしば認めるが，2～3日で自然軽快することが多い[2]．**重篤な副反応**としてショックやアナフィラキシーがあるが，接種後比較的すぐに起こることが多いため，接種後30分間は接種した医療機関内で安静にすることが推奨されている[2]．また，帰宅後に異常が認められた場合には，すみやかに連絡してもらう．

実施期間，費用は自治体により異なる．

妊婦や卵アレルギー患者への接種

日本産科婦人科学会は，妊娠中にインフルエンザ流行期にさしかかる可能性がある場合には全妊娠期間においてインフルエンザワクチン接種を勧めている．産後や授乳期などでも接種が

表4　インフルエンザワクチン接種の定期接種対象者と不適者

対象者	予防接種を受けることが適当でない者
1. 65歳以上の者 2. 60〜64歳で，心臓や腎臓，呼吸器に重い病気があり，身の回りの生活を極度に制限される者 3. 60〜64歳で，ヒト免疫不全ウイルスによる免疫の機能に障害があり日常生活がほとんど不可能な者	1. 明らかな発熱を呈している者 2. 重篤な急性疾患にかかっていることが明らかな者 3. インフルエンザ予防接種の接種液の成分によってアナフィラキシーを呈したことがあることが明らかな者 4. そのほか，予防接種を行うことが不適当な状態にある者

(対象者は予防接種法を，不適者は予防接種実施規則を参考に作成)

推奨される[18]．

　卵アレルギーのある人に対しても基本的に接種は問題ないとされているが，過去にインフルエンザワクチン接種で重度のアレルギー反応を起こしたことがある者については接種できない[18][19]．

紹介のタイミング

紹介先 ▶ 感染症科，呼吸器内科，神経内科

　重篤な合併症（意識障害，痙攣，異常行動，Reye症候群，脳炎・髄膜炎，肺炎など）が疑われる場合や，インフルエンザと診断し，適切な治療を行っても改善を認めない場合，症状に応じて，感染症科，呼吸器内科，神経内科などへコンサルテーションする．

文献

1) 「重篤化しやすい基礎疾患を有する者等について」（厚生労働省），2009
http://www.mhlw.go.jp/kinkyu/kenkou/influenza/dl/infu090523-04.pdf
　▶ [無料] 厚生労働省が2009年にまとめた，新型インフルエンザ重症化症例における基礎疾患のまとめ．季節性インフルエンザのハイリスク群についても記載あり．

2) 「インフルエンザQ&A」（厚生労働省）
http://www.mhlw.go.jp/bunya/kenkou/kekkaku-kansenshou01/qa.html
　▶ [無料] インフルエンザ全般の知識を一般の方にもわかりやすく解説している．定期的に更新もされている．

3) 日本感染症学会提言「抗インフルエンザ薬の使用適応について（改訂版）」（日本感染症学会），2011
http://www.kansensho.or.jp/guidelines/110301soiv_teigen.html
　▶ [無料] 日本感染症学会独自の，抗インフルエンザ薬の使い分けについて記載あり．

4) 「感染症情報：インフルエンザ」（国立感染症研究所）
http://www.nih.go.jp/niid/ja/diseases/a/flu.html
　▶ [無料] インフルエンザの最新の発生動向やワクチン株の確認ができる．

5) 「Antiviral Agents for the Treatment and Chemoprophylaxis of Influenza. Recommendations of the advisory committee on immunization practices（ACIP）」（Centers for Disease Control and Prevention）
http://www.cdc.gov/mmwr/preview/mmwrhtml/rr6001a1.htm
　▶ [無料] CDCのACIPによるインフルエンザ治療に関する提言が記載されており，米国のスタンダードがわかる．

6) 宮本昭彦，他：咽頭の観察所見（インフルエンザ濾胞）の意味と価値の考察．日大医誌，72：11-8, 2013
https://www.jstage.jst.go.jp/article/numa/72/1/72_11/_pdf
　▶ [無料]

7) Miyamoto A & Watanabe S：Posterior pharyngeal wall follicles as early diagnostic marker for seasonal and

novel influenza. General Med, 12：51-60, 2011

https://www.jstage.jst.go.jp/article/general/12/2/12_2_51/_pdf

▶[無料] インフルエンザ早期診断における咽頭のインフルエンザ濾胞の有用性についての検討．

8）Call SA, et al：Does this patient have influenza? JAMA, 293：987-97, 2005

http://home.smh.com/sections/services-procedures/medlib/Pandemic/Pan_Geriatrics/PanGer_11_Call_050309.pdf

▶[無料] インフルエンザを早期に診断しうる症状について検討された review article．

9）Chartrand C, et al：Accuracy of rapid influenza diagnostic tests: a meta-analysis. Ann Intern Med, 156：500-11, 2012

http://annals.org/aim/article/1103756/accuracy-rapid-influenza-diagnostic-tests-meta-analysis

▶[無料] 迅速診断キットに関するメタアナリシス．

10）Dolin R：Diagnosis of seasonal influenza in adults. UpToDate®

11）羽田敦子，他：インフルエンザウイルス抗原迅速診断検査利用法―最適な検査時期についての1考案―．感染症学雑誌，78：846-52, 2004

http://journal.kansensho.or.jp/Disp?pdf=0780090846.pdf

▶[無料] 迅速診断キットの適正検査時期についての提言．

12）Dobson J, et al：Oseltamivir treatment for influenza in adults: a meta-analysis of randomised controlled trials. Lancet, 385：1729-37, 2015

http://www.thelancet.com/journals/lancet/article/PIIS0140-6736(14)62449-1/abstract

▶[無料] 成人インフルエンザをオセルタミビルで治療した際の効果などについてのメタアナリシス．

13）「オセルタミビル（商品名：タミフル）耐性のインフルエンザウイルスについて（中間報告）」（厚生労働省）

http://www.mhlw.go.jp/houdou/2009/01/h0116-10.html

▶[無料]

14）「抗インフルエンザ薬耐性株サーベイランス」（国立感染症研究所）

http://www.nih.go.jp/niid/ja/influ-resist.html

▶[無料]

15）「小児のライ症候群等に関するジクロフェナクナトリウムの使用上の注意の改訂について」（厚生労働省）

http://www.mhlw.go.jp/houdou/0105/h0530-3.html

▶[無料]

16）Nabeshima S, et al：A randomized, controlled trial comparing traditional herbal medicine and neuraminidase inhibitors in the treatment of seasonal influenza. J Infect Chemother, 18：534-43, 2012

▶[無料] 麻黄湯とノイラミニダーゼ阻害薬とのランダム化比較試験．

17）鍋島茂樹：麻黄湯の作用機序と有効性．臨牀と研究，89：1653-6, 2012

▶[有料] 麻黄湯の効果や実際の使用法に言及している．

18）Grohskopf LA, et al：Prevention and control of seasonal influenza with vaccines: recommendations of the Advisory Committee on Immunization Practices（ACIP）— United States, 2016-17 influenza season. MMWR Recomm Rep, 65：1-54, 2016

▶[無料] インフルエンザワクチンでの予防医療に関する CDC によるまとめ．

19）松山温子，他：卵アレルギー患児に対するインフルエンザワクチン直接全量接種の検討．小児科臨床，60：452-7, 2007

▶[有料] 卵アレルギーのある小児でもワクチンを打って問題がなかったとしている．

呼吸器疾患

03 喘息

田原正夫

> **要チェック**
> ・「なんとなく」喘息と診断し，漫然と同じ治療を続けることはしない．
> ・コントロール不良であれば吸入手技，アドヒアランスの確認と診断そのものの見直しを．

該当診療ガイドライン

わが国の気管支喘息（以下，喘息）に関する診療ガイドラインは
- 喘息予防・管理ガイドライン2015（以下，JGL2015）[1]（Minds未収載）

がある．
海外の診療ガイドラインでは
- GINA（Global Initiative for Asthma）：Global strategy for asthma management and prevention（以下，GINA）[2]

および
- British guideline on the management of asthma（以下，BTS）[3]

が有用である．
本稿ではJGL2015を中心に成人気管支喘息について概説する．

診療ガイドラインのPoint

- 診断は，変動性をもつ症状と気流制限の確認を2つの軸とする．
- 治療ステップに基づいた投薬と定期的な評価を．

診断のアプローチ

喘息は「気道の慢性炎症を本態とし，臨床症状として変動性をもった気道狭窄（喘鳴，呼吸困難）や咳で特徴づけられる疾患」と定義される[1]〔変動性の気道狭窄とはある期間（日内，日ごと，再診ごとなど）の症状や肺機能の変化を言う〕．JGL2015では「喘息診断の目安」として
① 発作性の呼吸困難・喘鳴・胸苦しさ・咳（夜間，早朝に出現しやすい）の反復

② 可逆性の気流制限

③ 気道過敏性の亢進

④ アトピー素因の存在

⑤ 気道炎症の存在

⑥ 他疾患の除外

の6項目をあげており，①②③⑥が重要であるとしているが明確な診断基準はない．②については，1）気道可逆性検査，2）治療や自然経過による気流制限の変動〔PEF（ピークフロー）値の変動が20％を超える〕，を評価項目としており，③については気道過敏性検査を評価法としている．⑤は喀痰中の好酸球比率の増加など好酸球性気道炎症を評価する．⑥ではCOPDを重要な鑑別疾患と位置づけている．長期の喫煙歴，中年期以降の発症，徐々に進行する慢性の咳・痰症状，労作時の呼吸困難などの所見や，気管支拡張薬投与後のFEV$_1$％が70％未満の場合はCOPDの存在が示唆される．喘息とCOPDの合併症例もあり注意を要する．

ビヨンド・ザ・ガイドライン
Beyond the Guideline

総合診療医の視点

- わが国における喘息の有症率は成人（15歳以上）で6〜10％とされおり[1]，外来で遭遇する機会も多い．また咳嗽は外来における最も頻度の高い愁訴の1つとされており[4]，鑑別疾患に喘息を考慮していることは重要である．

- 診療所などで気道可逆性検査，気道過敏性検査，好酸球気道炎症の評価などを簡単に実施できない施設が多い．実際の現場では上記①④⑥を身体所見と病歴聴取で行っていることが多い．

- PEFメーターは比較的安価で，検査は簡便に実施可能なので，初診や治療経過においてPEFを用い気道可逆性を確認していくことが現実的である．

Beyond the sea 〜海外のエビデンスから

- 海外の診療ガイドラインにおいても変動する気道症状の病歴と変動する呼気気流制限を診断のベースとしている[2,3]．GINAを参考にした診断フローチャートを図に示す[2]．緊急性が高く，他疾患の可能性が低い場合は検査よりも初期治療を優先する．

治療のアプローチ

治療目標は「① 現在の症状や薬の副作用がなく健常人と同様の日常生活が送れること，② 将来にわたり呼吸機能を維持して増悪や喘息死を回避すること」[1]である．

長期管理

JGL 2015では，未治療患者においては喘息重症度の分類（表1）による重症度に応じた治

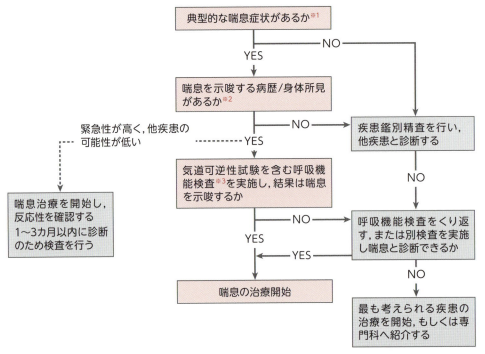

図 症状・気流制限の有無による診断フローチャート

※1：喘鳴，呼吸困難，胸苦しさ，咳など．生じる時間や強度に変動がある．夜間や早朝に生じやすく，運動・アレルゲン・冷気・ウイルス感染などが症状発現や増悪の誘因となる．
※2：病歴は小児期からの気道症状，アレルギー性鼻炎やアトピー性皮膚炎の既往，喘息の家族歴など．身体所見は聴診での呼気性喘鳴が特徴的であるが，軽症や重症発作時は聴取しないこともある．
※3：スパイロメトリーで1秒量（FEV_1），ピークフロー（PEF）を測定し気流制限と変動性を確認する．気道可逆性試験は短時間作用性β_2刺激薬（SABA）吸入前後の呼吸機能検査を行う．気流制限の可逆性はSABA吸入前と吸入15～30分後のFEV_1で12％以上増量かつ絶対量で200 mL増加する場合に有意とされている．
（文献2を参考に作成）

療ステップ（表2）が推奨される．すなわち軽症間欠型にはステップ1，軽症持続型にはステップ2，中等症持続型にはステップ2～3，重症持続型にはステップ3～4となる．すでに長期管理薬を用いられている場合には，現在の治療ステップ下でなお認められる症状から重症度を判定し，適正な治療ステップを選択する（表3）．

次に吸入薬剤の投与用量の目安（表4，5）を示す．治療開始後1カ月以内に症状，発作治療薬の使用，活動制限，呼吸機能，PEFの日内変動，増悪頻度などを評価し，コントロール状態（表6）を判定する．評価をする際には吸入手技と服薬アドヒアランス，治療薬の副作用，患者の理解や満足度についても確認する[1]．

現在の治療ステップ下でのコントロール状態が良好でなく，喘息症状が毎週ではない場合は同一治療ステップでの治療強化，喘息症状が毎週あるいは毎日の場合（コントロール不十分またはコントロール不良）は治療ステップの1段階あるいは2段階のステップアップという内容で治療方針を変更する（表3）．

コントロールされた状態が3～6カ月以上維持されていれば治療のステップダウンを考慮し，適切な最小限での薬剤コントロールをめざす．

非薬物療法では感作アレルゲンがあれば回避指導，喫煙や受動喫煙，過労などを含めた増悪因子の回避・除去に努める．またアレルギー性鼻炎，肥満，慢性閉塞性肺疾患（COPD）など

表1 未治療の臨床所見による喘息重症度の分類

重症度[1]		軽症間欠型	軽症持続型	中等症持続型	重症持続型
喘息症状の特徴	頻度	週1回未満	週1回以上だが毎日ではない	毎日	毎日
	強度	症状は軽症で短い	月1回以上日常生活や睡眠が妨げられる	週1回以上日常生活や睡眠が妨げられる	日常生活に制限
				しばしば増悪	しばしば増悪
	夜間症状	月に2回未満	月に2回以上	週1回以上	しばしば
PEF FEV$_1$[2]	%FEV$_1$, %PEF	80％以上	80％以上	60％以上80％未満	60％未満
	変動	20％未満	20～30％	30％を超える	30％を超える

※1：いずれか1つが認められればその重症度と判断する．
※2：症状からの判断は重症例や長期罹患例で重症度を過小評価する場合がある．呼吸機能は気道閉塞の程度を客観的に示し，その変動は気道過敏性と関連する．%FEV$_1$＝（FEV$_1$測定値/FEV$_1$予測値）×100，%PEF＝（PEF測定値/PEF予測値または自己最良値）×100
（文献1より引用）

表2 喘息治療ステップ

		治療ステップ1	治療ステップ2	治療ステップ3	治療ステップ4
長期管理薬	基本治療	低用量ICS[1]	低～中用量ICS	中～高用量ICS	高用量ICS
		上記が使用できない場合は以下のいずれかを用いる	上記が不十分な場合に以下のいずれか1剤を併用	上記に以下のいずれか1剤，あるいは複数を併用	上記に下記の複数を併用
			LABA（配合剤使用可）	LABA（配合剤使用可）	LABA（配合剤使用可）
		LTRA	LTRA	LTRA	LTRA
		テオフィリン徐放製剤	テオフィリン徐放製剤	テオフィリン徐放製剤	テオフィリン徐放製剤
				LAMA[2]	LAMA[2]
					抗IgE抗体[3,4]
					経口ステロイド薬[4]

※1：症状が月1回以上の患者に推奨．月1回未満であれば長期管理薬は必要とせず短時間作用型β$_2$刺激薬（SABA）の頓用のみ．
※2：チオトロピウム臭化物水和物のソフトミスト製剤．
※3：通年性吸入アレルゲンに対して陽性かつ血清総IgE値が30～1,500 IU/mLの場合に適用となる．
※4：LABA，LTRAなどをICSに加えてもコントロール不良の場合に用いる．
ICS：吸入ステロイド，LABA：長時間作用性β$_2$刺激薬，LTRA：ロイコトリエン受容体拮抗薬，LAMA：長時間作用性抗コリン薬
（文献1 表7-10から基本治療について引用）

の合併症の管理も積極的に行う．β遮断薬など増悪発作を引き起こす薬剤を避けることも重要である．

病態や治療内容についての患者教育も重要である．診療ガイドラインでは急性増悪（発作）時の対応などを記した自己管理計画書（アクションプラン）を文書で手渡すことを推奨している[1]．

急性増悪（発作）への対応

発作の程度によっては喘息関連死に結びつくことがあり，喘息発作の強度に応じた治療薬と治療の場の選択が大切である（表7，8）．

わが国でもブデソニド/ホルモテロール吸入薬を維持療法のみならず頓用吸入として用いる

表3 現在の治療を考慮した喘息重症度の分類

現在の治療における患者の症状	現在の治療ステップ			
	治療ステップ1	治療ステップ2	治療ステップ3	治療ステップ4
コントロールされた状態※1 ・症状を認めない ・夜間症状を認めない	軽症間欠型	軽症持続型	中等症持続型	重症持続型
軽症間欠型相当※2 ・症状が週1回未満である ・症状は軽度で短い ・夜間症状は月2回未満である	軽症間欠型	軽症持続型	中等症持続型	重症持続型
軽症持続型相当※3 ・症状が週1回以上，しかし毎日ではない ・症状が月1回以上で日常生活や睡眠が妨げられる ・夜間症状が月2回以上ある	軽症持続型	中等症持続型	重症持続型	重症持続型
中等症持続型相当※3 ・症状が毎日ある ・短時間作用型β刺激薬がほとんど毎日必要である ・週1回以上，日常生活や睡眠が妨げられる ・夜間症状が週1回以上ある	中等症持続型	重症持続型	重症持続型	最重症持続型
重症持続型相当※3 ・治療下でもしばしば増悪する ・症状が毎日ある ・日常生活が制限される ・夜間症状がしばしばある	重症持続型	重症持続型	重症持続型	最重症持続型

※1：コントロールされた状態が3～6カ月以上維持されていれば，治療のステップダウンを考慮する．
※2：各治療ステップにおける治療内容を強化する．
※3：治療のアドヒアランスを確認し，必要に応じて是正して治療をステップアップする．
(文献1より引用)

表4 各吸入ステロイドの投与用量の目安

一般名（吸入形式）	商品名	低用量	中用量	高用量
BDP-HFA （pMDI）	キュバール™ エアゾール	1回100 μg 1日1～2回	1回200 μg 1日2回	1回400 μg 1日2回
FP-HFA（pMDI）	フルタイド® エアゾール	1回100 μg 1日1～2回	1回200 μg 1日2回	1回400 μg 1日2回
CIC-HFA （pMDI）	オルベスコ® インヘラー	1回100～200 μg 1日1回	1回400 μg 1日1回	1回400 μg 1日2回
FP（DPI）	フルタイド® ディスカス®/ ロタディスク®	1回50～100 μg 1日2回	1回200 μg 1日2回	1回400 μg 1日2回
MF（DPI）	アズマネックス® ツイストヘラー®	1回100 μg 1日1～2回	1回200 μg 1日2回	1回400 μg 1日2回
BUD（DPI）	パルミコート® タービュヘイラー®	1回100～200 μg 1日2回	1回400 μg 1日2回	1回800 μg 1日2回
BIS	パルミコート® 吸入液	1回0.5 mg 1日1回	1回0.5 mg, 1日2回 または1回1 mg, 1日1回	1回1 mg 1日2回

BDP：ベクロメタゾンプロピオン酸エステル，HFA：ヒドロフルオロアルカン，pMDI：加圧式定量吸入器，FP：フルチカゾンプロピオン酸エステル，CIC：シクレソニド，DPI：ドライパウダー定量吸入器，MF：モメタゾンフランカルボン酸エステル，BUD：ブデソニド，BIS：ブデソニド吸入懸濁液
(文献1を参考に作成)

表5 各ICS/LABA配合剤の投与用量の目安

一般名 (吸入形式)	商品名	低用量	中用量	高用量
FP/SM (DPI)	アドエア® ディスカス®	100 μg製剤 1吸入1日2回 200 μg/100 μg/日	250 μg製剤 1吸入1日2回 500 μg/100 μg/日	500 μg製剤 1吸入1日2回 1,000 μg/100 μg/日
BUD/FM (DPI)	シムビコート® タービュヘイラー®	1吸入1日2回 320 μg/9 μg/日	2吸入1日2回 640 μg/18 μg/日	4吸入1日2回 1,280 μg/36 μg/日
FP/SM (pMDI)	アドエア® エアゾール	50 μg製剤 2吸入1日2回 200 μg/100 μg/日	125 μg製剤 2吸入1日2回 500 μg/100 μg/日	250 μg製剤 2吸入1日2回 1,000 μg/100 μg/日
FP/FM (pMDI)	フルティフォーム® エアゾール	50 μg製剤 2吸入1日2回 200 μg/20 μg/日	125 μg製剤 2吸入1日2回 500 μg/20 μg/日	125 μg製剤 4吸入1日2回 1,000 μg/40 μg/日
FF/VI (DPI)	レルベア® エリプタ®	100 μg製剤 1吸入1日1回 100 μg/25 μg/日	100 μg製剤 1吸入1日1回 100 μg/25 μg/日 または 200 μg製剤 1吸入1日1回 200 μg/25 μg/日	200 μg製剤 1吸入1日1回 200 μg/25 μg/日

ICS：吸入ステロイド，LABA：長時間作用性β₂刺激薬，FP：フルチカゾンプロピオン酸エステル，SM：サルメテロールキシナホ酸塩，DPI：ドライパウダー定量吸入器，BUD：ブデソニド，FM：ホルモテロールフマル酸塩，pMDI：加圧式定量吸入器，FF：フルチカゾンフランカルボン酸エステル，VI：ビランテロールトリフェニル酢酸塩
※：用量の欄の○ μg/○ μgはICS/LABAの投与用量を示す．
(文献1より引用．商品名と各用量の「/日」は著者が追加)

表6 喘息コントロール状態の評価

	コントロール良好 (すべての項目が該当)	コントロール不十分 (いずれかの項目が該当)	コントロール不良
喘息症状(日中および夜間)	なし	週1回以上	コントロール不十分の項目が3つ以上あてはまる
発作治療薬の使用	なし	週1回以上	
運動を含む活動制限	なし	あり	
呼吸機能(FEV_1およびPEF)	予測値あるいは 自己最良値の80％以上	予測値あるいは 自己最良値の80％未満	
PEFの日(週)内変動	20％未満[※1]	20％以上	
増悪(予定外受診，救急受診，入院)	なし	年に1回以上	月に1回以上[※2]

※1：1日2回測定による日内変動の正常上限は8％である．
※2：増悪が月に1回以上あればほかの項目が該当しなくてもコントロール不良と評価する．
(文献1より引用)

表7 喘息発作の強度と目安となる発作治療ステップ

発作強度※	呼吸困難	動作	検査値				選択する発作治療ステップ
			PEF	SpO_2	PaO_2	$PaCO_2$	
喘鳴/胸苦しい	急ぐと苦しい 動くと苦しい	ほぼ普通	80％以上	96％以上	正常	45 mmHg未満	発作治療ステップ1
軽度(小発作)	苦しいが横になれる	やや困難					
中等度(中発作)	苦しくて横になれない	かなり困難 かろうじて歩ける	60〜80％	91〜95％	60 mmHg超	45 mmHg未満	発作治療ステップ2
高度(大発作)	苦しくて動けない	歩行不能 会話困難	60％未満	90％以下	60 mmHg以下	45 mmHg以上	発作治療ステップ3
重篤	呼吸減弱 チアノーゼ 呼吸停止	会話不能 体動不能 錯乱 意識障害 失禁	測定不能	90％以下	60 mmHg以下	45 mmHg以上	発作治療ステップ4

※：発作強度は主に呼吸困難の程度で判定する（他の項目は参考事項とする）．異なる発作強度の症状が混在する場合は強い方をとる．
（文献1より引用）

SMART（single inhaler maintenance and reliever therapy）療法[5]が2012年に保険適用を得て，JGL2015でもSMART療法中の患者では発作出現時に1吸入，数分経過しても発作が持続する場合にはさらに追加で1吸入するとの記載が加わった[1]．

全身性ステロイドは中等度以上の発作，ステロイドの全身投与を必要とする喘息発作の既往，入院を必要とする高度喘息発作の既往，その他に過去1年間の救急受診や入院歴，吸入ステロイド（inhaled corticosteroid：ICS）未使用などのハイリスクグループなどで適応としている．アスピリン喘息（疑い例でも）ではコハク酸エステル型ステロイドの使用を回避する．JGL2015では効果発現の時間（4時間程度）と安全性を考慮して，初回投与は30分〜1時間を目安にした点滴投与を推奨している（表8の※5）．

ビヨンド・ザ・ガイドライン
Beyond the Guideline

総合診療医の視点

- 喘息治療ではしばしばアドヒアランスや生活指導が問題となる．総合診療医は「患者中心の医療技法」，「生物心理社会アプローチ」などを用いることにより患者とのパートナーシップに基づいた教育・治療を提供することができる．

- 吸入治療については
  ① 必要性を理解し受容できているかの確認
  ② 吸入忘れを防ぐための生活上の工夫の相談
  ③ 吸入手技の理解度の確認

表8 喘息の発作治療ステップ

	治療内容	自宅治療可，救急外来入院，ICU管理[※1]
発作治療ステップ1	SABA吸入[※2] ブデソニド/ホルモテロール吸入薬追加吸入	自宅治療可
発作治療ステップ2	SABAネブライザー吸入反復[※3] アミノフィリン点滴静注[※4] 酸素吸入（SpO₂ 95％前後を目標） ステロイド薬全身投与[※5] 抗コリン薬吸入 ボスミン®（0.1％アドレナリン）皮下注[※6]	救急外来 ・1時間で症状が改善すれば帰宅 ・2〜4時間で反応不十分 ・1〜2時間で反応なし ｝入院治療 入院治療：高度喘息症状として発作治療ステップ3を施行
発作治療ステップ3	SABAネブライザー吸入反復[※3] ステロイド薬全身投与の反復[※5] 酸素吸入（SpO₂ 95％前後を目標） アミノフィリン持続点滴（持続）[※7] 抗コリン薬吸入 ボスミン®（0.1％アドレナリン）皮下注[※6]	救急外来 1時間以内に反応がなければ入院治療 悪化すれば重篤症状の治療へ
発作治療ステップ4	上記治療継続 症状，呼吸機能悪化で挿管[※1] 酸素吸入にもかかわらずPaO₂ 50 mmHg以下および/または意識障害を伴う急激なPaO₂の上昇 人工呼吸[※1]，気管支洗浄 全身麻酔（イソフルラン，セボフルランなどによる）を考慮	直ちに入院，ICU管理[※1]

※1：ICUまたは，気管挿管，補助呼吸，気管支洗浄などの処置ができ，血圧，心電図，パルスオキシメーターによる継続的モニターが可能な病室．重症呼吸不全時の挿管，人工呼吸装置の装着は，時に危険なので，緊急処置としてやむをえない場合以外は複数の経験ある専門医により行われることが望ましい．
※2：SABA pMDIの場合：1〜2パフ，20分おきに2回反復可．
※3：SABAネブライザー吸入：20〜30分おきに反復する．脈拍は130/分以下に保つようにモニターする．
※4：アミノフィリン6 mg/kgを等張補液薬200〜250 mLに入れ，1時間程度で点滴投与する．副作用（頭痛，吐き気，動悸，期外収縮など）の出現で中止．発作前にテオフィリン薬が十分に投与されている場合は，アミノフィリンを半量もしくはそれ以下に減量する．可能な限り血中濃度を測定しながら投与する．
※5：ステロイド薬点滴静注：ヒドロコルチゾン（サクシゾン®）200〜500 mg，メチルプレドニゾロン（ソル・メドロール®）40〜125 mg，デキサメタゾン（デカドロン®），あるいはベタメサゾン（リンデロン®）4〜8 mgを点滴静注．以後ヒドロコルチゾン100〜200 mgまたはメチルプレドニゾロン40〜80 mgを必要に応じて4〜6時間ごとに，あるいはデキサメタゾンあるいはベタメサゾン4〜8 mgを必要に応じて6時間ごとに点滴静注，またはプレドニゾロン（プレドニン®）0.5 mg/kg/日，経口．ただし，アスピリン喘息の場合，あるいはアスピリン喘息が疑われる場合は，コハク酸エステル型であるメチルプレドニゾロン，水溶性プレドニゾロンの使用を回避する．
※6：ボスミン®（0.1％アドレナリン）：0.1〜0.3 mL皮下注射20〜30分間隔で反復可．原則として脈拍は130/分以下に保つようにモニターすることが望ましい．虚血性心疾患，緑内障［開放隅角（単性）緑内障は可］，甲状腺機能亢進症では禁忌，高血圧の存在下では血圧，心電図モニターが必要．
※7：アミノフィリン持続点滴：最初の点滴（上記※4参照）後の持続点滴はアミノフィリン250 mgを5〜7時間（およそ0.6〜0.8 mg/kg/時）で点滴し，血中テオフィリン濃度が10〜20 μg/mL（ただし最大限の薬効を得るには15〜20 μg/mL）になるように血中濃度をモニターして中毒症状の発現で中止．
（文献1より引用．※5内の商品名は著者が追加）

④ デバイスに必要な吸入力の評価
⑤ 口腔内カンジダなどの副作用のチェックと指導

など多次元的な評価と介入が必要である．特に③④⑤は適切な吸入薬剤・デバイスの選択にかかわる重要な要素となる．

- 喘息は妊婦，思春期症例，高齢者〔asthma-COPD overlap syndrome（ACOS）含む〕，小児期からのキャリーオーバー症例などを含めそれぞれのライフステージに応じた対応が必要であり（誌面の都合で割愛したので，詳細はガイドライン[1)〜3)]を参照），これ

- らの患者へ包括的，継続的にかかわることができるのは総合診療医の醍醐味でもある．
- 喘息患者支援団体など[6)7)]のウェブサイトから教育資材を得ることができる．

Beyond the sea ～海外のエビデンスから

- 海外の診療ガイドライン[2)3)]でも吸入ステロイドを長期管理薬（コントローラー）の主軸としている．
- 長期管理の薬物療法は海外の診療ガイドラインにおいても段階的な治療アプローチを提示している．GINAではJGL2015と同様に発作頻度など症状を初期治療ステップ選択の目安とするが，それに加えて喫煙，合併症，妊娠，精神疾患，社会経済的問題，好酸球増多，低肺機能，SABAやICSの不適切な使用状況などの増悪のリスクファクターの有無も治療ステップ選択を決定する重要な要素としている．GINAでは重症度は必要な治療ステップから後ろ向きに決定される．BTSには治療ステップの選択基準や重症度分類について詳細記述はない
- 急性増悪（発作）時の全身ステロイド投与についてJGL2015と比べ海外の診療ガイドラインでは迅速かつ積極的な投与を推奨している．BTSでは「急性増悪（発作）の全例で投与する」としており，GINAでも救急外来で「軽症例以外では可能な限り1時間以内に投与する」と記載している．投与経路については経口投与と経静脈投与に効果の差はなく[2)]，低侵襲で迅速な経口投与を推奨している．薬剤と投与量についてはGINAでは経口プレドニゾロン（プレドニン®）1 mg/kg/日で最大50 mg/日を5〜7日継続とし，終了に漸減は必要ないとしている．BTSでも同様の記載があり，経口プレドニゾロン（プレドニン®）40〜50 mg/日もしくは経静脈的ヒドロコルチゾン（サクシゾン®）400 mg/日（100 mgを6時間おき）としていて，それ以上の用量では効果は同等であるとの記載がある．
- 急性増悪（発作）時のアミノフィリンの静脈内投与は効果が乏しく，安全性が低いことから投与は推奨されない[2)3)]．

紹介のタイミング

紹介先 呼吸器内科

検査や他疾患との鑑別ができず診断確定が困難なとき，コントロール困難な難治性喘息（治療ステップ4レベル相当）症例，中等度以上の発作で入院を考慮するとき，職業性喘息を疑うとき，アスピリン喘息や好酸球性多発血管炎性肉芽腫症など特別な治療・管理を必要とするときなどは専門医へ紹介する[1)〜3)]．

文献

1）「喘息予防・管理ガイドライン2015」（一般社団法人日本アレルギー学会 喘息ガイドライン専門部会），協和企画，2015
▶ 有料 3年おきの更新．GINAに準拠しつつ独自色を出している．国内の医療機関の多くが診療指針として用いており，

他医療機関との連携を考えても購読しておきたい．他診療ガイドラインと比較することもお勧めする．

2）「Global strategy for asthma management and prevention（updated 2016）」〔GINA（Global Initiative for Asthma）〕

http://ginasthma.org/wp-content/uploads/2016/04/GINA-2016-main-report_tracked.pdf

- ▶ 無料 毎年更新．喘息の国際的な治療指針．WHO（世界保健機関）とNHLBI（米国立心臓肺血液研究所）の協力で作成されている．

3）「British guideline on the management of asthma 2016：A national clinical guideline」（British Thoracic Society, Scottish Intercollegiate Guidelines Network）

https://www.brit-thoracic.org.uk/document-library/clinical-information/asthma/btssign-asthma-guideline-2016/

- ▶ 無料 2012年までは毎年，2014年版からは2年おきに更新．BTS（英国胸部学会）とSIGN（スコットランド大学連合ネットワーク）の協力で作成されている．文献7のベースにもなっている．

4）「McWhinney's Textbook of family medicine. 4th ed」（Thomas R. Freeman），Oxford University Press, 2016
- ▶ 有料 家庭医療のバイブル的な教科書．

5）Kew KM, et al：Combination formoterol and budesonide as maintenance and reliever therapy versus combination inhaler maintenance for chronic asthma in adults and children. Cochrane Database Syst Rev, 12：CD009019, 2013
- ▶ 無料 コクランのシステマティック・レビュー．

6）「大気環境・ぜん息などの情報館」（独立行政法人 環境再生保全機構）

https://www.erca.go.jp/yobou/

- ▶ 無料 環境省所管の独立行政法人．ウェブサイトの"大気環境・ぜん息などの情報館"ページから豊富なパンフレットなどをダウンロードできる．無料で送付もしてくれる．

7）「Asthma UK」

https://www.asthma.org.uk/

- ▶ 無料 喘息患者と関連研究を支援する英国の慈善団体．ウェブサイトの"Manage your asthma"からアクションプランなど役立つ情報を得ることができる．

8）「NICE Guidance Asthma」（National Institute for Health and Care Excellence）

https://www.nice.org.uk/guidance/conditions-and-diseases/respiratory-conditions/asthma

- ▶ 無料 本文中では触れなかったが，英国国立医療技術評価機構（NICE）による診療ガイドライン．NICEは英国NHS（国民保健サービス）配下の特別保健機構で医療の効果性，費用対効果などを評価している．ウェブサイトでは喘息診療に関するアドバイスが更新される．現在asthma management診療ガイドラインが作成中であり2017年に発表予定である．

呼吸器疾患

04 COPD

菅家智史

> **要チェック**　「COPD → 吸入薬処方だけ」という診療はもうやめる．薬剤以外の治療介入を積極的に実践する．

該当診療ガイドライン

わが国における慢性閉塞性肺疾患（chronic obstructive pulmonary disease：COPD）に関する診療ガイドラインには，

- COPD（慢性閉塞性肺疾患）診断と治療のためのガイドライン第4版[1]

が存在する（Minds未収載）．対象は呼吸器専門医と設定されており，オンライン版はなく書籍版のみの販売となっている．要点を抜粋したポケットガイドも作成されているが，同様に書籍版のみの販売である．

海外の診療ガイドラインとしては，WHO（世界保健機構）やNHLBI（米国心臓・肺・血液研究所）などが中心となって活動している **GOLD**（Global Initiative for Chronic Obstructive Lung Disease）の作成した診療ガイドライン[2]，**英国の国立医療技術評価機構**（National Institute for Health and Care Excellence：NICE）の診療ガイドラインが有用である[3]．本稿ではわが国の診療ガイドラインを中心に概説する．

診療ガイドラインのPoint

- すべての人に喫煙歴を聴き，喫煙者に禁煙を勧めることが最重要！
- 喫煙歴や息切れ，慢性の咳・痰があればスパイロメトリーを実施する．

診断のアプローチ

COPDの診断にはスパイロメトリーの実施が必要である．COPDの診断基準は，**気管支拡張薬吸入後のスパイロメトリーで1秒率（FEV_1/FVC）が70％未満であること**，かつ他の気流閉塞をきたす疾患を除外することとされている．

COPDの患者には慢性の咳，喀痰，労作時の呼吸困難（息切れ）が症状として認められる

表1 鑑別を要する疾患

喘息
びまん性汎細気管支炎
先天性副鼻腔気管支症候群
閉塞性汎細気管支炎
気管支拡張症
肺結核
塵肺症
リンパ脈管筋腫症
うっ血性心不全
間質性肺疾患
肺がん

（文献1より引用）

表2 COPDの病期分類

病期		定義
Ⅰ期	軽度の気流閉塞	%FEV$_1$≧80%
Ⅱ期	中等度の気流閉塞	50%≦%FEV$_1$＜80%
Ⅲ期	高度の気流閉塞	30%≦%FEV$_1$＜50%
Ⅳ期	きわめて高度の気流閉塞	%FEV$_1$＜30%

気管支拡張薬投与後の1秒率（FEV$_1$/FVC）70%未満が必須条件．
%FEV$_1$＝FEV$_1$（1秒量）/ FEV$_1$ predicted（予測1秒量）．
気管支拡張薬吸入後のスパイロメトリー結果をもとに判断する．
（文献1より引用）

が，必ずしも症状を呈するとは限らない．無症状であっても，喫煙歴を有する患者には積極的にスパイロメトリーを実施する．スパイロメトリーは実施前に気管支拡張薬を加圧噴霧式定量吸入器（MDI）で吸入した後に実施するよう推奨されている．

COPDの診断確定には，似た症状をきたす疾患を鑑別する必要がある（表1）．気管支喘息（「03喘息」参照）は合併例も存在し鑑別はしばしば困難である．

なお，**代表的な併存症には気管支喘息の他，肺がん，気腫合併肺線維症があげられている**．肺がんは喫煙との関連でCOPDと合併する頻度が高い．気腫合併肺線維症は線維化の合併により気流閉塞がマスクされ，COPDの診断が遅れることもあるので注意が必要である．また，COPD自体が長期の喫煙歴のある中高年世代に生じやすいことから，糖尿病，心血管疾患，骨粗鬆症，抑うつ，睡眠障害，栄養障害などについて全身的包括的評価が推奨されている．

COPDの病期分類は対標準1秒量（%FEV$_1$）を基準に行う（表2）．しかし，自覚症状と病期分類の進行は必ずしも一致せず，急性増悪をきっかけに病期の進行したCOPDが発見されることもある．病期分類が進行するに従い，急性増悪や入院，死亡のイベント発生率が高くなる．

ビヨンド・ザ・ガイドライン
Beyond the Guideline

総合診療医の視点

総合診療医が普段接する患者のなかには，たくさんのCOPD患者が隠れている．2001年に発表された日本でのCOPD疫学調査（NICE study）では40歳以上の11%に気流閉塞が認められたものの，気流閉塞を認めた患者のうちCOPDと診断されていた割合は9.4%であった．COPD患者の約90%が未診断であったということになる[4]．オランダでの研究では，診療所の医師を受診した患者から喫煙者を6人スクリーニングすると1人の新たなCOPD患者を発見し，慢性咳嗽患者を4人検査すると1人の新たなCOPD患者を発見するという報告もある[5]．総合診療医は普段の診療を未診断のCOPD患者の発見機会

ととらえ，**自らが診療するすべての患者から喫煙歴を聴取することが最も重要である**．10年単位の喫煙歴のある患者には追加して呼吸器症状を聴取し，COPDを疑う場合にはスパイロメトリーを行う．

日本の診療ガイドラインでは，スパイロメトリーがない診療所では診断的治療を開始した反応によりCOPDを診断するのも診断方法の1つであると記載されているが，COPDを診療する医療機関であればスパイロメトリーを実施できる環境を整えるべきと筆者は考える．

Beyond the sea 〜海外のエビデンスから

COPDの診断にスパイロメトリーは必須だが，どのような患者にスパイロメトリーを勧めるべきだろうか．米国予防医学専門委員会（US Preventive Services Task Force：USPSTF）は，無症状の一般住民を対象としたスパイロメトリーによるスクリーニングは実施しないことを推奨している[6]．無症状の住民に介入して何らかのアウトカムを改善するという根拠がないことから，スパイロメトリーは咳や痰など症状のある人，および喫煙歴のある人に実施するというのがその理由である．NICEの診療ガイドラインでは，35歳以上の喫煙者で息切れ，慢性咳嗽，持続する喀痰，頻繁な冬の気道症状，喘鳴のいずれかの症状がある患者でCOPDを考慮するよう推奨している[3]．

スパイロメトリーについて，日本の診療ガイドラインでは"気管支拡張薬の投与後に実施した値を利用する"と記載されているが，具体的な方法は示されていない．GOLDでは，短時間作用性β_2刺激薬を吸入して10〜15分後，もしくは短時間作用性抗コリン薬を吸入して30〜45分後にスパイロメトリーを実施するよう推奨している[2]．

治療のアプローチ

COPDの治療を行う目的は，症状およびQOLの改善，運動耐容能と身体活動性の向上および維持，増悪の予防，疾患の進行抑制，全身併存症と肺合併症の予防と治療，生命予後の改善である．この目的のために行う治療は薬物療法だけでは不十分であり，**非薬物療法についても積極的に取り組む必要がある**（図）．

安定期の対応

1 喫煙対策

喫煙はCOPDの最大のリスク因子である．**喫煙を開始しないことがCOPDの最大の予防**であり，すでに喫煙している場合は**禁煙が最も重要な対策**である．すべての喫煙者に禁煙を推奨するために，すべての患者に喫煙状況を尋ねる．行動変容理論や5Aアプローチ〔Ask（尋ねる），Advise（助言する），Assess（評価する），Assist（援助する），Arrange（手配する）〕を用いて禁煙を支援し，必要に応じて禁煙補助薬を用いての禁煙治療へつなげる．

2 インフルエンザワクチン接種

インフルエンザワクチンはCOPD患者の増悪頻度を有意に減少させ，増悪による死亡率を

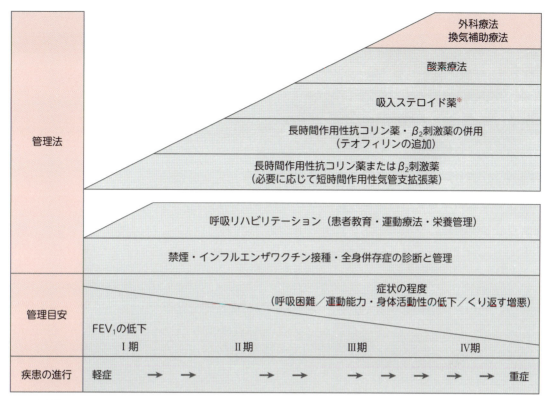

図 安定期COPDの管理
重症度はFEV₁の低下だけではなく，症状の程度や増悪の頻度を加味し，重症度を総合的に判断したうえで治療法を選択する．
※：増悪をくり返す症例には，長時間作用性気管支拡張薬に加えて吸入ステロイド薬や喀痰調整薬の追加を考慮する．
（文献1より引用）

50％減少させるため，すべてのCOPD患者に接種が勧められる．

3 呼吸リハビリテーション

COPD患者は労作時息切れにより活動性が低下しやすく，容易に廃用症候群を招き，閉じこもりや社会的孤立，抑うつにもつながる．下肢運動による全身持久力トレーニングなど運動療法を中心に，栄養療法や患者教育による自己マネジメント能力向上を含む呼吸リハビリテーションを行う．

4 全身併存症の管理

併存症があることでCOPD患者のQOLや生命予後に影響が生じるため，並行しての管理が必要となる．COPDに併存する頻度の高い疾患として，心血管疾患〔虚血性心疾患，高血圧症（「05高血圧」参照），心不全（「06慢性心不全」参照），心房細動（「07心房細動」参照），肺高血圧症〕や骨粗鬆症（「18骨粗鬆症」参照），消化器疾患（消化性潰瘍，逆流性食道炎），抑うつ（「21うつ病」参照）があげられる．肺合併症として気管支喘息（「03喘息」参照），気腫合併肺線維症，気胸や肺がんにも注意する必要がある．それぞれの診療ガイドラインが存在する場合にはそれらに準拠した診療を考慮すべきとしている．

5 薬物療法（表3）

閉塞性障害の程度に加え症状の程度や増悪の頻度を加味し，薬剤を段階的に選択する．基本

表3 気管支拡張薬

	薬剤名	商品名
短時間作用性抗コリン薬（SAMA）	オキシトロピウム	テルシガン®
	イプラトロピウム	アトロベント®
短時間作用性β_2刺激薬（SABA）	サルブタモール	ベネトリン®
	プロカテロール	メプチン®
長時間作用性抗コリン薬（LAMA）	チオトロピウム	スピリーバ®
	グリコピロニウム	シーブリ®
	ウメクリジニウム	エンクラッセ®
	アクリジニウム	エクリラ®
長時間作用性β_2刺激薬（LABA）	サルメテロール	セレベント®
	インダカテロール	オンブレス®
	ホルモテロール	オーキシス®
LAMA/LABA合剤	グリコピロニウム/インダカテロール	ウルティブロ®
	チオトロピウム/オロダテロール	スピオルト®
	ウメクリジニウム/ビランテロール	アノーロ®
気管支拡張/ステロイド配合薬	サルメテロール/フルチカゾン	アドエア®
	ブデソニド/ホルモテロール	シムビコート®

となるのは気管支拡張薬であり，投与経路は吸入が推奨されている．死亡率を低下させる明確な根拠のある薬剤は存在せず，薬物療法は症状や合併症を減少させることが目的となる．自覚症状の出現状況に合わせて処方を検討し，症状が軽度であれば短時間作用性気管支拡張薬を必要時に使用する．

労作時呼吸困難が生じてきた際には長時間作用性抗コリン薬（LAMA），もしくは長時間作用性β_2刺激薬（LABA）を使用する．効果不十分の場合はLAMAとLABAの併用が考慮され，合剤も使用可能である．

吸入ステロイド（ICS）は中等度以上の気流閉塞のあるCOPD患者の増悪頻度を減らす．日本ではICS単体での投与はCOPDでは保険適用外であり（2017年2月現在），気管支拡張/ステロイド配合薬が使用可能である．LAMA，LABA，ICSの3剤併用（triple therapy）に関しては，日本の診療ガイドラインでは今後さらにデータの蓄積が必要であると記載されている．

テオフィリン製剤については，吸入気管支拡張薬に比べて効果が小さいとされ，副作用として嘔気や不整脈などがあり血中濃度をモニタリングしながらの使用が勧められている．

6 在宅酸素療法・換気補助療法

PaO_2が55 Torr以下，または睡眠時・運動負荷時に60 Torr以下になる場合，在宅酸素療法の適応となる．高度慢性呼吸不全患者において，1日15時間以上の在宅酸素療法はCOPD患者の生命予後を改善する．酸素投与でも症状が強く，高二酸化炭素血症が認められる場合に換気補助療法を検討する．

増悪時の対応

COPDの増悪は，息切れの増加，咳や喀痰の増加，胸部不快感・違和感の出現あるいは増強から，安定期の治療の変更あるいは追加が必要となる状態と定義されている．原因は呼吸器感染症と大気汚染が大部分であるが，3割の患者では原因が特定できない．増悪の重症度は症状や病歴，バイタルサイン，動脈血ガス分析，パルスオキシメータ，胸部単純X線写真，心電図，血液検査などを参考に，他疾患との鑑別を行って総合的に判断する．治療はABCアプローチとして，A（Antibiotics：抗菌薬），B（Bronchodilators：気管支拡張薬），C（Corticosteroids：ステロイド）を基本と示している．**増悪時の第一選択薬は短時間作用性β_2刺激薬**を推奨し，安定期の病期がⅢ期以上もしくは入院管理が必要な患者では全身性のステロイド投与（プレドニゾロン30〜40 mg/日を10〜14日間）を推奨している．酸素投与はPaO_2 60 TorrあるいはSpO_2 90％以上になるように投与し，十分な薬剤投与や酸素投与を行っていても呼吸状態が改善しない場合には換気補助療法が適応となる．

ビヨンド・ザ・ガイドライン　Beyond the Guideline

総合診療医の視点

総合診療医にとって，COPDは予防から終末期までかかわることが可能な疾患の1つである．まず喫煙開始を予防するという視点から，小児〜思春期にかかわる機会が多いという特徴を活かし，日常の受診機会はもちろん，学校と協力し喫煙予防授業を行うなどの取り組みが考えられる．

COPDの安定期管理では，患者の併存疾患もあわせて総合診療医が管理することで受診先をまとめて患者の利便性を向上することができ，個別の状況に合わせたマネジメントを提案できる．

ADLが低下し，患者自らの能力のみで日常生活を行うことが困難になった状況では廃用症候群および低栄養が進行するため，定期的に日常生活の様子や介護する家族の状況を確認し，要介護認定申請や介護サービスの調整，栄養指導などのアドバイスを行う．

終末期に至る過程では，残された時間の過ごし方の相談，増悪時の救命処置や人工呼吸器使用に関する相談，緩和ケアとしての自覚症状の緩和なども，総合診療医が積極的にかかわるべき点である．

Beyond the sea 〜海外のエビデンスから

LAMAの代表的な薬剤であるチオトロピウムの霧状噴霧器投与について，死亡率が上昇するのではないかという問題提起がなされている．2011年に発表されたメタアナリシスで，COPD患者を対象としチオトロピウム霧状噴霧器吸入群とチオトロピウムドライパウダー吸入群を比較したところ，霧状噴霧器群で全死亡が多く，オッズ比は1.52（95％信頼区間 1.06-2.16），NNHが125であった[7]．2013年にはチオトロピウム霧状噴霧器とドライパウダーの吸入との間で死亡率に差がないという結果のランダム化比較試験結果も公表されており[8]，GOLDでは両論併記で記載されている．

近年，合剤が相次いで発売されたことによって，LAMA/LABA/ICSの3剤併用療法

(triple therapy）が現実的なものとなった．その効果については日本の診療ガイドラインではさらなる研究が求められていると記載され，2016年のGOLDでも同様の記載がされている．2016年に発表されたメタアナリシスではチオトロピウム＋LABA/ICSとチオトロピウム単剤の比較で3剤併用群の入院の減少とQOLの改善が示された一方，死亡や増悪への効果に関するエビデンスは不十分であり，やはり今後の研究が期待されている[9]．

テオフィリン製剤の使用について，GOLDやNICEの診療ガイドラインでは，吸入気管支拡張薬を使用してみて何らかの理由で使用困難な場合のみテオフィリン（内服の徐放製剤）を投与すること，高齢者にテオフィリンを投与する際には特に薬物血中濃度に注意することを推奨している[2)3)]．

日本の診療ガイドラインにはマクロライドの長期投与による効果についての記載があるが，明確な推奨はされていない．一方GOLDでは，抗菌薬投与によるわずかの増悪予防効果は報告があるものの副作用とのバランスから，増悪時に使用する抗菌薬を除いて，安定期のCOPDに対する抗菌薬投与は推奨していない[2]．

海外の診療ガイドラインに掲載されているが日本で未発売の薬剤に，選択的ホスホジエステラーゼ（PDE）4阻害薬がある．GOLDでは，PDE4阻害薬がLAMAまたはLABAとの併用で重症および超重症COPD患者の増悪を減少させたという報告から，治療の選択肢の1つとしてあげている[2]．

紹介のタイミング

紹介先　呼吸器内科

① スパイロメトリーを自院で検査できない場合
② 画像検査で気腫合併肺線維症が疑われスパイロメトリーによる診断および重症度判定が難しい場合
③ 他疾患との鑑別が困難な場合

には，診断目的に呼吸器内科への紹介を検討する．

④ COPDの増悪により呼吸不全の急速な悪化が認められる場合
⑤ 酸素投与や入院加療が必要と判断した場合
⑥ 治療への反応が乏しい場合
⑦ 肺がんの発生が疑われる場合

には，治療目的で呼吸器内科への紹介を検討する．

文献

1) 「COPD（慢性閉塞性肺疾患）診断と治療のためのガイドライン 第4版」（日本呼吸器学会COPDガイドライン第4版作成委員会/編），メディカルレビュー社，2013
　　▶ 有料 2013年に改定された日本の診療ガイドライン．
2) 「Global strategy for Diagnosis, Management, and Prevention of COPD -2016」〔GOLD（Global Initiative for

Chronic Obstructive Lung Disease〕
http://goldcopd.org/global-strategy-diagnosis-management-prevention-copd-2016/
- ▶︎ 無料 GOLDによる国際的診療ガイドライン2016年版．GOLDは，1997年にWHO（世界保健機構），NHLBI（米国国立心臓肺血液研究所），NIH（米国国立衛生研究所）のプロジェクトとして始まり，世界各国の医療関係者が協力してCOPDの認知度向上，予防や治療の改善に取り組んでいる．

3）「Chronic obstructive pulmonary disease in over 16s: diagnosis and management」〔NICE（National Institute for Health and Care Excellence）〕
https://www.nice.org.uk/guidance/CG101
- ▶︎ 無料 英国の国立医療技術評価機構（NICE）が作成している診療ガイドラインを集約したWebサイト．日本と英国では医療環境は異なるが，Guidanceが端的に記載されているため参考にしやすい．

4）Fukuchi Y, et al：COPD in Japan: the Nippon COPD Epidemiology study. Respirology, 9：458-65, 2004
- ▶︎ 有料 日本で行われた大規模COPD疫学研究．

5）van Schayck CP, et al：Detecting patients at a high risk of developing chronic obstructive pulmonary disease in general practice：cross sectional case finding study. BMJ, 324：1370, 2002
- ▶︎ 無料 オランダのGeneral Practiceの場で行われたCOPD拾い上げに関する研究．

6）「Chronic Obstructive Pulmonary Disease：Screening」〔USPSTF（U.S. Preventive Services Task Force）〕
http://www.uspreventiveservicestaskforce.org/Page/Document/UpdateSummaryFinal/chronic-obstructive-pulmonary-disease-screening?ds＝1&s＝COPD
- ▶︎ 無料 米国予防医学専門委員会（USPSTF）のWebサイト．予防医療に関する推奨が幅広く記載されている．日本とアメリカでは医療環境は異なるが，予防医療について考える際に参考になる．

7）Singh S, et al：Mortality associated with tiotropium mist inhaler in patients with chronic obstructive pulmonary disease：systematic review and meta-analysis of randomised controlled trials. BMJ, 342：d3215, 2011
- ▶︎ 無料 チオトロピウム霧状噴霧器投与の死亡率上昇を報告したメタアナリシス．

8）Wise RA, et al：Tiotropium Respimat Inhaler and the Risk of Death in COPD. N Engl J Med, 369：1491-501, 2013
- ▶︎ 無料 チオトロピウム霧状噴霧器の死亡率はドライパウダー製剤と同等と報告したRCTの論文．

9）Karner C & Cates CJ：Combination inhaled steroid and long-acting beta$_2$-agonist in addition to tiotropium versus tiotropium or combination alone for chronic obstructive pulmonary disease. Cochrane Database Syst Rev, 3：CD008532, 2011
- ▶︎ 有料 3剤併用療法とチオトロピウム単剤の効果を比較したシステマティック・レビュー．

循環器疾患

05 高血圧

永田拓也

> **要チェック** 「高血圧 → 無難な 120〜150 mmHg 台に血圧を下げる」といった漠然とした治療はもうやめる．降圧目標を明確に設定して治療する．

該当診療ガイドライン

本邦の高血圧に関する診療ガイドラインは，
- 高血圧治療ガイドライン 2014（JSH2014）[1]

が存在する（Minds に収載済）．書籍版とオンライン版があり，オンライン版は無料で参照できる．

海外の診療ガイドラインでは，
- Eighth Joint National Committee（JNC 8）「2014 evidence-based guideline for the management of high blood pressure in adults」（米国）[2]
- National Institute for Health and Clinical Excellence（NICE）「Hypertension：The clinical management of primary hypertension in adults」（英国）[3]
- European Society of Hypertension/European Society of Cardiology（ESH/ESC）「2013 ESH/ESC guidelines for the management of arterial hypertension」（欧州）[4]
- 「Canadian Hypertension Education Program（CHEP）guidelines for blood pressure measurement, diagnosis, assessment of risk, prevention, and treatment of hypertension」（カナダ）[5]

以上が有用である．
本稿では本邦の診療ガイドラインを中心に概説する．

診療ガイドラインのPoint

- 家庭血圧を診療にとり入れる．
- 二次性高血圧を疑う6つのキーワードを見逃さない．
- 生活習慣の修正なくして投薬なし．

表1 高血圧基準と血圧値の分類

a) 高血圧基準

	収縮期血圧		拡張期血圧	注意事項
診察室血圧	≧140	かつ/または	≧90	診察室血圧測定は1,2分の間隔をおいて複数回測定した値の平均値. 診察室血圧に基づく高血圧の診断は，**少なくとも2回以上の異なる機会における血圧値によって行う**.
家庭血圧	≧135	かつ/または	≧85	家庭血圧測定には，上腕カフ血圧計を用いる. 家庭血圧は原則2回測定し，その平均値を血圧値として用いる.

b) 血圧値の分類

	分類	収縮期血圧		拡張期血圧
正常域血圧	至適血圧	<120	かつ	<80
	正常血圧	120〜129	かつ/または	80〜84
	正常高値血圧	130〜139	かつ/または	85〜89
高血圧	Ⅰ度高血圧	140〜159	かつ/または	90〜99
	Ⅱ度高血圧	160〜179	かつ/または	100〜109
	Ⅲ度高血圧	≧180	かつ/または	≧110
	（孤立性）収縮期高血圧	≧140	かつ	<90

(a：文献1を参考に作成　b：文献1, p19より引用)

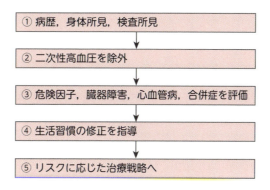

図　初診時の高血圧管理計画

（文献1を参考に作成）

診断のアプローチ

表1に診察室血圧，家庭血圧における高血圧基準と注意事項，および血圧値の分類を示す．

家庭血圧測定は，白衣高血圧や仮面高血圧の診断に役立つのみならず，**患者の治療継続率の改善や，過降圧，不十分な降圧の評価といった治療面でも役立つツールである**．積極的に診療にとり入れていきたい．

高血圧の診断と併せて，各種評価を行っていく．図に初診時の高血圧管理計画を示す．

高血圧管理計画① ―病歴，身体所見，検査所見―

1 病歴で聴取すべきポイント

下記の事項を必ず聴取する．

- 心血管病のリスクと合併症について（冠動脈疾患，脳血管障害，末梢血管障害，糖尿病，脂質異常症，腎臓病，睡眠時無呼吸症候群，喫煙など）
- 内服薬について（NSAIDs，ステロイド，経口避妊薬，漢方薬といった二次性高血圧の原因となりうる薬剤を中心に）
- 高血圧の家族歴について
- 生活習慣について（食習慣，喫煙，アルコール摂取，運動など）

2 身体所見で評価すべきポイント

身長，体重，左右両方の腕の血圧，眼底，甲状腺腫，頸動脈血管雑音，心音，心雑音，腹部腫瘤，腹部血管雑音，浮腫，四肢動脈拍動，虚血性潰瘍などを評価する．

3 検査で評価すべきポイント

血液検査ではNa，K，BUN，Cr，Ca，Glu，Ht，TG，HDL-Cho，T-Choを，尿検査では尿一般検査（尿蛋白定性，尿糖定性，尿沈渣）を，心電図では左室肥大や虚血性変化を，胸部X線では心陰影や大動脈陰影を中心に評価する．

高血圧管理計画② ―二次性高血圧を除外―

二次性高血圧を疑うキーワードは，

- 年齢（若年発症）
- 体型（肥満）
- 治療抵抗性高血圧（＞140/90 mmHg，3系統の降圧薬の使用下で）
- 重症高血圧（＞180/110 mmHg）
- 突然発症
- 臓器障害（左室肥大，網膜症など）

である．

上記に該当する患者では二次性高血圧の可能性が高いため，詳細な病歴聴取と身体所見，適切な検査が必要である[6]．表2に二次性高血圧の原因疾患の精査のポイントを示す．二次性高血圧を疑うキーワードと，二次性高血圧をきたす原因疾患の病歴，臨床所見を見逃さずに，必要時は二次性高血圧症の精査をためらわない姿勢が大切である．

表2　二次性高血圧をきたす主要な原因疾患の概要

原疾患	有病率※1	有病率※2	病歴	スクリーニング	臨床所見	検査所見 (laboratory findings)
睡眠時無呼吸症候群	>5.0～15%	>30%	いびき，日中の眠気，早朝の頭痛，イライラ	質問紙票，ポリソムノグラフィー	頸周囲径↑，肥満，末梢浮腫	特異的な所見なし
腎実質性疾患	1.6～8.0%	2.0～10%	血圧コントロール不良，糖尿病，喫煙，動脈硬化性疾患，腎不全の既往，夜間多尿	クレアチニン，エコー	下腿浮腫，顔色不良，筋肉量の低下	クレアチニン↑ 蛋白尿↑ K↑ Ca↓ PO_4↑
腎動脈狭窄症	1.0～8.0%	2.5～20%	糖尿病，喫煙，動脈硬化性疾患，肺水腫の再発	エコー，CT，MRI，血管造影	腹部血管雑音，末梢血管疾患	ARR→ K↓ Na↓
原発性アルドステロン症	1.4～10%	6.0～23%	倦怠感，便秘，多尿，多飲	ARR	筋力低下	K↓ ARR↑
甲状腺疾患	1.0～2.0%	1.0～3.0%	**機能亢進症**：動悸，体重減少，不安感，暑さへの不耐 **機能低下症**：倦怠感，体重増加，便秘	TSH	**機能亢進症**：頻脈，心房細動，心音亢進，眼球突出 **機能低下症**：徐脈，筋力低下，粘液水腫	**機能亢進症**： TSH↓ FT_4↑ FT_3↑ **機能低下症**： TSH↑ FT_4↓ コレステロール↑
クッシング症候群	0.5%	<1.0%	体重増加，無気力，倦怠感，精神障害，多飲多尿	24時間尿コルチゾル，デキサメサゾン試験	肥満，多毛，皮膚萎縮，赤色皮膚線条，筋力低下，骨量減少	24時間尿コルチゾル↑ 血糖↑ コレステロール↑ K↓
褐色細胞腫	0.2～0.5%	<1.0%	頭痛，動悸，ほてり，不安感	血漿メタネフリン，24時間尿カテコラミン	発作性血圧上昇，拍動性頭痛，発汗，動悸，顔色蒼白	メタネフリン↑
大動脈縮窄症	<1.0%	<1.0%	頭痛，鼻血，下肢脱力感，間欠性跛行	心エコー※3	上肢－下肢 and/or 左－右上肢の血圧差（≧20/10 mmHg），両肩間の血管雑音，X線上でのrib notching	特異的な所見なし

ARR：aldosterone-renin ratio（アルドステロン・レニン比）
※1：高血圧患者における有病率．※2：治療抵抗性高血圧患者における有病率．※3：CT，MRIでも有効
（文献6より引用．※3は筆者により追加）

ビヨンド・ザ・ガイドライン

Beyond the Guideline

総合診療医の視点

　日常診療で高血圧のスクリーニングは積極的にされるべきである．健診はもとより，急性疾患での受診や高血圧以外の慢性疾患管理での受診でも積極的に血圧を測定して高血圧のスクリーニングを行う．

　高血圧の診断には，24時間自由行動下血圧測定（ambulatory blood pressure monitoring：ABPM），家庭血圧測定（home blood pressure monitoring：HBPM），診察室血圧

測定（office blood pressure measurement）の3種類の測定方法が用いられている．診療所を基本としたプライマリ・ケア・セッティングで最も診断に用いられているのは診察室血圧測定と思われる．JSH2014の診察室血圧測定法についての指針には，測定時の条件（背もたれつきの椅子に脚を組まずに座って数分の安静後，会話を交わさない）や，測定回数（1～2分の間隔をあけて少なくとも2回測定．この2回の測定値が大きく異なっている場合には，追加測定を行う）など細かく記されている．時間的，設備的に制約のある実臨床で，指針通りの厳密な診察室血圧測定は難しいと思われるが，正確な安定した血圧値を得るための配慮は必要である．実臨床で実現可能な

- 診察室呼び入れ直後の血圧測定は避ける
- 適温で，リラックスできる環境で，患者は座って静かな状況で測定する
- 会話の最中の血圧測定は避ける

などの配慮は最低限心がける．

Beyond the sea ～海外のエビデンスから

診察室血圧以上に心血管性合併症のリスクと密接に相関していると報告[7]されているABPMを，本邦の診療所ベースの日常診療に用いることはまだ一般的ではない．よって，本稿では心血管死亡率との強い相関が報告[8]されているHBPMの使用を勧奨しているが，家庭血圧計を持っていない患者も多い．そこで，高血圧の診断に用いるもう1つの測定方法として，AOBP（automated office blood pressure）を紹介する．静かな部屋に1人残され数分間腰掛けた後に自動血圧計による複数回の血圧測定を行い，その平均値を用いるというものである．AOBPは覚醒時ABPMとの強い相関が報告[9]されており，CHEPでも高血圧の診断への利用が勧奨されている（CHEPでは高血圧の基準にAOBP≧135/85を採用している）[5]．本邦でも個室（空間的な制約がある場合は待合室の一角など）で十分な指導と管理の下で測定された自動巻付け式血圧計での血圧値も高血圧診療に生かせる可能性が高い．

治療のアプローチ

高血圧診療における治療の目標は，高血圧の持続によってもたらされる心血管病の発症/進展/再発を抑制し，死亡やQOLの低下を抑制することである．

まず，**表3**に生活習慣の修正項目および降圧効果の程度を示す．たとえ外来が非常に忙しくとも**生活習慣の修正をせずに薬物療法のみで治療を行うことのないようにする．**

次に薬物療法であるが，**降圧薬の心血管病抑制効果の大部分は，降圧薬の種類よりも，降圧度によって規定される**[11]．合併する種々の病態に適した薬剤選択も大事だが，どの薬剤であれ**降圧目標値を定めてしっかり降圧することがとても重要である．表4**に患者背景ごとの降圧目標値と最初に投与すべき降圧薬について示す．各種降圧薬開始後は重症高血圧，高リスク症例を除き，緩徐な降圧を心がける．

そして**薬物療法**では，

表3 生活習慣の修正

項目	推奨	およその収縮期血圧値 低下の程度（RANGE）
減量	適性体重の維持 BMI 18.5〜24.9 kg/m²	5〜20 mmHg/10 kg
DASH食	野菜・果物の積極的摂取 低脂肪食 コレステロールや飽和脂肪酸の摂取制限	8〜14 mmHg
減塩	＜6 g/日	2〜8 mmHg
運動	有酸素運動を中心に定期的な（毎日30分以上を目標に）運動を行う	4〜9 mmHg
節酒	男性＜2ドリンク/日 女性＜1ドリンク/日	2〜4 mmHg

DASH：dietary approaches to stop hypertension.
1ドリンク＝純アルコール10 gを含むアルコール飲料．ビール中瓶1/2本，日本酒1/2合が1ドリンクに相当．
（文献10より引用）

表4 降圧目標と第一選択薬について ― 各診療ガイドラインの比較 ―

診療ガイドライン	対象	降圧目標値 (mmHg)	第一選択薬
JSH 2014	一般	＜140/90	CCB，ACEI/ARB，利尿薬
	一般＞75歳	＜150/90	CCB，ACEI/ARB，利尿薬
	糖尿病	＜130/80	ACEI/ARB
	慢性腎臓病 （蛋白尿陽性）	＜130/80	ACEI/ARB
2014 Hypertension guideline（JNC 8）	一般＜60歳	＜140/90	非黒人：THIAZ，ACEI/ARB，CCB 黒人　：THIAZ，CCB
	一般≧60歳	＜150/90	
	糖尿病	＜140/90	
	慢性腎臓病	＜140/90	ACEI/ARB
ESH/ESC 2013	一般＜60歳	＜140/90	利尿薬，β遮断薬，CCB，ACEI/ARB
	一般≧60歳，＜80歳	＜150/90	
	一般≧80歳	＜150/90	
	糖尿病	＜140/85	ACEI/ARB
	慢性腎臓病 （蛋白尿陽性）	＜130/90	ACEI/ARB
NICE 2011	一般＜80歳	＜140/90	＜55歳：ACEI/ARB ≧55歳 or 黒人：CCB
	一般≧80歳	＜150/90	CCB

CCB：カルシウム拮抗薬
ACEI：ACE阻害薬
ARB：アンジオテンシン受容体拮抗薬
THIAZ：サイアザイド系利尿薬
（文献1，2を参考に作成）

- 1日1回投与で低用量から開始
- 高齢者は常用量の1/2量から開始
- Ⅱ度以上の高血圧は初期から併用療法を考慮

といった原則を心がける．

> **処方例** 開始1日量．単剤で治療開始時はA, B, Cのいずれかで開始
> A．エナラプリル（レニベース®）：1回5 mg, 1日1回 朝食後
> B．アムロジピン（ノルバスク®）：1回2.5 mg, 1日1回 朝食後
> C．インダパミド（ナトリックス®）：1回1 mg, 1日1回 朝食後

ビヨンド・ザ・ガイドライン
Beyond the Guideline

総合診療医の視点

　担当医師は患者と十分なコミュニケーションをとり，家庭血圧の重要性，治療の効果などをよく説明し，個々の生活形式や価値観を配慮に入れて治療することが望まれる．そして生活習慣の修正にともに取り組み，通院と服薬が継続できるように努力，工夫することが重要である．そのためには良好な医師患者関係は必須であり，傾聴力，共感的態度，全人的なコンテクストの理解，コンサルテーション・スキルなど各種診療能力が必要とされる．高血圧診療は，診療ガイドラインのみならず，さまざまな診療のエッセンスを意識しながら取り組む必要がある．

Beyond the sea ～海外のエビデンスから

　一般的な高血圧患者の降圧目標値に関しては，より低い血圧はよりよいアウトカムをもたらすというthe lower the betterコンセプトを支持する報告[12]が多いが，多様な病態，ADL，価値観をもつ高齢者において，どのくらいの血圧から治療を開始しはじめ，降圧目標値をどこに定めるか，悩むことは多い．高齢者の降圧目標値に関する最近の報告としてSPRINT試験のサブグループ解析[13]があり，75歳以上の高齢高血圧患者において厳格治療群（SBP＜120）は標準治療群（SBP＜140）よりも主要心血管イベントや死亡率が低かったと報告された（同試験結果を臨床に適用する際は，血圧測定に診察室血圧ではなくAOBPが用いられていることや，人種差や，対象から糖尿病，脳梗塞，認知症，ナーシングホーム入居者などが除外されていることに注意する）．このように高齢者の降圧目標値に関してもthe lower the betterコンセプトを支持する報告は散見される．
　一方，the lower the betterコンセプトとは異なる概念として，J型カーブ仮説がある．以前から議論の多い説ではあるが，血圧値とイベント発症との関係が単純な正相関ではなく，到達血圧が一定レベルを下回るとイベント発症がむしろ上昇するという説で，両者の関係を示す曲線の形になぞらえてJ型カーブ仮説と名付けられている．機序としては，拡張期血圧が低いと冠動脈灌流圧が低くなり虚血が誘発されるため心事故が起こりやすくなるとされている．臨床研究でも，拡張期血圧100 mmHg以上から85 mmHg程度

への降圧は心イベントリスクを減らし，拡張期血圧80～85 mmHg以下への降圧は心血管イベントを増やす，というJ型カーブ仮説（拡張期血圧）を支持する報告[14]は多い．

　高齢者の降圧治療において，the lower the betterコンセプトはあるものの，さまざまな報告，コンセンサスから，J型カーブ仮説が危惧されるような低いレベルまでの厳格な降圧は勧められない．1つの目安として拡張期血圧70～80 mmHg以下の降圧（特に冠動脈疾患患者）には，心血管系リスクを増加させる可能性があるため注意を要する．また，90歳代の高齢者（extreme elderly）や虚弱高齢者（frail elderly）の降圧目標値に関する報告は少なく，今後の知見の集積が待たれる．

　各国の高齢者の高血圧治療ガイドラインをまとめた文献[15]もあり，治療を開始する血圧値や降圧目標値についての表も記載されているので，参考にしていただきたい．

紹介のタイミング

紹介先 高血圧専門医

　二次性高血圧が疑われる症例，治療抵抗性高血圧，妊娠高血圧，高血圧緊急症・切迫症においては，高血圧専門医に紹介するよう勧められている[1]．これらの症例は，いずれも重症あるいは重症化しやすい高血圧で専門医の判断・対策が必要と思われる．

文献

1）「高血圧治療ガイドライン2014」（日本高血圧学会高血圧治療ガイドライン作成委員会/編），日本高血圧学会，2014
　http://www.jpnsh.jp/data/jsh2014/jsh2014v1_1.pdf
　▶ 無料 高血圧診療に携わる医師は必読．

2）James PA, et al：2014 evidence-based guideline for the management of high blood pressure in adults: report from the panel members appointed to the Eighth Joint National Committee（JNC 8）. JAMA, 311：507-20, 2014
　http://jama.jamanetwork.com/data/Journals/JAMA/929741/jsc130010.pdf
　▶ 無料 11年ぶりに改訂された米国高血圧合同委員会（JNC8）の診療ガイドライン．高血圧管理9つの推奨は一度目を通しておきたい．

3）「Hypertension：The Clinical Management of Primary Hypertension in Adults: Update of Clinical Guidelines 18 and 34.」〔National Clinical Guideline Centre（UK）〕
　http://www.ncbi.nlm.nih.gov/pubmedhealth/PMH0047679/
　▶ 無料 英国国立医療技術評価機構（NICE）による高血圧診療に関する診療ガイドライン．

4）Mancia G, et al：2013 ESH/ESC guidelines for the management of arterial hypertension：the Task Force for the Management of Arterial Hypertension of the European Society of Hypertension（ESH）and of the European Society of Cardiology（ESC）. Eur Heart J, 34：2159-219, 2013
　http://eurheartj.oxfordjournals.org/content/34/28/2159.long
　▶ 無料 欧州高血圧学会（ESH）/ 欧州心臓病学会（ESC）による高血圧治療ガイドライン．

5）Leung AA, et al：Hypertension Canada's 2016 Canadian Hypertension Education Program Guidelines for Blood Pressure Measurement, Diagnosis, Assessment of Risk, Prevention, and Treatment of Hypertension. Can J Cardiol, 32：569-88, 2016
　http://www.onlinecjc.ca/article/S0828-282X(16)00192-6/abstract
　▶ 無料 カナダ高血圧教育プログラム（CHEP）による高血圧診療ガイドライン．

6）Rimoldi SF, et al：Secondary arterial hypertension：when, who, and how to screen? Eur Heart J, 35：1245-

54, 2014

http://eurheartj.oxfordjournals.org/content/ehj/35/19/1245.full.pdf

▶ 無料 二次性高血圧についてのreview．主要な疾患についての説明も充実．オススメ．

7) Dolan E, et al：Superiority of ambulatory over clinic blood pressure measurement in predicting mortality：the Dublin outcome study. Hypertension, 46：156-61, 2005

http://hyper.ahajournals.org/content/46/1/156.long

▶ 無料 心血管死亡の予測におけるABPMの有用性を示したアイルランドの報告．

8) Niiranen TJ, et al：Home-measured blood pressure is a stronger predictor of cardiovascular risk than office blood pressure：the Finn-Home study. Hypertension, 55：1346-51, 2010

http://hyper.ahajournals.org/content/55/6/1346.long

▶ 無料 心血管リスクの予測におけるHBPMの有用性を示したフィンランドの報告．

9) Myers MG, et al：Automated office blood pressure measurement in primary care. Can Fam Physician, 60：127-32, 2014

http://www.cfp.ca/content/60/2/127.long

▶ 無料 awake ABPMとAOBPの強い相関を示したカナダの報告．

10) Chobanian AV, et al：Seventh report of the Joint National Committee on Prevention, Detection, Evaluation, and Treatment of High Blood Pressure. Hypertension, 42：1206-52, 2003

http://hyper.ahajournals.org/content/42/6/1206.long

▶ 無料 約10年前の米国高血圧合同委員会の診療ガイドライン．生活習慣の修正を重視している．

11) Law MR, et al：Use of blood pressure lowering drugs in the prevention of cardiovascular disease：meta-analysis of 147 randomised trials in the context of expectations from prospective epidemiological studies. BMJ, 338：b1665, 2009

http://www.bmj.com/content/338/bmj.b1665.long

▶ 無料 降圧薬の心血管病抑制効果は，降圧薬の種類よりも，降圧度によって決まるところが大きいとした報告．

12) Ettehad D, et al：Blood pressure lowering for prevention of cardiovascular disease and death: a systematic review and meta-analysis. Lancet, 387：957-67, 2016

▶ 有料 十分な降圧は，ベースラインの血圧や併存疾患にかかわらず心血管リスクを減らすと報告したメタアナリシスとシステマティック・レビュー．

13) Williamson JD, et al：Intensive vs standard blood pressure control and cardiovascular disease outcomes in adults aged ≥75 years：a randomized clinical trial. JAMA, 315：2673-82, 2016

▶ 有料 SPRINT試験のサブグループ解析．本文を参照．

14) Farnett L, et al：The J-Curve phenomenon and the treatment of hypertension. Is there a point beyond which pressure reduction is dangerous？ JAMA, 265：489-95, 1991

▶ 有料 拡張期血圧と心血管イベントにJカーブ現象を認めた報告．

15) Alhawassi TM, et al：Hypertension in older persons: a systematic review of national and international treatment guidelines. J Clin Hypertens, 17：486-92, 2015

https://www.ncbi.nlm.nih.gov/pubmed/25827023

▶ 無料 高齢者高血圧患者の各国診療ガイドラインのシステマティック・レビュー．

循環器疾患

06 慢性心不全

加藤雅也

> **要チェック**　「心不全 → 利尿薬」は特に高齢者心不全診療では適用しない．

該当診療ガイドライン

わが国における慢性心不全診療ガイドラインには日本循環器学会の
- 慢性心不全治療ガイドライン（2010年改訂版）[1]

がある（Minds未収載．日本循環器学会ホームページから閲覧可能）．
海外では
- 米国の 2013 the American College of Cardiology Foundation（ACCF）/American Heart Association（AHA）guideline for the management of heart failure [2]（2016年，ACC/AHA/HFSA によりアップデート [3]）
- 欧州の 2016 the European Society of Cardiology（ESC）Guidelines for the diagnosis and treatment of acute and chronic heart failure [4]

が有用である．
本稿では日本循環器学会のものをもとに概説する．

診療ガイドラインのPoint

- 心不全の30～40％は左室収縮機能が維持された拡張不全である．
- 高齢者心不全の多くは左室収縮機能が維持された拡張機能障害である．
- 減塩が治療の基本だが高齢者ではフレイルに留意した生活指導が重要である．

診断のアプローチ

　慢性心不全の病態は，**左房圧の上昇・心拍出量の低下に基づく左心不全**と，浮腫，肝腫大等の**右心不全**に大別される．
　自覚症状は，肺うっ血を原因とした**呼吸困難感が主体**となるが，初期には安静時に無症状で，

労作時に軽度の息切れを自覚するのみであることも多い．進行例でも，安静が習慣となっている場合，特に高齢者では症状に気づかないことも少なくない．身体所見として，Ⅲ音，Ⅳ音，肺野の湿性ラ音を聴取する．

　心不全により惹起される浮腫は，肝性浮腫，貧血，腎性浮腫等と鑑別する必要があり，**心臓性浮腫は呼吸困難等の左心不全症状を伴うことが多い**．

　症状・身体所見から慢性心不全が疑われた場合は，採血・検尿・心電図・胸部X線写真などの諸検査を行って診断の妥当性を検討する．

　心疾患患者の心機能評価では，左室収縮機能評価に重点がおかれ，慢性心不全の大規模臨床試験において，左室駆出率（LVEF）が低い症例は予後が悪いことが示された[5]．しかしその後，心不全症例の30〜40％では左室収縮機能は保持されていることが報告され，心不全症状の出現に左室収縮機能障害と並び，左室拡張機能障害が大きく寄与していることが明らかとなった．一般に左室収縮性が低下した心不全は「収縮不全（heart failure with reduced ejection fraction：HFrEF）」と，また左室収縮性が低下していない心不全は「拡張不全（heart failure with preserved ejection fraction：HFpEF）」と分類されるが，明確に「収縮不全」と「拡張不全」を区別することは困難である．個々の症例においては，心筋機能（収縮機能，拡張機能）・心膜機能・弁膜機能・心房機能等を評価して，それぞれの特徴を理解するよう努めることが重要である．

　心不全診断のフローチャートを図に示す．

ビヨンド・ザ・ガイドライン
Beyond the Guideline

総合診療医の視点

- 心不全にはさまざまな原因・誘因があり，**特に高齢者では単一の病態ではない場合が多い**．全身の病態・疾患（感染症，自己免疫疾患，変性疾患，内分泌疾患，栄養障害，薬剤，悪性腫瘍など）を考慮した，総合診療医としての視点が必要である．

- 左室収縮機能の低下，左房・左室の拡大，下大静脈の拡大や呼吸性変動の有無は超音波検査で簡便に把握でき，基本的な心不全の診断，治療効果の把握に有用である．超音波検査装置が日常臨床で多用されるわが国では，基本的な超音波検査手技は総合診療医として必ず修得すべきである．

- プライマリ・ケアにおいて血漿BNP濃度，NT-proBNP濃度の測定は心不全の診断に有用である[1〜4]．NT-proBNPは血清で測定可能で採血後の検体での保存安定性が良好とされる．血漿BNP＞100 pg/mL，NT-proBNP＞400 pg/mLは治療対象となる心不全の可能性が高いが，あくまで診断の一助であり，年齢，性別，肥満，腎機能，血圧，甲状腺機能，心房細動など多くの因子に影響を受けることを考慮すべきである．特に腎機能低下例やステージの進んだ慢性心不全では症状が安定していても高値を示すため，個々の患者の普段の値を把握していないと治療効果の判定や病状の把握が難しい．

Beyond the sea 〜海外のエビデンスから

- ACCF/AHA診療ガイドライン[2]で心不全末期のカヘキシー（栄養失調により衰弱した状

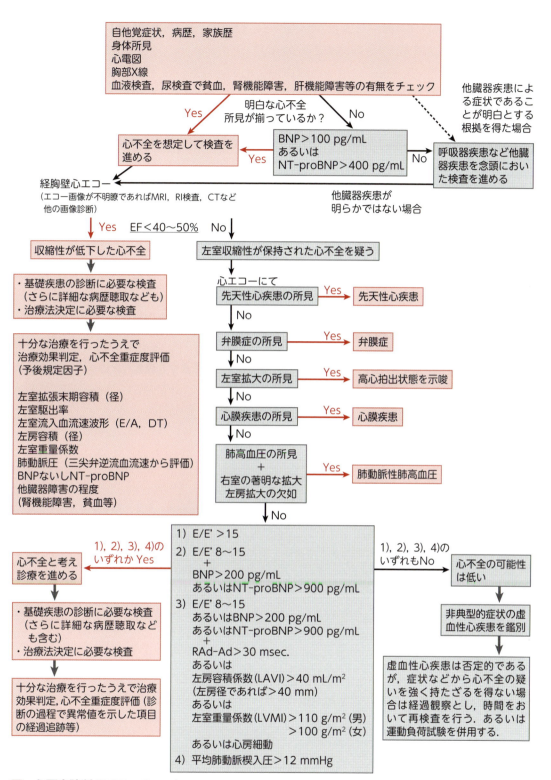

図　心不全診断のフローチャート

〔日本循環器学会．循環器病の診断と治療に関するガイドライン（2009年度合同研究班報告）慢性心不全治療ガイドライン（2010年改訂版）2013年更新版より転載〕
〔http://www.j-circ.or.jp/guideline/pdf/JCS2010_matsuzaki_h.pdf(2017年2月閲覧)〕

- 態),低体重が状態悪化の危険因子として記載された.体重増加のみではなく,理由のない体重減少にも留意が必要である.
- ESCの診療ガイドライン[4]ではHFrEFとHFpEFの2つのカテゴリーだけではなく,LVEFが40％以上50％未満をLVEFがミッドレンジにある心不全（HFmrEF）と定義した.HFmrEFに特有な病態生理の解明,新規治療法の開発が期待される.
- ESCの診療ガイドライン[4]では心不全が疑われる非急性発症例に対する新たな診断アルゴリズムも提示されており,循環器専門医以外が心不全疑いの患者と遭遇した場合に有用である.

治療のアプローチ

自己管理能力の向上

患者および家族の教育は重要な治療の基本である.自己管理は予後に大きく影響するが,高齢者では自己管理が十分にできない場合も多く,**家族や介護者へ息切れ,下腿浮腫などの心不全症状について説明することが重要である**.また,服薬中断は急性増悪を招くため,患者のみならず家族にも内服薬について理解してもらう必要がある.

患者および家族・介護者に対する教育・カウンセリングは後述の多職種チームによる連携で行う.

多職種による包括的疾病管理

欧米では1990年代から,疾病管理が予後の改善に有効であることが報告されていたが,わが国においても**疾病管理が慢性心不全の再発,再入院予防に必要である**ことが示されている[6].

疾病管理の要点は**医師,看護師,薬剤師,栄養士,理学療法士,医療ソーシャルワーカーなどの多職種によるチーム医療,患者教育,退院支援,病診連携**である.ナトリウム・水分制限,活動制限や禁酒,禁煙の指導,毎日の体重測定,規則的な服薬などの自己管理の重要性を明確にし,特に自己管理が十分にできない高齢者においては院内のみならず院外の多職種連携による社会的バックアップ体制の確立が必要である.

薬物療法

1 収縮機能障害に対する治療

心不全の大半は左室収縮機能不全に基づいている.虚血性,非虚血性ともに交感神経系・RAA系賦活化による進行性の左室拡大・収縮機能低下が心不全の悪化や死亡等につながると考えられ,左室リモデリングの抑制と合併症予防が薬物治療の中心となる.心不全治療でよく使われる薬剤とその服用量を**表**に示す.

- ジギタリス製剤

明らかな予後改善効果を示すエビデンスはない.心房細動を伴う心不全患者では心拍数コン

表　心不全治療でよく使われる薬剤とその服用量

分類	一般名	商品名	服用量
アンジオテンシン変換酵素（ACE）阻害薬	エナラプリル	レニベース®	5〜10 mg/日 2.5 mg/日より開始
	リシノプリル	ロンゲス® ゼストリル®	5〜10 mg/日 腎障害・高齢者では2.5 mg/日より開始
	カプトプリル	カプトリル®	高血圧症：37.5〜75 mg/日（最大150 mg/日）
アンジオテンシンⅡ受容体拮抗薬（ARB）	カンデサルタンシレキセチル	ブロプレス®	4 mg/日（重症例では2 mg/日）より開始 維持量：8 mg/日 高血圧症：4〜8 mg/日（最大12 mg/日） 腎障害では2 mg/日より開始
	ロサルタン※	ニューロタン®	高血圧症：25〜100 mg/日
	バルサルタン※	ディオバン®	高血圧症：40〜80 mg/日
β遮断薬	カルベジロール	アーチスト®	1回1.25 mg，1日2回食後経口投与から開始 維持量：1回2.5〜10 mgを1日2回食後経口投与
	メトプロロール※	セロケン® ロプレソール®	高血圧症：60〜120 mg/日，（最大240 mg/日） 狭心症，頻脈性不整脈：60〜120 mg/日
	ビソプロロール	メインテート®	1日1回0.625 mg経口投与から開始 維持量：1日1回1.25〜5 mg
抗不整脈薬	アミオダロン	アンカロン®	生命に危険のある下記の再発性不整脈で他の抗不整脈薬が無効か，または使用できない場合：心室細動，心室性頻拍，心不全（低心機能）または肥大型心筋症に伴う心房細動 導入期：400 mg/日 維持期：200 mg/日
血管拡張薬	硝酸イソソルビド※	ニトロール®	狭心症：40 mg/日
	一硝酸イソソルビド※	アイトロール®	狭心症：40 mg/日
	ヒドララジン※	アプレゾリン®	初期量：30〜40 mg/日 維持量：30〜200 mg/日
利尿薬	フロセミド	ラシックス® オイテンシン®	40・80 mg/日
	アゾセミド	ダイアート®	60 mg/日
	トラセミド	ルプラック®	4〜8 mg/日
	スピロノラクトン	アルダクトンA®	50〜100 mg/日 心不全での投与量は25〜50 mg/日が妥当
	エプレレノン※	セララ®	高血圧症：50 mg/日から開始（最大100 mg/日）
ジギタリス製剤	ジゴキシン	ジゴシン®	急速飽和療法（飽和量1〜4 mg）：初回0.5〜1 mg，以後0.5 mgを6〜8時間ごとに経口投与し，十分効果のあらわれるまで続ける 維持療法：1日0.25〜0.5 mgを経口投与
経口強心薬	ピモベンダン	アカルディ®	2.5〜5.0 mg/日，1日2回に分けて投与

※のついた薬剤は，日本で慢性心不全に対する保険適用なし．
心不全の保険適用が認められている薬剤では心不全に対する投与量を，認められていない薬剤では承認されている疾患に対する投与量を示している．
（各種薬剤の添付文書および文献1を参考に作成）

トロールにより心不全症状の改善に有効である．治療域と中毒域が近接しており，特に高齢者での使用は注意を要する．ACCF/AHA診療ガイドライン[2]では比較的血中濃度を低め（0.5〜0.9 ng/mL）に保つことが勧められている．

利尿薬

予後改善効果はないが，症状軽減のために最も有効な薬剤であり，ループ利尿薬が主に用いられる．軽症例ではサイアザイド系利尿薬も用いられ，ループ利尿薬で十分な利尿作用が得られない場合には併用を試みるが，低カリウム血症，低マグネシウム血症をきたしやすくなるため注意が必要である．純粋な水利尿を促進し，電解質異常やRAA系の賦活化をきたしにくいとされるバソプレシンV2受容体拮抗薬は，ループ利尿薬に抵抗性の低ナトリウム血症を伴った水貯留症状に有効とされている[2)4)]．

抗アルドステロン薬

左室機能不全による重症心不全において抗アルドステロン薬（スピロノラクトン，エプレレノンなど）の併用が予後を改善させることが示されているが，ACE阻害薬やARBとの併用によって高カリウム血症による死亡や入院の増加が報告されているため，特に高齢者での使用には注意が必要である．

アンジオテンシン変換酵素（ACE）阻害薬

左室機能不全に基づく心不全あるいは心筋梗塞後患者の生命予後，心血管イベントに対する効果が多くの大規模臨床試験で証明されており，無症候性の左室収縮機能不全にも予後改善効果が証明されているため，薬剤の忍容性がある限り積極的に使用すべきである．

アンジオテンシンⅡ受容体拮抗薬（ARB）

複数の大規模臨床試験の結果，ARBは左室収縮機能低下に基づく慢性心不全患者においてACE阻害薬と同等の心血管イベント抑制効果を有することが証明されている．したがってACE阻害薬が忍容性の点で投与できない場合はARBを用いるべきである．

β遮断薬

多くの大規模臨床試験において軽症から重症の心不全まで予後改善効果が示されている．NYHAⅢ度（後述）以上の心不全患者は原則として入院のうえ，ごく少量から時間をかけて段階的に増量することが望ましい．血漿BNP濃度はその忍容性や有効性の指標となる．

その他

アミオダロン，硝酸薬，経口強心薬（ピモベンダン，デノパミン，ドカルパミン），心房性ナトリウム利尿ペプチド（カルペリチド）などがある．

心不全の重症度に応じた薬物治療は以下の通りである．なお，重症度の分類には，AHA/ACC (the American College of Cardiology) ステージ分類と，NYHA (the New York Heart Association) 分類があり，前者は客観的評価，後者は患者の自覚症状に基づいた分類である．心血管危険因子を有するが心機能障害がない場合（ステージA）は積極的にACE阻害薬を開始し，忍容性に乏しければARBを使用する．無症状であるが左室収縮機能不全を有する場合（ステージB，NYHA Ⅰ度）はACE阻害薬を用い，心筋梗塞後の左室収縮機能不全であればβ遮断薬の導入を考慮する．症候性心不全（ステージC，NYHA Ⅱ〜Ⅲ度と，Ⅳ度の一部）であれば，ACE阻害薬に加えてβ遮断薬を導入する．体液貯留による症状が明らかな場合はルー

プ利尿薬，サイアザイド系利尿薬を用いる．NYHA Ⅲ度以上になればスピロノラクトンを追加する．ステージCであってもNYHA Ⅳ度になれば入院し，カテコラミン，PDE Ⅲ阻害薬，利尿薬，カルペリチド等の非経口投与を行い，状態の安定化が得られれば経口薬に切り替える．治療抵抗性心不全（ステージD，NYHA Ⅳ度）の場合は，体液管理と薬物治療が適正かどうかもう一度見直し，予後の改善が期待できない場合は末期医療ケアを行うこととなる．

2 拡張機能障害に対する治療

拡張機能障害を主体とする心不全は，① 自覚症状が強く，時に治療抵抗性である，② 利尿薬投与により，低拍出症状を起こしやすい，③ 拡張障害の原因がさまざまで治療方針も一定でない，などの特徴から収縮機能障害による心不全とは異なった治療方針が必要である．しかしながら，いまだ確立された治療方針はない．一般的な治療アルゴリズムについては，診療ガイドライン[1]を参照してほしい．

3 抗凝固療法

心房細動例や高度の心機能低下例で適応となる．心房細動を合併した心不全患者に対して，抗凝固療法の脳卒中抑制効果が証明されている．

4 抗血小板療法

心不全患者に対する抗血小板療法の適応に関しては統一された見解がない．

非薬物療法

1 ペースメーカーによる治療

一過性の脳虚血症状，著しい徐脈による心不全の悪化を伴う洞不全症候群や房室ブロックが適応となる．左脚ブロックによる心室内伝導障害が原因となっている心不全には両室ペーシング〔心臓再同期療法（cardiac resynchronization therapy：CRT）〕が有効であるが，2016年に改定されたESCの診療ガイドライン[4]ではQRS幅が130 ms未満でのCRTは禁忌とされた．

2 カテーテルアブレーション治療

発作性上室頻拍，WPW症候群，心房粗動，一部の心室頻拍がよい適応となる．頻脈誘発性心筋症（tachycardia-induced cardiomyopathy）では頻拍を消失させることで心機能の改善がみられる．

3 植え込み型除細動器（ICD）による治療

重症心室性不整脈（持続性心室頻拍および心室細動）による突然死の二次予防にはICD（implantable cardioverter defibrillator）が有効である．

4 経皮的冠動脈インターベンション，冠動脈バイパス術

狭心症状を示す例や虚血が心機能低下の原因と証明された症例で行う．

5 持続陽圧呼吸治療（CPAP）

心不全患者の閉塞性睡眠時無呼吸に対する最も有効な治療法はCPAP（continuous positive airway pressure）である．無呼吸と心機能の改善効果に加えて，交感神経活性の低下，圧受容体反射の改善，心室性期外収縮の減少が認められ，左室拡張機能の改善効果もあるとされる．

6 酸素療法

夜間酸素療法は慢性心不全患者のチェーン・ストークス呼吸（CSR）・中枢性睡眠時無呼吸の

消失，交感神経活性の抑制，運動耐用能の改善，血漿BNP濃度の低下の効果が報告されている．わが国ではNYHA Ⅲ度以上の慢性心不全で睡眠時にCSRがみられ，無呼吸低呼吸指数（AHI）20以上あることが終夜睡眠ポリグラフ検査で確認された場合に保険診療が認められている．

7 食事療法

塩分制限は慢性心不全治療に重要であるが，軽症の心不全では厳格なナトリウム制限は不要である．特に**フレイルな高齢者の心不全では厳格なナトリウム制限によって食欲の低下を招き，栄養不良による合併症の危険性が増してしまうため，注意が必要である**．

8 運動療法

慢性的に浮腫がみられる非代償性心不全や慢性心不全の急性増悪時には運動が禁忌となるが，状態が安定している慢性心不全では，過度の運動制限は運動耐用能を低下させ，症状の増悪を招く．適度な運動は運動耐用能を増加させ，症状の改善，QOLの向上につながる．

ビヨンド・ザ・ガイドライン
Beyond the Guideline

総合診療医の視点

- 慢性心不全では医学的要因よりも疾病管理の方が再発，再入院を規定する因子となっている．特にわが国は世界にも類を見ない高齢化社会を迎え，高齢者心不全に対する医療資源は重要な問題である．**高齢者心不全に対する医療資源を枯渇させないためには，社会的要因への多職種連携による介入が必要で，総合診療医としての視点が必要である**．

- 若年の心不全患者では生活習慣の欧米化による生活習慣病，メタボリックシンドロームがベースにある場合が多く，減塩，有酸素運動による減量が生活療法の中心となるが，高齢の心不全患者ではフレイルに対する対応が必要となる．過度な減塩や運動療法は症状の悪化につながるため，個々の症例に応じた生活指導が必要となる．また，薬物療法も過度の降圧や血糖管理は食欲の減退や活動性の低下につながる可能性があり，薬物の副作用を招くおそれもある．**一律に診療ガイドラインを厳格に順守することにとらわれず，ポリファーマシーにならないよう留意すべきであろう**．

Beyond the sea 〜海外のエビデンスから

- ACCF/AHA診療ガイドライン[2]では，出血合併症を考慮して心房細動や塞栓症の既往のない洞調律の心不全には抗凝固療法は不要とされた．また，末期心不全患者への緩和ケアがQOL改善に有効とされたが，具体的な内容についての記載はなく，超高齢化社会を迎えたわが国では独自の緩和医療を構築させる必要があろう．

- 2016年，ESC診療ガイドライン改定[4]とともに，ACC/AHA/HFSA合同で2013年のACCF/AHA診療ガイドラインをアップデートし[3]，アンジオテンシン受容体ネプリライシン阻害薬（ARNI）（LCZ696：valsartan/sacubitril合剤）と洞房結節調節薬（ivabradine）の2剤がステージCの駆出率低下を伴う心不全（HFrEF）に対する治療選択薬として新規に追加された．

紹介のタイミング

紹介先 循環器内科

　心不全の病状を把握するための最も簡便な指標は体重であり，日の単位で体重が2kg以上増加する場合は急性増悪が疑われる．上記の日常生活療法，薬物療法などを継続しているにもかかわらず，体重増加とともに息切れや下腿浮腫の出現がみられた場合は専門医への紹介を考慮する方がよい．また，胸痛，冷汗といった虚血症状や高度徐脈のような循環器専門医による専門的治療介入が必要と考えられる場合は早急に紹介すべきである．

文献

1) 「慢性心不全治療ガイドライン（2010年改訂版）」（日本循環器学会）
   http://www.j-circ.or.jp/guideline/pdf/JCS2010_matsuzaki_h.pdf（2017年2月閲覧）
   ▶ 無料 ホームページで閲覧可能．

2) Yancy CW, et al：2013 ACCF/AHA guideline for the management of heart failure: a report of the American College of Cardiology Foundation/American Heart Association Task Force on practice guidelines. Circulation, 128：e240-e327, 2013
   ▶ 無料

3) Yancy CW, et al：2016 ACC/AHA/HFSA Focused Update on New Pharmacological Therapy for Heart Failure: An Update of the 2013 ACCF/AHA Guideline for the Management of Heart Failure: A Report of the American College of Cardiology/American Heart Association Task Force on Clinical Practice Guidelines and the Heart Failure Society of America. Circulation, 134：e282-93, 2016
   ▶ 無料 文献2の改訂版．

4) Ponikowski P, et al：2016 ESC Guidelines for the diagnosis and treatment of acute and chronic heart failure: The Task Force for the diagnosis and treatment of acute and chronic heart failure of the European Society of Cardiology (ESC). Developed with the special contribution of the Heart Failure Association (HFA) of the ESC. Eur Heart J, 37：2129-200, 2016
   ▶ 有料

5) Cohn JN, et al：Ejection fraction, peak exercise oxygen consumption, cardiothoracic ratio, ventricular arrhythmias, and plasma norepinephrine as determinants of prognosis in heart failure. The V-HeFT VA Cooperative Studies Group. Circulation, 87：VI15-16, 1993
   ▶ 有料

6) Tsuchihashi M, et al：Medical and socioenvironmental predictors of hospital readmission in patients with congestive heart failure. Am Heart J, 142：e7, 2001
   ▶ 無料

循環器疾患

07 心房細動

紺谷　真

> **要チェック**　「なんとなく直接経口抗凝固薬（DOAC）」を再考しよう．積み上げられてきたワルファリンのエビデンスは頼もしい．

▶ 該当診療ガイドライン

わが国の心房細動診療における最も包括的な診療ガイドラインは，日本循環器学会の
- 心房細動治療（薬物）ガイドライン（2013年改訂版）[1]（以下「2013年」）

である．
日本循環器学会の診療ガイドラインは，記載項目の順序・内容やエビデンスの強さと推奨度などその記載が米国心臓病協会／米国循環器学会（AHA/ACC）のフォーマットに準じているのが特徴である．これらはすべて日本循環器学会ホームページの「循環器病ガイドラインシリーズ」から無料で閲覧可能（いずれも Minds には未収載）．
海外の診療ガイドラインでは，
- 米国3学会合同の「2014 AHA/ACC/HRS Guideline for the Management of Patients With Atrial Fibrillation」[2]
- 欧州心臓病学会の「2016 ESC Guidelines for the management of atrial fibrillation developed in collaboration with EACTS」[3]
- 欧州不整脈学会の「Updated European Heart Rhythm Association Practical Guide on the use of non-vitamin K antagonist anticoagulants in patients with non-valvular atrial fibrillation」[4]

などが参考になる．

診療ガイドラインの Point

- 一般人口における心房細動の有病率は欧米同様60歳代から急峻に増加する．
- 心房細動の治療戦略は，① まず血栓塞栓症（脳梗塞）の予防，② 病態に応じた心拍コントロールまたは洞調律維持（薬物ないし非薬物）の選択，③ 可能な限り発症予防（いわゆるアップストリーム療法）の3点である．
- common disease でありながら，血栓塞栓症リスク層別スコアの発達，直接経口抗凝固薬

(direct oral anticoagulant：DOAC) の登場，非薬物療法の技術革新と近年変化が著しく，総合診療医/家庭医/プライマリ・ケア医にとって今後の動向に最も注目すべき領域の1つである．

診断のアプローチ

心房細動の疫学

欧米の観察研究では，心房細動の有病率は60歳代で概ね2％前後，70歳代で5％，80歳代で10％である．**本邦ではおのおの概ね1％，2％，3％で，欧米同様60歳代から急峻に増加する．**心房細動の基礎疾患として最も多いのは高血圧症で，その他に中等度（36 g/日）以上の飲酒，肥満，メタボリック症候群などがあげられる[1]．

心房細動の分類

初発−発作性−持続性−永続性（慢性）と分類される（表1）．無症候性心房細動が3〜5割にみられるため[5]これらの境界は曖昧であるが，治療戦略を考える際に重要である．

また，基礎疾患としてリウマチ性僧帽弁膜症あるいは弁膜症術後状態の有無が抗凝固薬の選択にかかわるため，弁膜症性−非弁膜症性を分類する．

病態生理

心房細動の発症と維持に重要なのは，①トリガーとなる心房内異常興奮（多くは肺静脈近位の自動能亢進あるいはリエントリー）の存在と，②肺静脈から心房内でリエントリーが成立するための電気生理学的または構造的変化（リモデリング）の2点である．この観点から心房細

表1 心房細動の分類

用語	定義
発作性心房細動 paroxysmal AF	・発症後7日以内に自然にまたは治療により停止する心房細動 ・さまざまな頻度でエピソードをくり返す場合がある
持続性心房細動 persistent AF	・7日間以上持続する心房細動
長期持続心房細動 long-standing persistant AF	・12カ月以上持続する心房細動
永続性心房細動 permanent AF	・患者と医師が洞調律への回復，あるいは洞調律の維持を試みることをやめることに合意した場合に用いられる ・心房細動の受け入れには，疾患の病理学的属性よりも患者と医師双方の治療に対する姿勢がより影響する ・症状，治療介入の効果そして患者と医師の考えが進展するとともに，心房細動の受け入れの仕方が変化することがある
非弁膜症性心房細動 nonvalvular AF	リウマチ性僧帽弁狭窄，機械弁あるいは生体心臓弁，または僧帽弁形成術を伴わない心房細動

AF＝atrial fibrillation
（文献2を参考に作成）

動をきたしやすい基礎疾患として僧帽弁疾患，心不全，心筋梗塞，高血圧，糖尿病，甲状腺機能亢進症などがあげられる．

血栓塞栓症のリスクは「2013年」の「Ⅴ.治療-2.抗血栓療法の適応と方法」に記載されている．本稿では「治療のアプローチ」で詳述する．

ビヨンド・ザ・ガイドライン
Beyond the Guideline

総合診療医の視点

プライマリ・ケア外来において心房細動を拾い上げる最も簡便で有用な方法は，「脈をとること」である[6]．欧州心臓病学会診療ガイドラインでは2012年以来，「65歳以上の患者においては，心房細動を早期に発見するために，折を見て脈をとり（opportunistic screening），続いて心電図をとることを考慮」することが推奨クラスⅠ，エビデンスレベルBである[3]．

Beyond the sea～海外のエビデンスから

英国国立医療技術評価機構（NICE）はホームページでガイダンスを無償公開している[7]．心房細動の患者向けツール "patient decision aid" には一般向けに心房細動の概説・脳卒中などの健康リスク・治療選択などが記載されている．治療効果の指標であるNNT，NNHをビジュアルにわかりやすく示したグラフィックが秀逸である（図1）

治療のアプローチ

長年心房細動の治療は洞調律化とその維持に力点がおかれていたが，2000年代前半以降**抗凝固療法による脳血栓塞栓症予防の重要性が強調される**ようになった．「2013年」ではまず「1.治療方針の立て方」で治療の基本的考え方と注意すべき疾患・病態が示され，各論として「2.抗血栓療法の適応と方法」，「3.心拍数調節の適応と方法」，「4.洞調律化・再発予防の適応と方法」，「5.アップストリーム治療」，「6.非薬物療法」と続く．この順序は米国診療ガイドライン[2]と同じで，近年の心房細動における治療目標の重要度を反映している．

薬物療法

1 脳血栓塞栓症のリスク層別化

「2013年」では**CHADS$_2$スコア**（表2）[3) 8) 9)]によるリスク層別化に基づいて治療内容を検討する考え方が提示された（図2）．

CHADS$_2$スコアは心房細動の臨床試験で脳梗塞の危険因子と認められた臨床指標5項目をスコア化したもので，点数が高くなるごとに脳梗塞の発症率が増えることが示されている（図3）．

しかし，実際にはCHADS$_2$スコア1点以下の低リスク群で脳梗塞を発症することは稀でない．欧州の研究でCHADS$_2$スコア0または1点の患者を**CHA$_2$DS$_2$-VAScスコア**（表3）[3) 9)]0点，

CHA$_2$DS$_2$-VASc スコア4点：無治療の場合

心房細動があり，CHA$_2$DS$_2$-VASc スコア4点である1,000人が，抗凝固療法を行わなかった場合，1年後に平均：

- 945人は心房細動関連脳卒中にならない（☺）
- 55人は心房細動関連脳卒中になる（●）

HAS-BLED スコア4点：無治療の場合

心房細動があり，HAS-BLED スコア4点である1,000人が，抗凝固療法を行わなかった場合，1年後に平均：

- 987人は出血性合併症を起こさない（☺）
- 13人は出血性合併症を起こす（●）

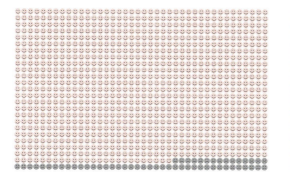
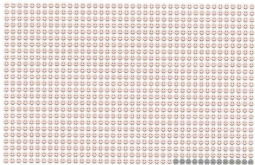

CHA$_2$DS$_2$-VASc スコア4点：抗凝固療法を行った場合

心房細動があり，CHA$_2$DS$_2$-VASc スコア4点である1,000人が，抗凝固療法を行った場合，1年後に平均：

- 945人は抗凝固療法を行う，行わないにかかわらず心房細動関連脳卒中にならない（☺）
- 38人が心房細動関連脳卒中になるのを防げる（●）
- 17人は治療を行っても心房細動関連脳卒中になる（●）

HAS-BLED スコア4点：抗凝固療法を行った場合

心房細動があり，HAS-BLED スコア4点である1,000人が，抗凝固療法を行った場合，1年後に平均：

- 966人は出血性合併症を起こさない（☺）
- 13人は抗凝固療法を行う，行わないにかかわらず出血性合併症を起こす（●）
- 21人は抗凝固療法を行ったことによって出血性合併症を起こす（✖）

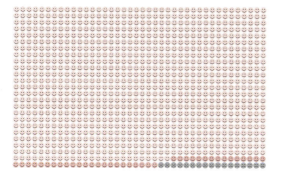
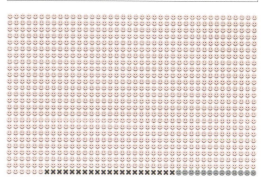

図1　NICE patient decision aid[7] における抗凝固療法の利益と害

左：CHA$_2$DS$_2$-VAScスコア4点，上段は無治療の場合，下段は抗凝固療法を行った場合
右：HAS-BLEDスコア4点，同上
（文献7より引用）

　1点，2点，3点で層別化したところ1年後のイベント発生率はおのおの0.84, 1.75, 2.69, 3.2/人・年であった[10]．CHA$_2$DS$_2$-VAScスコア0点は"真の"低リスク患者群と考えてよいだろう．

　ここで，NCB（net clinical benefit）という考え方を概説する．抗凝固療法により脳梗塞の

表2 CHADS₂スコア

	危険因子	スコア
C	Congestive heart failure（心不全）/ LV dysfunction（左室機能不全）	1
H	Hypertension（高血圧）	1
A	Age ≧ 75years（75歳以上）	1
D	Diabetes mellitus（糖尿病）	1
S₂	Stroke（脳梗塞）/TIA（TIAの既往）	2
	合計	0〜6

TIA：一過性脳虚血発作
（文献3，8，9を参考に作成）

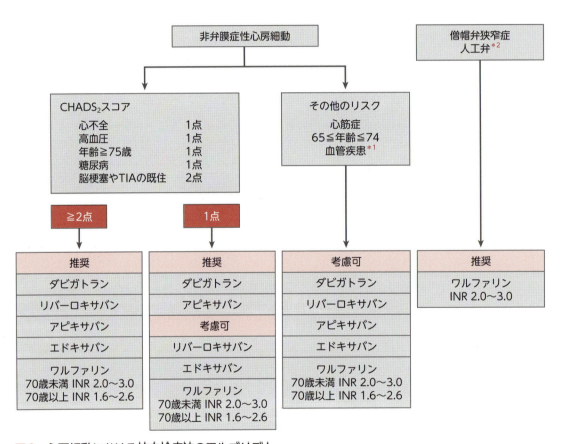

図2　心房細動における抗血栓療法のアルゴリズム

同等レベルの適応がある場合，新規経口抗凝固薬がワルファリンよりも望ましい．
＊1：血管疾患とは心筋梗塞の既往，大動脈プラーク，および末梢動脈疾患などを指す．
＊2：人工弁は機械弁，生体弁をともに含む．
〔日本循環器学会．循環器病の診断と治療に関するガイドライン（2012年度合同研究班報告）心房細動治療（薬物）ガイドライン（2013年改訂版より転載〕
〔http://www.j-circ.or.jp/guideline/pdf/JCS2013_inoue_h.pdf(2017年2月閲覧)〕

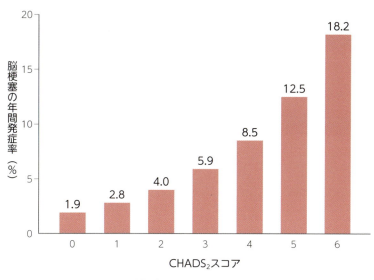

図3　CHADS₂ スコアと脳梗塞発症率
(文献8を参考に作成)

表3　CHA₂DS₂-VASc スコア

	危険因子	スコア
C	Congestive heart failure/LV dysfunction（心不全/左室機能不全）	1
H	Hypertension（高血圧）	1
A_2	Age ≥ 75（75歳以上）	2
D	Diabetes mellitus（糖尿病）	1
S_2	Stroke/TIA/Thromboembolism（脳梗塞/TIA/血栓塞栓症の既往）	2
V	Vascular disease（prior myocardial infarction, peripheral artery disease, or aortic plaque）〔血管疾患（心筋梗塞の既往，末梢動脈疾患，大動脈プラーク）〕	1
A	Age 65-74（65歳以上75歳未満）	1
Sc	Sex category（i.e. female gender）〔性別（女性）〕	1
	合計	0〜9

年齢は，65歳未満0点，65歳以上75歳未満1点，75歳以上2点．
したがって，最高9点．
(文献3，9より)

　リスクが減る一方で，抗凝固の強さや患者のもつ出血リスクに応じて出血性合併症を生じうる．したがって抗凝固療法の正味の利益＝NCBは，出血性合併症のインパクトAを加味して，

　　NCB＝（抗凝固療法によって回避できた脳梗塞）－A×（抗凝固療法による出血性合併症）

で表せる．

　つまり，**心房細動におけるリスク層別化においては，抗凝固療法による出血性合併症のリスク評価も同時に必要である**．「2013年」ではHAS-BLEDスコア[9]を紹介している（表4[9]，図4[11]）が，ワルファリン使用患者を想定したものでありDOAC使用患者にも適応できるか否か検証が必要，と慎重である．一方欧州では，項目が少なく簡便でプライマリ・ケアを含めた

表4 HAS-BLEDスコア

頭文字	臨床像	スコア
H	Hypertension（高血圧）*1	1
A	Abnormal renal and Liver function（腎機能障害，肝機能障害）〔各1点〕*2	2
S	Stroke（脳卒中）	1
B	Bleeding（出血）*3	1
L	Labile INRs（不安定な国際標準化）*4	1
E	Elderly（高齢者）〔>65歳〕	1
D	Drugs or Alcohol（薬剤，アルコール）〔各1点〕*5	2
	合計	0〜9

*1：収縮期血圧>160 mmHg
*2：腎機能障害：慢性透析や腎移植，血清クレアチニン2.26 mg/dL以上
　　肝機能異常：慢性肝障害（肝硬変など）または検査値異常（ビリルビン値>正常上限2倍以上，AST/ALT/ALP正常上限3倍以上）
*3：出血歴，出血傾向（出血素因，貧血など）
*4：INR不安定，高値またはTTR（time in therapeutic range）60%未満
*5：抗血小板薬やNSAIDs併用，アルコール依存症
（文献9より引用）

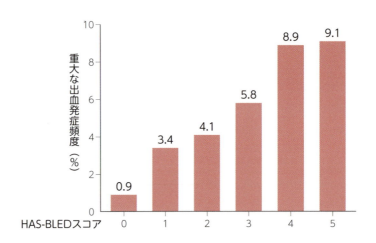

図4 ワルファリン服用患者のHAS-BLEDスコアと重大な出血イベント発生率
（文献11を参考に作成）

多くの設定で有用性が評価されているとして同スコアをはじめとした各種スコアの使用が推奨されている[3) 9)]．
　一般に3点以上を高リスク群とするが，同群でNCBがあると認められた[12)]研究を根拠に，欧州診療ガイドライン[3)]ではHAS-BLED高リスク群においても危険因子の是正（NSAID使用を中止するなど）に努めつつ慎重に抗凝固療法を行うことが適切としている．具体的にはCHA$_2$DS$_2$-VAScスコア0点でかつ中等度以上リスク（HAS-BLEDスコア2点以上[11) 12)]）を有する患者を除いてほとんどの患者が抗凝固療法の対象となる．

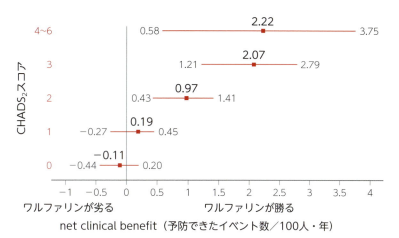

図5 CHADS₂ スコアと net clinical benefit
(文献16より引用)

2 抗血栓療法①：ワルファリン

ワルファリンは平均して脳梗塞発症をおおむね3分の2に，絶対リスクにして2.7％減じる[2)13)]．一方，年率1％強の頭蓋内出血を発症する[13)]．

近年DOACが次々と上市され使用頻度が増えているが，**ワルファリンがDOACに対して勝る点**をいくつかあげておきたい．

臨床的にはDOACの臨床データが少ない弁膜症患者[13)]や，75歳以上の高齢者[2)14)]を対象として，ワルファリンの有効性が示されている．

次に，通常ワルファリンの欠点とされる「作用発現に時間がかかり，頻回な血液モニタリングを必要とする」性質は裏を返せば「いったん効果が安定すれば容易に効果が落ちない」「治療効果および抗凝固過剰による副作用をモニタリングする手段が存在する」となる．

ワルファリンの治療効果は**プロトロンビン時間国際標準比（PT-INR）**でモニタリングできる．PT-INRが治療域内に入っている時間の割合を**TTR（time in threapeutic range）**と言い，近年の臨床試験では60％台のことが多い[5)]．6カ月以上TTRが安定した患者のモニタリング間隔を4週間と12週間とで比較したところ，TTRに差はなかった[15)]との報告があり，安定した抗凝固が得られた患者の管理は比較的容易と言える．

ワルファリンは肝臓で不活化されるので，腎機能低下患者でも使用できる．

とはいえ，ワルファリンはさまざまな薬剤と相互作用を有することやビタミンKに関連した食事制限を患者に強いることなどから適応のある患者に十分処方されておらず，NCBの観点からより脳出血の少ない薬剤が望まれたのも事実である．

3 抗血栓療法②：DOAC

ワルファリン服用中の非弁膜症性心房細動患者コホートにおいて，頭蓋内出血のインパクトA＝1.5で定義したNCBがCHADS₂スコア1未満で失われることを示した[16)]研究がある（図5）．

「1点の症例へワルファリン療法を行った場合，脳梗塞予防効果が出血性合併症発症率を十分に上回ることが明らかでないため，ワルファリン療法は『考慮可』にとどまる」[1]とする根拠である．

DOACはワルファリンに比して出血性合併症が少なくワルファリンに勝るNCBが期待されることから，「2013年」ではCHADS$_2$スコア1点の場合にワルファリンより推奨度が高い「推奨」となっている．

実際，各DOACの主要臨床試験（RE-LY試験[ダビガトラン]，ROCKET AF試験[リバーロキサバン]，ARISTOTLE試験[アピキサバン]，ENGAGE AF試験[エドキサバン]）では，頭蓋内出血のワルファリンに対するハザード比はそれぞれ0.40/0.67/0.42/0.47といずれも有意に低かった．ただし，消化管出血はダビガトラン高用量（1回150 mg，1日2回）とリバーロキサバンおよびエドキサバン高用量（60 mg 1日1回）でハザード比1.48/1.48/1.23と有意に高かった[5]．

このように，効果および安全性においてワルファリンを超えうると期待されるDOACであるが，その使用について以下の点に注意が必要である．

弁膜症に伴う心房細動においてエビデンスが乏しくDOACは推奨されない．

高齢者についてもワルファリンほどデータ蓄積はない．75歳以上の高齢者を対象とした2015年のメタアナリシス[17]では，高齢者でも効果は同等だが，ダビガトランは低用量（1回110 mg，1日2回），高用量いずれも消化管出血が有意に多かった．

薬理学的にはDOACは程度の差はあれいずれも**腎排泄型薬剤**である．**ダビガトランはクレアチニン・クリアランス30 mL／分未満，他の3剤は15 mL／分未満では使用禁忌**である（文献18のTable3参照）．

さらにDOACはワルファリンと比べて半減期が短い．ダビガトランとアピキサバンは1日2回の服用を必要とする．**服薬アドヒアランスが臨床的効果に大きく影響することはDOACでむしろ強く意識する必要がある**．ワルファリンのPT-INRに相当する確立したモニタリング指標が現時点で存在しないこともアドヒアランスの重要性を強める．

最後に，DOACは**ワルファリンと比べて高価**である．ワルファリン5 mgが薬価48円に対しておおむね10倍である．

以上の点を考慮して，**医学的適応，患者の好み，そして医師個々人のスキルに応じた意思決定**がなされるよう努力したい．EPCCS（European Primary Care Cardiology Society）のガイダンスはプライマリ・ケアでの診療における**shared decision making**のよいガイドになると思われる（**図6**）[19]．

4 抗血栓療法③：アスピリンなどの抗血小板薬

アスピリンは，非弁膜症性心房細動患者においてワルファリンあるいはプラセボを対照とした臨床試験で，有意な脳梗塞減少効果を認めなかった[2)14]．「2013年」では，本邦の臨床試験結果も踏まえて，**アスピリンやクロピドグレルなどの抗血小板薬を心房細動における脳梗塞予防薬として推奨していない**．

5 心拍コントロール薬

心拍コントロール薬として用いられる薬剤はβ遮断薬，非ジヒドロピリジン系カルシウム拮抗薬，ジゴキシンが代表的なものである．

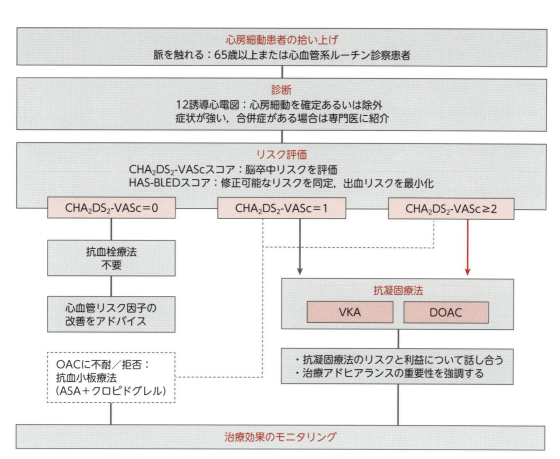

図6 EPCCSの推奨フローチャート
ASA：アスピリン，VKA：ビタミンK拮抗薬＝ワルファリン，OAC：経口抗凝固薬
（文献19より引用）

RACE Ⅱ試験[20]は心房細動の心拍コントロールの適切な目標を示したlandmark studyである．心血管疾患による死亡・心不全による入院・脳梗塞をはじめとした血栓塞栓症・大出血・不整脈関連イベントを一次エンドポイントとして，慢性心房細動患者の安静時心拍数を厳格にコントロールした場合（strict control, 80拍毎分未満を目標）と，緩やかに設定した場合（lenient control, 110拍毎分未満を目標）とを比較した．lenient controlは一次エンドポイントおよび総死亡，有症状率，NYHAクラスいずれもstrict controlに比べて非劣性を示した．

従来ジゴキシンの慢性投与，特に高血中濃度（1.0〜1.2 ng/mL以上）は心不全患者の予後不良因子とされてきたが心房細動患者については不明であった．「2013年」はAFFIRM試験のpost hoc解析[21]と同論文のエディトリアル[22]を引用し，心房細動患者においても血中濃度1.0以上を目指したジゴキシン使用が生命予後不良と関連する可能性を示唆している．血中濃度を低濃度（0.5〜0.9 ng/mL）に留めるようモニタリングが必要である．なお，次項6で述べるが，発作性心房細動の急性期にジゴキシンを使用してはいけない．

6 抗不整脈薬（洞調律維持薬）

わが国ではアミオダロンなどのⅢ群抗不整脈薬（カリウムチャネル遮断薬）が処方されることは少なくⅠ群抗不整脈薬（ナトリウムチャネル遮断薬）が比較的よく使われている．「2013

年」はJ-RHYTHM研究[23]で主に用いられたことを根拠に**フレカイニド，プロパフェノン，ピルシカイニド，シベンゾリン，ジソピラミド**を選択肢にあげている．

J-RHYTHM研究[23]は発作性または持続性心房細動患者を無作為に洞調律維持または心拍コントロールに割り付け約1年半追跡した試験である．死亡/脳梗塞/心不全など一次エンドポイント各指標には差がみられなかったが，physical/mental disabilityによる治療内容の変更は洞調律維持群で少なく，二次エンドポイントのQOL指標も良好であった．ただし本試験は心機能正常の比較的若い（平均年齢64歳）患者を対象としたものであることに注意が必要である．

● pill-in-the-pocket

発作性心房細動で，発作が起こった際に患者自身の判断であらかじめ処方された薬剤（「2013年」では**フレカイニド，プロパフェノン，ピルシカイニド，シベンゾリン**をあげている）を頓用し洞調律化を試みる方法である．初回投与時は心電図モニターを2時間程度行って，

① 心房粗動への移行→逆説的頻脈（心房興奮頻度が減るため房室伝導が回復しやすくなりかえって心室応答が増える）
② QT延長→Torsades de Pointes
③ 徐脈（房室ブロック，洞調律回復後の洞徐脈，洞不全症候群の顕在化など）
④ Brugada症候群の顕在化

がないことを確認し，安全にpill-in-the-pocketが行えるか確認する必要がある[5]．

● 発作性心房細動に対するジゴキシンはもはや禁忌

発作性心房細動におけるジゴキシンの洞調律化効果はプラセボと変わらず，心拍数低下にも時間がかかる．また，ジゴキシン製剤投与下の直流通電は心室頻拍のリスクを上げるため禁忌である〔「2013年」の「心拍数調節」ではクラスⅢ（手技，治療が有効，有用でなく，ときに有害であるというエビデンスがあるか，あるいは見解が広く一致している）〕．最終手段の電気的除細動ができなくなる可能性を考慮すると**発作性心房細動の急性期にはジゴキシンは「使用してはいけない」と考えるべき**だろう．

7 いわゆるアップストリーム治療

心房細動の再発や慢性化の予防，あるいは心房細動の新規発症予防を目的とした治療戦略をアップストリーム治療と呼ぶ．ACEI，スタチンなどが期待されているが，明確に効果が示されたものはいまだない．**心不全**（「06慢性心不全」参照），**高血圧症**（「05高血圧」参照）など心房細動のリスクとなる原疾患をしっかり治療することがプライマリ・ケアでは重要である．

非薬物療法

1 電気的除細動

「2013年」における即時の**電気的除細動（R波同期下直流通電）の適応classⅠ**（手技，治療が有効，有用であるというエビデンスがあるか，あるいは見解が広く一致している）は，

① 血行動態不安定
② 狭心症，心不全など原疾患が増悪している，あるいは増悪が予測される
③ WPW症候群などの早期興奮症候群による心拍応答亢進

である．

発症後48時間を超えて持続すると左心耳内血栓が形成されやすくなるため，発症後48時間

を超えた血行動態の安定している発作性/持続性心房細動は除細動前に3週間，除細動後に4週間以上のワルファリンによる抗凝固療法が必要である．

なお，発症が明確で発症後72時間未満の発作性心房細動は68％が自然停止し，そのうち66％が24時間未満だったという報告がある[5]．**24時間以内に発症した心房細動では心拍コントロールのみ（あるいは抗凝固療法を併用）を行って翌日再評価，という戦略も可能かもしれない．**

2 カテーテルアブレーション

「2013年」では「高度の左房拡大や高度の左室機能低下を認めず，かつ重症肺疾患のない薬物治療抵抗性で有症候性の発作性心房細動に，年間50例以上の心房細動アブレーションを実施している施設で行われる場合」つまり，異所性興奮の制御のみで治癒が見込まれ，術後合併症が起こった場合の影響が少なく，他に治療法がなさそうで自覚的改善が見込まれる患者を対象に成績のよい施設で行うことをクラスIとしている．

心房細動へのカテーテルアブレーションは治療デバイスや診断テクノロジーの革新に伴って治療成績が向上し適応が広がっているが，稀ながら左房食道瘻，左房血栓誘発による血栓塞栓症，肺静脈狭窄，横隔神経麻痺といった**重篤な合併症を起こしうる**．また，1回の治療で症状が消失するのは発作心房細動で50〜80％とされており，**複数の治療セッションを必要とすることが稀ではない**．無症候性の患者が多く「根治」を確認することは困難で，**アブレーション後に抗凝固薬を止められるかどうかは明らかではない**．

以上よりアブレーションの適応を決める際は，医学的適応について専門医との議論が必要であるし，**紹介の際には患者の嗜好や解釈モデルの確認（アブレーションに過剰な効果を期待していないか？　など）が必要である．**

ビヨンド・ザ・ガイドライン
Beyond the Guideline

総合診療医の視点

抗凝固療法について筆者はDOACよりも歴史が長い"信頼のブランド"ワルファリン推しである（ただし，世界の趨勢はDOACを第一選択とする方向であるが…[3]）．この筆者の信念を後押しするような問題が2016年2月にBMJ編集部から提出された[24]．リバーロキサバンの有効性を支持する最大の臨床試験であるROCKET-AFで使用されたINR迅速測定デバイスで実際より低い値が出る不具合が報告されていたというのである．これはワルファリン投与群の効果を実際よりも低く見積もらせる可能性がある．それに対してROCKET-AF研究者グループはデバイスの不具合を考慮しても研究結果に影響はなかったとのcorrespondenceを出した[25]が，これらはDOACのエビデンスがまだ十分robustではないことを示すエピソードではなかろうか．

Beyond the sea 〜海外のエビデンスから

心房細動のカテーテルアブレーションで最近話題となっているのがballoon cryoablationである．balloon cryoablationは肺静脈入口部にバルーンを押し当てた後にバルーン内にマイナス50℃の冷却液を注入して，凍結凝固により一期的に肺静脈隔離を達成しよ

うというものである．比較的シンプルな手技で，2016年には発作性心房細動の治療において高周波通電法と非劣性であるとの報告がなされた[26]．横隔神経麻痺が特徴的な合併症であった．

紹介のタイミング

紹介先 ▶ 循環器内科など

筆者が考える専門医への紹介タイミングを示す．

①心房細動発作急性期：「**電気的除細動**」で示した通り，原疾患を伴う場合（急性冠症候群，心筋症など）あるいは/および発作による原疾患の増悪がみられる場合（心不全，心筋虚血），早期興奮症候群合併例で自院での電気的除細動が困難な場合．

②カテーテルアブレーション適応例，あるいは適応に迷う例．

③基礎疾患の慢性期治療適応例：冠動脈疾患，心臓弁膜症など手術が考慮される例．外科的アブレーションの適応になる可能性がある．また，心筋症などの基礎疾患を有する場合は，カテーテルアブレーションや薬物療法強化による洞調律化の恩恵が得られる可能性がある．

④治療可能な原因がある場合：甲状腺機能亢進症などの原疾患治療目的で該当する診療科に．

⑤その他患者が希望するときや，治療方針を迷うとき．

文献

1) 「循環器病の診断と治療に関するガイドライン（2012年度合同研究班報告）心房細動治療（薬物）ガイドライン（2013年改訂版）」
http://www.j-circ.or.jp/guideline/（日本循環器学会ホームページ 循環器病ガイドラインシリーズ）
▶ **無料** 診療ガイドラインを一般に無料公開している数少ない国内学会である．

2) January CT, et al：2014 AHA/ACC/HRS Guideline for the Management of Patients With Atrial Fibrillation：A Report of the American College of Cardiology/American Heart Association Task Force on Practice Guidelines and the Heart Rhythm Society. Circulation, 130：e199-e267, 2014
▶ **無料** 他のAHA/ACC診療ガイドラインと同じフォーマットで記載されているため，疾患概念の枠組みがつかみやすくどこがアップデートされたか把握しやすい．

3) Kirchhof P, et al：2016 ESC Guidelines for the management of atrial fibrillation developed in collaboration with EACTS: The Task Force for the management of atrial fibrillation of the European Society of Cardiology (ESC) Developed with the special contribution of the European Heart Rhythm Association (EHRA) of the ESC Endorsed by the European Stroke Organisation (ESO). Eur Heart J：2016. Epub ahead of print (doi:10.1093/eurheartj/ehw210)
▶ **無料** 左心耳閉鎖デバイス，dronodaronoなど新しい抗不整脈薬，カテーテルアブレーション，外科的アブレーションなどについて新たに触れている．"Gaps in evidence"という項目が追加された．

4) Heidbuchel H, et al：Updated European Heart Rhythm Association Practical Guide on the use of non-vitamin K antagonist anticoagulants in patients with non-valvular atrial fibrillation. Europace, 17：1467-507, 2015
▶ **無料** 現在上市されている4種類のDOACについて，作用機序，薬効評価法，他剤への切り替え方法，専門医とプライマリ・ケア医と共同での構造的フォローアップ法の提案など実践的情報が豊富．

5) 小田倉弘典：第1章 総論2 心房細動の診断〜無症候性心房細動を拾い上げるには〜．「プライマリ・ケア医のための心房細動入門」，日経BP社，2014
▶ **有料** 心房細動を専門に臨床を続けてこられた著者がプライマリ・ケアの視点で心房細動診療のロードマップを示した渾身の一冊．

6) Fitzmaurice DA, et al：Screening versus routine practice in detection of atrial fibrillation in patients aged 65

or over：cluster randomised controlled trial. BMJ, 335：383, 2007
- ▶無料 イングランドのプライマリ・ケア・センター50施設にて，65歳以上の患者を対象に"pulse taking"によるスクリーニングを行った25施設と通常ケアを行った25施設とでcluster randomized controlled trialを行った．1年間以上，約1万5千人を対象とした結果，新規心房細動の発見率は1.63％対1.04％とpulse taking群で有意に高率であった．

7) NICE (the National Institute for Health and Care Excellence) guidance.
https://www.nice.org.uk/Guidance
- ▶無料 心房細動のガイダンスは，「Conditions and diseases」から辿った先にある「Heart rhythm conditions」内にある．

8) Gage BF, et al：Validation of clinical classification schemes for predicting stroke：results from the National Registry of Atrial Fibrillation. JAMA, 285：2864-70, 2001
- ▶無料 米国7州のMedicareデータを用いた研究．入院患者を対象としているところに注意が必要かもしれない．

9) Camm AJ, et al：Guidelines for the management of atrial fibrillation：the Task Force for the Management of Atrial Fibrillation of the European Society of Cardiology (ESC). Eur Heart J, 31：2369-429, 2010
- ▶無料 米国診療ガイドラインに先んじてCHA$_2$DS$_2$-VAScスコア，HAS-BLEDスコア，EHRAスコア（心房細動の自覚症状スコア）などの実践的概念を導入した．

10) Olesen JB, et al：The value of the CHA2DS2-VASc score for refining stroke risk stratification in patients with atrial fibrillation with a CHADS2 score 0-1：a nationwide cohort study. Thromb Haemost, 107：1172-9, 2012
- ▶有料 デンマークのnational registry dataから，退院時抗凝固療法を受けていなかった心房細動患者の予後を追跡したもの．

11) Lip GY, et al：Comparative validation of a novel risk score for predicting bleeding risk in anti coagulated patients with atrial fibrillation：the HAS-BLED (Hypertension, Abnormal Renal/Liver Function, Stroke, Bleeding History or Predisposition, Labile INR, Elderly, Drugs/Alcohol Concomitantly) score. J Am Coll Cardiol, 57：173-80, 2011
- ▶無料 ダビガトランとワルファリンを比較したSPORTIF III試験の対象においてHAS-BLEDの有効性を検討した．

12) Friberg L, et al：Net clinical benefit of warfarin in patients with atrial fibrillation：A report from the Swedish Atrial Fibrillation cohort study. Circulation, 125：2298-307：64, 2012
- ▶無料 スウェーデンにおける全国退院時レジストリーデータを用い，CHA$_2$DS$_2$-VAScスコアとHAS-BLEDとで4群に分けた心房細動患者群のNCBを評価した研究．

13) Fuster V, et al：ACC/AHA/ESC 2006 Guidelines for the Management of Patients With Atrial Fibrillation：A Report of the American College of Cardiology/American Heart Association Task Force on Practice Guidelines and the European Society of Cardiology Committee for Practice Guidelines. J Am Coll Cardiol, 48：e149-e246, 2006
- ▶無料 改定前の米国診療ガイドラインであるが，ワルファリンのエビデンスやNCBの考え方の萌芽が豊富な図表で示されており，心房細動における抗凝固療法の考え方を概括するにはよい資料である．

14) Mant J, et al：Warfarin versus aspirin for stroke prevention in an elderly community population with atrial fibrillation (the Birmingham Atrial Fibrillation Treatment of the Aged Study, BAFTA)：a randomised controlled trial. Lancet, 370：493-503, 2007
- ▶有料 平均年齢81.5歳の高齢者を対象に，ワルファリンと低用量アスピリンを比較した試験．

15) Schulman S, et al：Warfarin dose assessment every 4 weeks versus every 12 weeks in patients with stable international normalized ratios. A randomized trial. Ann Intern Med, 155：653-59, 2011
- ▶無料 TTRという概念をもとに，PT-INR測定の適切な間隔を評価した臨床試験．

16) Singer DE, et al：The Net Clinical Benefit of Warfarin Anticoagulation in Atrial Fibrillation. Ann Intern Med, 151：297-305, 2009
- ▶無料 NCBの概念を数値化して示したキー論文．

17) Sharma M, et al：Efficacy and Harms of Direct Oral Anticoagulants in the Elderly for Stroke Prevention in Atrial Fibrillation and Secondary Prevention of Venous Thromboembolism：Systematic Review and Meta-Analysis. Circulation, 132：194-204, 2015
- ▶無料 深部静脈血栓症/肺塞栓症の臨床試験を含めたメタアナリシスであることは要注意．Table1から各DOACのデータ蓄積が現時点でまだまだ少ないことが読みとれる．

18) Andreotti F, et al on behalf of the ESC Thrombosis Working Group：Antithrombotic therapy in the elderly：expert position paper of the European Society of Cardiology Working Group on Thrombosis. Eur Heart J, 36：3238-49, 2015
- ▶無料 高齢者への抗血栓療法について現時点でのエビデンスを薬剤ごとに簡潔にまとめている．「出血性合併症の予防と管理」，「抗血栓薬の中止と再開」があり，「症例提示」が理解を深めてくれる．

19) Hobbs FR, et al：European Primary Care Cardiovascular Society (EPCCS) consensus guidance on stroke

prevention in atrial fibrillation (SPAF) in primary care. Eur J of Prev Cardiol, 23：460-73, 2016
- ▶【無料】プライマリ・ケア医の立場に即した実践的診療ガイドライン．まず臨床的疑問があげられて，それに対する解説，最後に practical recommendations を列挙，という形式は読みやすい．抗凝固薬の選択も，どちらかと言えば DOAC 推しの専門学会診療ガイドラインよりも shared decision making を重視したより柔軟な選択になっている．

20) Van Gelder IC, et al：Lenient versus strict rate control in patients with atrial fibrillation. N Engl J Med, 362：1363-73, 2010
- ▶【無料】それまで経験的に行われていた心拍コントロールに明確な指針を与えたキー論文．

21) Whitbeck MG, et al：Increased mortality among patients taking digoxin—analysis from the AFFIRM study. Eur Heart J, 34：1481-8, 2013
- ▶【無料】心房細動患者において洞調律維持と心拍コントロールといずれの予後が良好か比較した AFFIRM 試験（N Engl J Med, 347：1825-33, 2002）のサブ解析．

22) van Veldhuisen DJ, et al：Digoxin for patients with atrial fibrillation and heart failure：paradise lost or not? Eur Heart J, 34：1468-70, 2013
- ▶【無料】心不全に対するジゴキシンの効果を評価した DIG 試験の研究者が，低用量ジゴキシンの可能性について言及している．

23) Ogawa S, et al：Optimal treatment strategy for patients with paroxysmal atrial fibrillation：J-RHYTHM Study. Circ J, 73：242-8, 2009
- ▶【無料】いろいろ批判はあるが，おそらく本邦の循環器領域ではじめての大規模 RCT．

24) Cohen D：Rivaroxaban：can we trust the evidence? BMJ, 352：i575, 2016
- ▶【無料】社会派 BMJ の面目躍如．

25) Patel MR, et al. for the ROCKET AF Executive Committee and Investigators：Point-of-Care Warfarin Monitoring in the ROCKET AF Trial. N Engl J Med, 374：785-8, 2016
- ▶【無料】上記文献 24 BMJ 論文発表と同月に掲載された．

26) Kuck K-H, et al. for the FIRE AND ICE Investigators：Cryoballoon or Radiofrequency Ablation for Paroxysmal Atrial Fibrillation. N Engl J Med, 374：2235-45, 2016
- ▶【無料】cryoballoon の原理を高周波通電と対比して示した図表が秀逸．おそらくキー論文になっていくと思われる．

消化器疾患

08 ヘリコバクター・ピロリ感染症

小林知貴, 長澤佳郎

> **要チェック**
> 胃がんの多くは *H. pylori* 感染によるものと考えられている. *H. pylori* 感染患者には, 予防医学の観点からも積極的に除菌治療を行うべきである.

該当診療ガイドライン

H. pylori 感染症に関する最新の診療ガイドラインとして, 日本ヘリコバクター学会が作成した

① *H. pylori* 感染の診断と治療のガイドライン 2016 改訂版[1)]

がある（Minds 未収載）. 2008年に, Fukase, Kato らにより『ピロリ除菌による胃がん抑制』[2)] が LANCET 誌に発表され, それを根拠に 2013 年 2 月から *H. pylori* 感染胃炎に対して除菌療法が保険適用拡大となり, ガイドブックとして

② 日本ヘリコバクター学会誌 Supplement「ヘリコバクター・ピロリ感染胃炎の診断と治療」[3)]

が同年 4 月に発刊された（Minds 未収載）.
海外の診療ガイドラインでは,

- American College of Gastroenterology guideline on the management of Helicobacter pylori infection [4)]

や

- Management of Helicobacter pylori infection-the Maastricht IV/ Florence Consensus Report [5)]

などが参考になるが, 日本と海外では保険制度の違いもあり, 検査や治療に若干の差があるため, 本稿では日本の診療ガイドラインを中心に概説する.

診療ガイドラインの Point

- *H. pylori* 感染症の診断と除菌治療の流れを理解する.
- *H. pylori* 感染症診断のために必要な各種検査の種類とそれぞれの特徴を理解する.
- *H. pylori* 除菌成功後も, 定期的な内視鏡検査でのフォローを行う.

診断のアプローチ

日本人の約3人に1人が *H. pylori* に感染していると言われており[6]，日常診療において，胃痛や胃もたれなど消化器症状を訴えて受診する患者は多い．保険適用による *H. pylori* の診断と治療の流れは（図）の通りであるが，消化器症状が続く場合は，まず胃潰瘍など器質的疾患を除外するため内視鏡での検査を行う．内視鏡検査で胃潰瘍または十二指腸潰瘍や慢性胃炎の所見を認めた場合は，*H. pylori* 感染が疑われるため，感染の有無を表1の検査のいずれかで確認する．検査は内視鏡検査による侵襲的な検査と非侵襲的な検査に分けられる．内視鏡検査で組織生検が行われる場合は，同時に迅速ウレアーゼ試験などの侵襲的な検査を行うと便利であるが，簡便さや，コストの面などを考慮すると非侵襲的な検査を選択する場合が多い．最近では，検診にて *H. pylori* 感染を指摘されて来院する患者も多く，その場合は内視鏡検査を行い慢性胃炎の所見を確認する．慢性胃炎の所見と *H. pylori* 感染が確認されれば，保険適用で除菌が可能となる．

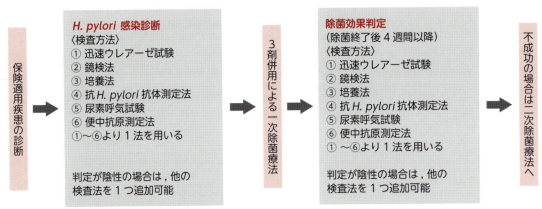

図　保険適用による *H. pylori* の診断と治療の流れ
（文献1を参考に作成）

表1　感染診断法と各検査の感度・特異度

	診断法		感度（％）	特異度（％）
侵襲的な検査	① 迅速ウレアーゼ試験	除菌前	91.5 ～ 98.5	90.9 ～ 100
		除菌後	58.8 ～ 86	97.8 ～ 99.2
	② 鏡検法	HE染色	92 ～ 98.8	89 ～ 100
	③ 培養法		68 ～ 98	100
非侵襲的な検査	④ 抗 *H. pylori* 抗体測定法	血清	88 ～ 100	50 ～ 100
		尿中	85 ～ 96	79 ～ 90
	⑤ 尿素呼気試験		97.7 ～ 100	97.9 ～ 100
	⑥ 便中抗原測定法	除菌前	96 ～ 100	97 ～ 100
		除菌後	75 ～ 90	96 ～ 100

（文献1を参考に作成）

ビヨンド・ザ・ガイドライン

Beyond the Guideline

総合診療医の視点

　H. pylori 感染では，感染を確認する gold standard となる検査がないため複数の検査法を用いて精度を高めるが，それぞれの検査法には長所や短所があるため，その特徴を理解したうえで検査法を選択する（表2）．

　外来での検査としては，抗 *H. pylori* 抗体測定法や尿素呼気試験，便中抗原測定法が非侵襲的で負担が少なく行うことができる．なかでも抗 *H. pylori* 抗体測定法は血液検査で簡単に行うことができるため，本邦ではよく用いられているが，一定の偽陰性・偽陽性が存在する．検査結果が陰性でも抗体価が 3 U/mL 以上 10 U/mL 未満のカットオフ値に近い「陰性高値」例では 20 % 弱の感染者が存在することが明らかになっており，日本ヘリコバクター学会からも注意喚起がなされている．*H. pylori* 感染診断においては抗体価にも注意する必要があり，特に陰性高値の場合は他の検査で感染の有無を調べるべきである．

Beyond the sea 〜海外のエビデンスから

　小児の腹痛では，潰瘍などの器質的異常を認めることは稀である．また，くり返す腹痛と *H. pylori* 感染との関連は認めにくいため，海外では機能的な腹痛に対する小児への *H. pylori* 感染検査は推奨されていない[7]．本邦では，特定の自治体などで胃がんの予防目的に，小学生などに尿中抗体検査での *H. pylori* 感染スクリーニングを行う試みもあるが，現実的には *H. pylori* 感染検査は成人になってからでよいと思われる．

表2　各種検査法のメリットとデメリット

検査法	メリット	デメリット
迅速ウレアーゼ試験	・生検と同時に，迅速に検査が可能 ・感度・特異度は高い	・検査結果を保存することができない ・治療後の感度のばらつきが大きい
鏡検法	・検査結果の保存性が高く，他の組織診断が同時に可能である	・生検場所によっては偽陰性になる
培養法	・菌株の保存が可能で，抗菌薬の感受性検査が可能である	・特異度は高いが，感度が低い
抗 *H. pylori* 抗体測定法	・萎縮性胃炎のように菌体密度が低下している場合に有用 ・PPI や防御因子増強剤による影響を受けないため，休薬の必要がない	・感度は高いが，特異度が低い ・*H. pylori* 感染直後や免疫異常がある場合は陽性とならない
尿素呼気試験	・感度，特異度ともに高く，除菌判定にも適する	・抗菌薬や PPI など胃酸分泌抑制薬内服の影響で偽陰性となることがある
便中抗原測定法	・感度・特異度ともに高く，除菌効果判定に適する	・水様便では偽陰性となることがある

（文献 1 を参考に作成）

治療のアプローチ

　H. pylori 感染治療のゴールは，*H. pylori* を除菌し，**H. pylori 感染胃炎が原因で起こる，胃・十二指腸潰瘍再発や胃がんなどを予防すること，また感染の拡大を防ぐことである．**

　H. pylori 感染の除菌療法適応疾患は（**表3**）に示す通りであり，保険診療が認められている場合と，保険診療では認められていないが除菌療法で一定の効果が認められており除菌が強く勧められる疾患がある．また，現時点では十分なエビデンスはないが，今後除菌治療が考慮される *H. pylori* 感染との関連が推測される疾患も 2016 年の診療ガイドラインから追加となった．

除菌療法

　内視鏡検査で保険適用の疾患と診断され，*H. pylori* 感染が確認された場合，一次除菌治療として，プロトンポンプ阻害薬（PPI）などの酸分泌抑制薬 ＋ アモキシシリン（AMPC）＋ クラリスロマイシン（CAM）の 3 剤併用療法を 7 日間行う（**表4**）．CAM 感受性菌であれば，PPI/AMPC/CAM による 3 剤併用療法の除菌率は 90％ 以上が期待できるが，CAM 耐性菌では 40〜60％ 程度に低下する．ボノプラザン（VPZ）による，カリウムイオン競合型アシッド・ブロッカー（P-CAB）/AMPC/CAM 療法でも，CAM 耐性菌の場合は 80％ 程度の除菌率になる．CAM 耐性菌が増加しているなかでも VPZ は PPI と比較しても有意に除菌率が高いことが報告されている[8]．しかし，除菌治療失敗の最大の原因は CAM 耐性菌であり，CAM 耐性が判明している場合は，一次除菌であっても CAM を用いるべきではないと日本消化器病学会からも推奨されている[9]．二次除菌治療では CAM をメトロニダゾールにおき換えて治療を行う．**二次除菌治**

表3　*H. pylori* 感染治療の適応疾患と保険適用

1）除菌治療の保険適用疾患
① 内視鏡検査または造影検査において胃潰瘍または十二指腸潰瘍の確定診断がなされた患者
② 胃 MALT リンパ腫の患者
③ 特発性血小板減少性紫斑病（ITP）の患者
④ 早期胃がんに対する内視鏡的治療後の患者
⑤ 内視鏡検査において胃炎の確定診断がなされた患者

2）保険適用がないが除菌が強く勧められる疾患
⑥ 過形成性ポリープ
⑦ 機能性ディスペプシア（*H. pylori* 関連ディスペプシア）
⑧ 胃食道逆流症
⑨ 鉄欠乏性貧血

3）*H. pylori* 感染との関連が推測されている疾患
⑩ 慢性蕁麻疹
⑪ Cap polyposis
⑫ 胃びまん性大細胞型 B 細胞性リンパ腫（DLBCL）
⑬ 直腸 MALT リンパ腫
⑭ パーキンソン病
⑮ アルツハイマー病
⑯ 糖尿病

（文献 1 を参考に作成）

療による成功率はおおむね80〜90％程度である．現在は一次除菌，二次除菌ともに**パック製剤**（**表5**）が発売されており，服用忘れを防ぐ意味でもパック製剤の処方は有用である．除菌療法でのCAMの用量については，1日用量が400 mgと800 mgでは用量による除菌効果の差はないと報告があり[10]，用量増加により副作用の頻度が高まることから本邦では400 mg/日が推奨されている．二次除菌不成功の場合は，三次除菌療法としてニューキノロン薬併用やPPIとAMPCの大量療法なども検討されるが，三次除菌療法については現時点では保険適用外であり確立した方法はない．

　*H. pylori*除菌治療はメリットがある一方で，副作用というデメリットも考慮する必要がある．**副作用**の代表的なものは，薬剤による皮疹や肝機能障害，抗菌薬による便通異常（下痢，

表4　保険適用で使用できる*H. pylori*除菌治療薬

①	ランソプラゾール（30 mg） ラベプラゾール（10 mg） オメプラゾール（20 mg） エソメプラゾール（20 mg） ボノプラザン（20 mg）	1回1Cap（錠）を1日2回
②	アモキシシリン（250 mg）	1回3Cap（錠）を1日2回
③	クラリスロマイシン（200 mg）	1回1錠または2錠を1日2回
	メトロニダゾール（250 mg）※	1回1錠を1日2回

①〜③の併用療法を7日間内服する．
※：メトロニダゾールは二次除菌で使用．
（文献1を参考に作成）

表5　*H. pylori*除菌用組み合わせパック製剤

	商品名	薬剤と1日分の投与量
一次除菌	ラベキュア®パック400/800	パリエット® 20 mg サワシリン® 1,500 mg クラリス® 400/800 mg
	ランサップ® 400/800	タケプロン® 60 mg アモリン® 1,500 mg クラリス® 400/800 mg
	ボノサップ®パック400/800	タケキャブ® 40 mg アモリン® 1,500 mg クラリス® 400/800 mg
二次除菌	ラベファイン®パック	パリエット® 20 mg サワシリン® 1,500 mg フラジール® 500 mg
	ランピオン®パック	タケプロン® 60 mg アモリン® 1,500 mg フラジール® 500 mg
	ボノピオン®パック	タケキャブ® 40 mg アモリン® 1,500 mg フラジール® 500 mg

軟便），CAMによる口腔内異常（味覚異常，舌炎，口内炎）等の症状がある．また，除菌治療後に，消化性潰瘍後など一部の症例で，胸焼けなど逆流性食道炎の症状が発生し，PPI内服の継続が必要なケースもある．

効果判定

　除菌療法を行った場合は，必ず効果判定を行う．効果判定は，日本ヘリコバクター学会の診療ガイドラインでは，除菌療法後4週間以降に実施するようになっているが，早期の効果判定は偽陰性になる可能性があるため，除菌療法後2〜3カ月以降など**間隔をあける方がより正確に判定できる．除菌判定には，尿素呼気試験と便中抗原測定法が推奨されている**．抗 H. pylori 抗体測定法は除菌成功後も血清抗体の陰性化あるいは有意な低下には6カ月以上かかるため早期の除菌後の判定には不向きである．抗 H. pylori 抗体検査を効果判定に用いる場合は，除菌前と除菌後6カ月以上経過時での定量的な比較を行い，抗体価が除菌前の半分以下に低下した場合に除菌成功とする．また，PPIや一部の防御因子増強薬等，H. pylori に対する静菌作用を有する薬剤が投与されている場合，効果判定の実施にあたっては該当する薬剤投与を少なくとも2週間は中止することが望ましい．

　除菌後も H. pylori の再陽性化は，年0〜2％程度あり，また除菌成功後も一定の頻度で胃がんの発生が報告されている[11]ことから，除菌成功後も定期的な胃の検査が推奨されている．

生活指導

　喫煙は，薬剤の効果を減弱させるため除菌期間中は**禁煙を指導**する．また，飲酒については，二次除菌療法で使用されるメトロニダゾールのアルデヒド脱水素酵素阻害作用により血中アセトアルデヒド濃度を上昇させ腹痛・嘔吐・ほてり等の症状が現れることがあるため除菌期間中は**禁酒指導**を徹底する．

ビヨンド・ザ・ガイドライン
Beyond the Guideline

総合診療医の視点

- 日本ヘリコバクター学会の診療ガイドラインでは，原則感染者全員に除菌治療が推奨されているが，内服の忍容性や副作用の発現，費用対効果など考慮すると，特に高齢者では全例に除菌治療を行うかは悩むところである．患者の状態や患者背景によっては，リスクとベネフィットを考慮した選択も必要と思われる．また，除菌を行う際には十分な説明と同意の確認が必要である．

- H. pylori 除菌率の低下は，H. pylori のクラリスロマイシン（CAM）に対する耐性が大きな原因となっている．CAM耐性菌の増加を防ぐためにも，普段の診療から安易な抗菌薬処方をせず，適切な抗菌薬使用を心がける必要がある．

Beyond the sea 〜海外のエビデンスから

　日本の診療ガイドラインでは推奨されていないが，NSAIDsや低用量アスピリン等を長期投与する場合，H. pylori 感染患者の方が未感染患者より潰瘍が発生しやすい．米国の診療ガイドラインでは潰瘍予防のため H. pylori 感染を認める場合は除菌療法を行うこと

が推奨されている[4]．本邦においても，*H. pylori* 感染を認める慢性胃炎患者で，NSAIDs などを長期投与する場合は，可能であれば除菌療法を考慮したほうがよいと思われる．

紹介のタイミング

紹介先 消化器内科，血液内科など

- ペニシリンアレルギーのある患者や，二次除菌不成功例で三次除菌が治療上有効であると考えられる場合は専門医紹介を行う．三次除菌は保険で認められておらず，研究レベルであるため三次除菌症例は専門施設へ紹介することが望ましい．
- 胃MALTリンパ腫や特発性血小板減少性紫斑病（ITP）などの，胃潰瘍や慢性胃炎以外の*H. pylori* 除菌適応のある疾患の場合は専門施設へ紹介を行う．

文献

1) 「*H.pyroli* 感染の診断と治療のガイドライン 2016 改訂版」（日本ヘリコバクター学会ガイドライン作成委員会/編），先端医学社，2016
   ▶ 有料 日本ヘリコバクター学会による診療ガイドライン．

2) Fukase K, et al：Effect of eradication of Helicobacter pylori on incidence of metachronous gastric carcinoma after endoscopic resection of early gastric cancer: an open-label, randomised controlled trial. Lancet, 372：392-97, 2008
   ▶ 有料

3) 「ヘリコバクター・ピロリ感染胃炎の診断と治療」（日本ヘリコバクター学会編集委員会），日本ヘリコバクター学会誌，supplement, 2013
   http://www.jshr.jp/pdf/journal/supplement.pdf
   ▶ 無料 *H. pylori* 感染胃炎の診断と治療のガイドブック．

4) Chey WD & Wong BC：American College of Gastroenterology guideline on the management of Helicobacter pylori infection. Am J Gastroenterol. 102：1808-25, 2007
   ▶ 有料 米国における*H. pylori* 感染診断ガイドライン．

5) The European Helicobacter Study Group（EHSG）：Management of Helicobacter pylori infection-the Maastricht IV/ Florence Consensus Report. Gut, 61：646-64, 2012
   ▶ 無料 ヨーロッパヘリコバクター研究グループによる*H. pylori* 感染診療ガイドライン．

6) Ueda J, et al：Prevalence of H. pylori infection by birth year and geographic area in Japan. Helicobacter, 19：105-10, 2014
   ▶ 有料

7) Fashner J & Gitu AC：Diagnosis and Treatment of Peptic Ulcer Disease and *H. pylori* Infection. Am Fam Physician, 91：236-42, 2015
   ▶ 無料 米国における総合診療医の標準的な診断と治療が載っている．

8) Suzuki S, et al：The Efficacy and Tolerability of a Triple Therapy Containing a Potassium-Competitive Acid Blocker Compared With a 7-Day PPI-Based Low-Dose Clarithromycin Triple Therapy. Am J Gastroenterol, 111：949-56, 2016
   ▶ 有料

9) 『「ヘリコバクター・ピロリ感染胃炎」に対する除菌治療に関するQ&A一覧』（日本消化器病学会H. pylori 診断治療委員会）
   http://www.jsge.or.jp/member/shikkan_qa/helicobacter_pylori_qa
   ▶ 無料

10) Miwa H, et al：Comparison of the efficacy of 400mg and 800mg of clarithromycin used with lansoprazole and amoxicillin in eradication regimens for Helicobacter pylori infection in a Japanese population. J

Gastroenterol, 35：536-9, 2000
▶有料

11) Take S, et al：The long-term risk of gastric cancer after the successful eradication of Helicobacter pylori. J Gastroenterol, 46：318-24, 2011
▶有料

消化器疾患

09 B型慢性肝炎

忍 哲也

> **要チェック** 抗ウイルス療法にはペグインターフェロン（Peg-IFN）と核酸アナログ製剤がある．これらはその特性が大きく異なる治療薬であり，その優劣を単純に比較することはできないが，原則としてPeg-IFNの投与から検討する方がよい．

該当診療ガイドライン

わが国には日本肝臓学会の
- B型肝炎治療ガイドライン第2.2版[1]

が存在する（Minds未収載）．ボリュームが多く，勉強できる中身になっているが，一読するのは困難である．併記してある簡易版にコンパクトにまとまっている．改定ポイントが青字で記載してありわかりやすい．医師・肝臓専門医が対象である．

海外の診療ガイドラインには
- American Association for the Study of Liver Diseases（AASLD）[2]
- European Association for the Study of the Liver（EASL）[3]
- Asian Pacific Association for the Study of the Liver（APASL）[4]

のものが発表されている．ゲノタイプの分布には世界的な地域間差・民族間差が認められ，治療薬に対する認可状況も異なるため，診療ガイドライン作成には単純化が困難な場合がある[5]．本稿では日本肝臓学会の治療ガイドラインを中心に概説する．

診療ガイドラインのPoint

- B型肝炎ウイルス（HBV）キャリアは多彩な病態を示す．患者がどの病期にあるのかを把握する（図1）．
- HBVの完全排除はいまだ困難である．ウイルス量を一定以下に持続的に抑制し，肝炎を寛解状態に導くことを目標とする．
- 線維化の程度（組織学的進展度），ALT値，HBV DNA量をみて治療対象を決める．

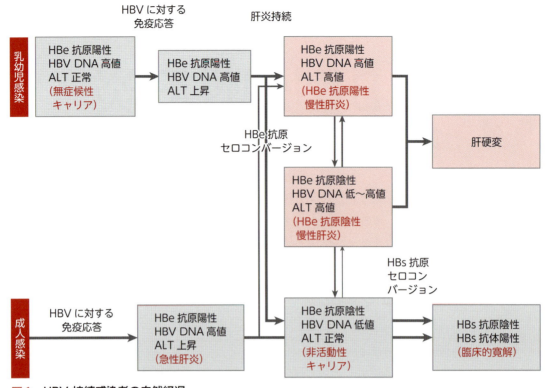

図1　HBV持続感染者の自然経過
(文献1より引用)

診断のアプローチ

　　HBs抗原が6カ月以上の間隔で持続陽性であればHBVキャリア（持続感染者）と診断される．ワンポイントではHBs抗原陽性かつHBc抗体が高力価陽性（CLIA法で10.0S/CO以上）で診断できる[6]．**キャリアの病期（病態）の判定はHBe抗原，HBe抗体，HBV DNAとALT値，組織学的進展度を総合して行う**．非侵襲的な線維化の評価として一般肝機能，肝合成能，血小板数，ヒアルロン酸値などを測定し，腹部超音波検査で肝臓の形態異常，脾臓の大きさを調べる．同時に肝細胞がんの有無も検索しておく．病期は主に免疫寛容期（乳幼児期に感染した後長期間持続，無症候性キャリア），免疫応答期（成人に達すると免疫応答が活発となる），低増殖期（HBe抗原セロコンバージョン後に沈静化した非活動性キャリア，10〜20％では肝炎が持続するHBe抗原陰性慢性肝炎），寛解期（HBs抗原陰性，HBs抗体陽性の臨床的寛解）に分類される（図1）[1]．

ビヨンド・ザ・ガイドライン
Beyond the Guideline

総合診療医の視点

　　HBVキャリアと診断した場合，パートナーのHBVマーカー検査も勧める．その結果が

陰性であった場合は，ワクチン接種を勧めた方がよい．HBVキャリアのほとんどは母子感染による垂直感染であるが，水平感染の経路としては性行為のほか，入れ墨，ピアスの穴あけ，カミソリや歯ブラシの共用，麻薬など不正薬物使用時の注射器の回し打ちなどがある．外傷や鼻出血などの手当を受ける際に自分の血液を直接他人に触らせないことなど，感染予防の指導も忘れずに行う．

HBVは世界人口の約1/3.5に当たる20億人に感染の既往があり，持続感染者も3.5〜4億人に上る[5]．免疫抑制・化学療法の際にHBV既往感染者・キャリアから起きる再活性化が問題になっており，その対策のための診療ガイドラインが作成されている[1]．ステロイドを投与する機会が多い総合診療医も注意しておく必要がある．最近ではHCVに対する抗ウイルス治療によるHBVの再活性化および重症肝炎の注意が喚起されている[1]．

1948年から1988年までの集団予防接種で感染したB型肝炎患者，そうして感染した母親から二次感染した人に対し国が補償金を支払う救済制度が2011年成立した．この給付金を受けとるためには，患者側が国を相手にした国家賠償請求訴訟を提起する必要がある．厚生労働省のホームページに訴訟の手引きが記載されている．相談先は全国B型肝炎訴訟弁護団（http://bkan.jp/）である．

治療のアプローチ

慢性肝炎の治療対象はHBe抗原の陽性・陰性にかかわらず，**ALT 31 U/L以上かつHBV DNA 4.0 log copies/mL（2,000 IU/mL）以上**である．ただしこの基準を満たさない場合でも，**線維化進展があると評価されれば治療の対象**となる．肝硬変ではHBV DNAが陽性であればALT値にかかわらず治療対象となる．

治療目標は「肝炎の活動性と肝線維化進展の抑制による慢性肝不全の回避ならびに肝細胞がん発生の抑止，およびそれによる生命予後ならびにQOLの改善」である．具体的な治療目標は長期と短期に分けられている．前者が「HBs抗原消失」，後者が「**ALT値持続正常化，HBe抗原陰性かつHBe抗体陽性，HBV DNA増殖抑制**」の3項目の達成である[7]．

核酸アナログ治療中の目標は慢性肝炎・肝硬変ともにHBV DNA陰性化であるが，IFN治療では治療中のHBV DNA低下という目標を設定せず，一定期間（24〜48週）の治療を完遂することが望ましいとされている．

抗ウイルス療法の基本方針として，初回治療は原則としてPeg-IFNの投与を検討する．肝硬変例，Peg-IFN効果不良例，Peg-IFN不適応例では長期寛解維持を目的とした核酸アナログを選択する（図2）．

Peg-IFN

B型慢性肝炎の治療におけるIFNの効果はウイルス増殖抑制作用よりも免疫賦活作用が主である．核酸アナログが一般に長期投与されるのに対し，IFNでは治療期間が24〜48週と限定されており，投与終了後の効果も期待される．

Peg-IFNα-2a（ペガシス®）90〜180μgの週1回皮下注射が第一選択薬である．

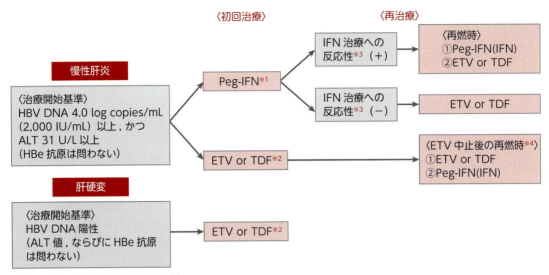

図2 抗ウイルス療法の基本方針

※1：HBe抗原セロコンバージョン率やHBV DNA陰性化率が必ずしも高くはないこと，個々の症例における治療前の効果予測が困難であること，予想される副反応などを十分に説明すること．
※2：長期継続投与が必要なこと，耐性変異のリスクがあることを十分に説明すること．挙児希望がある場合には，妊娠中の投与のリスクについて説明すること．
※3：ALT正常化，HBV DNA量低下（HBs抗原量低下），さらにHBe抗原陽性例ではHBe抗原陰性化を参考とし，治療終了後24〜48週時点で判定する．
※4：ETV中止後再燃時の再治療基準：HBV DNA 5.8 log copies/mL（100,000 IU/mL）以上，またはALT 80 U/L以上．
Peg-IFN：ペグインターフェロン，IFN：インターフェロン，ETV：エンテカビル，TDF：テノホビル
（文献1より引用）

核酸アナログ

　核酸アナログはHBV複製過程を直接抑制する薬物である．継続して投与することで効果が発揮され，投与を中止すると高頻度にHBVが再増殖し肝炎が再燃する[1)7)]．現在保険適用になっている核酸アナログはラミブジン，アデホビル，エンテカビル，テノホビルの4剤であるが，効果と耐性ウイルス出現率の低さからエンテカビルあるいはテノホビルが第一選択薬である．**通常はエンテカビル（バラクルード®）0.5 mgを1回/日食間に投与**する．テノホビルには腎障害の副作用があるため使いにくいが，妊婦への安全性が高いというメリットがある．
　エンテカビルをHIV（ヒト免疫不全ウイルス）/HBV重複感染者に投与した場合，薬剤耐性HIVが出現する可能性があるため[1)6)]，投与前にHIV抗体を測定して感染の有無を確認する．

ビヨンド・ザ・ガイドライン
Beyond the Guideline

Beyond the sea〜海外のエビデンスから

　AASLD，EASL，APASLの診療ガイドラインでは，ALT値に関しては正常上限の2倍以上の者が治療対象者として考慮され，2倍未満の者では線維化がなければ治療は勧められていない．ALT値が比較的低値のものには組織所見を加味した治療指針が定められている[1)5)]．肝線維化の評価としては肝生検が有用であるが，APASLの診療ガイドラインでは，肝臓の線維化・炎症は不均一であることから肝生検は不完全な指標と位置づけ，

非侵襲的な検査として超音波・MRIを用いてのelastographyやAPRI（the AST to Platelet Ratio Index）等があげられている．

紹介のタイミング

紹介先 肝臓内科，消化器内科

わが国のHBVキャリア数は130〜150万人と推定されている．すべての患者を治療できるほど肝臓専門医が充足していない地域もある．例えば埼玉県では専門医が少ないため，肝炎医療研修会を受講した医師に医療費助成制度を利用しての肝炎治療を行うことを認めている．

すべての患者さんが等しく治療を受けられるようにするために，場合によっては総合診療医が肝炎治療を行うこともあると思う．しかしインターフェロン治療等は一定の慣れや経験も必要であるため，不安なときは専門医へ紹介してほしい．

エンテカビル耐性ウイルスの出現率は低いとされているが，治療中にHBV DNAの上昇（break through）がみられた場合は専門医に紹介することが望ましい．

文献

1) 「B型肝炎治療ガイドライン（第2.2版）」（日本肝臓学会肝炎診療ガイドライン作成委員会），2016
  ▶ 無料 日本肝臓学会ホームページのガイドライン・診療情報から参照．簡易版もありコンパクトにまとまっている．資料として免疫抑制・化学療法により発症するB型肝炎対策ガイドラインも参照可能．

2) Terrault NA, et al：AASLD guidelines for treatment of chronic hepatitis B. Hepatology, 63：261-83, 2016
  ▶ 無料 AASLDホームページ（www.aasld.org）内のPractice Guidelinesから参照可能．

3) European Association for the Study of the Liver：EASL Clinical Practice Guidelines:Management of chronic hepatitis B virus infection. J Hepatol, 57：167-85, 2012
  ▶ 無料 EASLホームページ（www.easl.eu）内のclinical practice guidelinesから参照可能．

4) Sarin SK et al：Asian–Pacific clinical practice guidelines on the management of hepatitis B：a 2015 update. Hepatol Int, 10：1-98, 2016
  ▶ 無料 APASLホームページ（apasl.info）内のGuidelinesから参照可能．

5) 横須賀 収：海外のB型肝炎治療ガイドライン．臨床消化器内科, 31：315-20, 2016
  ▶ 有料 AASLD，EASL，APASLの診療ガイドラインがコンパクトにまとまっている．

6) 「肝炎の診かた，考えかた」（柴田 実/著），中外医学社，2014
  ▶ 有料 初学者にもわかりやすい入門書である．

7) 田中榮司：B型慢性肝炎の治療ガイドライン．日本医師会雑誌, 144：1408-12, 2015
  ▶ 無料 日本医師会会員限定．日本の治療ガイドラインが概説されている．

消化器疾患

10 C型慢性肝炎

忍　哲也

> **要チェック**　高齢者でもIFNフリー治療は比較的安全であり積極的な治療も可能であるが，ときに重大な副作用を生じるため心臓・腎臓合併症の有無，併用薬には注意を要する．ウイルス排除イコール肝炎の治癒ではないため，肝がんのスクリーニングを続ける必要がある．

該当診療ガイドライン

日本肝臓学会の
- C型肝炎治療ガイドライン第5.2版[1]

が存在する（Minds未収載）．ボリュームが多く一読するのは困難であるが，併記してある簡易版にコンパクトにまとまっている．改定ポイントが青字で記載してありわかりやすい．医師・肝臓専門医が対象である．

海外の診療ガイドラインでは
- American Association for the Study of Liver Diseases（AASLD）[2]
- European Association for the Study of the Liver（EASL）[3]
- Asian Pacific Association for the Study of the Liver（APASL）[4]

のものが発表されている．
本稿では日本肝臓学会の治療ガイドラインを中心に概説する．

診療ガイドラインのPoint

- 適切な薬剤選択を行えば100％に近いウイルス排除が可能である．
- セロタイプ（ゲノタイプ）1型と2型で治療薬が異なる．
- 非代償性肝硬変では抗ウイルス療法は禁忌である．
- インターフェロン（IFN）フリーの直接作用型抗ウイルス薬〔direct-acting antiviral（DAA）〕によってウイルス排除をした場合，IFN治療と同等の発がん抑制効果が得られるかどうかは現時点で明らかでない．

診断のアプローチ

HCV抗体（第3世代）でスクリーニングを行う[5]．HCV抗体陽性であれば，ウイルス学的検査，肝線維化の程度，肝細胞がんを合併していないかを検査し，治療方針を決める．ウイルス学的検査としてはHCV RNA定量検査（リアルタイムPCR法）でウイルス量を測定し，グルーピング検査でセロタイプ（ゲノタイプ）を測定する．一般肝機能，肝合成能，血小板数，ヒアルロン酸値などから線維化の程度を判断する．腹部超音波検査で肝臓の形態異常，脾臓の大きさ，肝細胞がんの有無を調べる．腫瘍マーカー（AFP，PIVKA Ⅱ）も測定するとよい．肝硬変進展例は造影CT/MRIでの精査，上部消化管内視鏡検査で食道胃静脈瘤の有無を確認する[5]．肝細胞がんがある場合は抗ウイルス療法の適応外である[6]．

ビヨンド・ザ・ガイドライン　　Beyond the Guideline

総合診療医の視点

　HCVは感染が成立すると70％がキャリア化する．HCV抗体が検査できなかった1990年以前は，輸血，血液製剤の使用および消毒が不十分の注射器・針などの医療行為などによる感染例が多かったと推測されている．母子間の垂直感染および性行為による感染はHBVに比して低率である．血液製剤の肝炎ウイルススクリーニング，医療現場における衛生環境の改善などにより新たなHCV感染は激減した．しかし最近でも入れ墨，ピアス，不正な薬物注射による血液を介した感染が若い世代で散見される[7][8]．

　治療薬は進歩しているが，いまだに医療機関を受診していないHCV感染者は100万人に上ると考えられている[6]．

治療のアプローチ

　C型肝炎治療ガイドライン第4版から治療待機という選択肢はなくなっており，治療の早急性は異なるものの抗ウイルス療法の治療対象は非代償性肝硬変を除くすべてのC型肝炎症例である．その理由は，**副作用が少なく100％に近い排除成功率を有するDAA治療が可能**となり，現時点では明らかにこれを上回る治療法の開発がないためである[9]．

　ALT値上昇例（31 U/L以上），あるいは血小板数低下例（15万/μL未満）は抗ウイルス療法のよい適応である．この数値を満たさない例では肝発がんリスクが低いことも考慮して適応を決める．発がんリスクが高い高齢者（66歳以上）かつ線維化進展例（肝線維化F2以上または血小板数15万/μL未満）では早期の治療導入を検討すべきである．

　治療の目標は，肝発がんならびに肝疾患関連死を抑止することにある．この目標を達成するため抗ウイルス療法を行い，HCVの排除をめざす．日本肝臓学会の治療ガイドラインには，ゲノタイプ（セロタイプ），肝硬変の有無，前治療に応じた治療選択のフローチャートがある．代

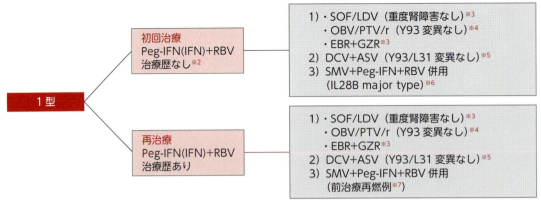

図1　C型慢性肝炎ゲノタイプ1型（DAA治療歴なし）※1

※1：高齢者，線維化進展例などの高発がんリスク群は早期に抗ウイルス療法を行う．
※2：RBV併用をしないPeg-IFN(IFN)単独の既治療例は初回治療に含む．
※3：SOF/LDVならびにEBR＋GZR使用前のY93変異測定については，現時点で，同変異が及ぼす治療効果への影響が明らかでないことから推奨されていないが，今後，市販後の治療成績が十分に検討される必要がある．
※4：ゲノタイプ1aに対するOBV/PTV/rの有効性は確立していない．原則としてカルシウム拮抗薬の併用は推奨されない．CYP3A, P-gp, BCRP, OATP1B1/1B3を基質とする薬剤との併用にあたっては用量調節を考慮する．OBV/PTV/r治療前には，極力Y93変異を測定し，変異がないことを確認する．OBV/PTV/r治療が非著効となった場合に惹起される多剤耐性ウイルスに対しては，現時点で確立された有効な治療法はないことを考慮に入れる．
※5：ゲノタイプ1bはDCV＋ASVも選択肢となる．ただし，DCV＋ASV治療前には，極力Y93/L31変異を測定し，変異がないことを確認する，また，DCV＋ASV治療が非著効となった場合に惹起される多剤耐性ウイルスに対しては，現時点で確立された有効な治療法はないことを考慮に入れる．
※6：IFN未治療の低ウイルス量例は適応外である．
※7：Peg-IFN(IFN)単独療法ならびにRBV併用療法の再燃例．
Peg-IFN：ペグインターフェロン，IFN：インターフェロン，RBV：リバビリン，SOF：ソホスブビル，LDV：レジパスビル，OBV：オムビタスビル，PTV：パリタプレビル，r：リトナビル，EBR：エルバスビル，GZR：グラゾプレビル，DCV：ダクラタスビル，ASV：アスナプレビル，SMV：シメプレビル
（文献1より引用）

表的なフローチャートを提示する（図1～3）．その他，IFNを含む3剤併用療法の非著効例，ゲノタイプ1型ですでに問題となっているIFNフリーDAA治療の非著効例に対する治療フローチャートが記載されている．

現在C型慢性肝炎治療薬の主役はIFNからDAAに代わっている．HCVが増殖するためにはウイルス自身がつくる3種類のタンパク質，すなわちウイルスタンパク質を適切な場所で切断するNS3/4Aプロテアーゼ，遺伝子複製酵素のNS5Bポリメラーゼ，そしてウイルス複製体形成に必須のNS5Aが必要であり，これらを特異的に阻害するのがDAAである[10]．

日本人に感染しているHCVには大きく2種類の亜型，ゲノタイプ1型と2型がある．1992年から臨床導入された従来のIFN治療では1型ウイルスの排除成功率はわずかに5％であった[6) 10)]．2003年ポリエチレングリコールを付加したPeg IFNが登場し，経口薬リバビリンとの併用により1型での排除成功率は上昇したが，まだ半数の症例では排除できなかった[6) 10)]．2011年DAAであるテラプレビル（NS3/4Aプロテアーゼ阻害薬）が1型で使用可能となり，リバビリン，Peg-IFNとの3剤併用で排除成功率が73％に上昇したが，重篤な皮疹などの副作用があった．その後第2世代プロテアーゼ阻害薬のシメプレビル，次いでバニプレビルが登場した．バニプレビルは製造中止されたため現在IFNを含む治療を行う場合はシメプレビルを併用する．シメプレビルは安全性が高く，1型ウイルスの排除成功率を89％まで向上させたが[10]，IFNを含む治療であるため副作用や合併疾患から使用できない症例があり，肝硬変には投与できない．

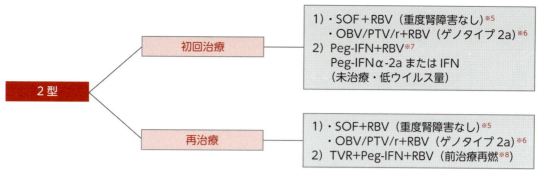

図2　C型慢性肝炎ゲノタイプ2型[※1]〜[※4]

[※1]：治療法の選択においては，IFN-based therapyには発がん抑制のエビデンスがあることを考慮する．
[※2]：高齢者，線維化進展例などの高発がんリスク群は早期に抗ウイルス療法を行う．
[※3]：RBV併用をしないPeg-IFN(IFN)単独の既治療例は初回治療に含む．
[※4]：1型と2型の混合感染の治療は，1型に準じてSOF/LDVで治療する．
[※5]：重度の腎機能障害（eGFR＜30 mL/分/1.73 m²）または透析を必要とする腎不全の患者に対するSOFの投与は禁忌である．
[※6]：ゲノタイプ2bに対する有効性が低いため，OBV/PTV/r＋RBV治療前には，極力サブゲノタイプを測定し，ゲノタイプ2aであることを確認する．また，併用可能なリバビリン製剤はレベトール®のみである．
[※7]：IFN未治療・高ウイルス量の保険適用は，Peg-IFNα-2b/RBVのみである．
[※8]：Peg-IFN(IFN)単独療法ならびにRBV併用療法の再燃例．
SOF：ソホスブビル，RBV：リバビリン，OBV：オムビタスビル，PTV：パリタプレビル，r：リトナビル，Peg-IFN：ペグインターフェロン，IFN：インターフェロン，TVR：テラプレビル
（文献1より引用）

　このような1型症例にも投与できるIFNフリーのDAA治療として2014年7月ダクラタスビル（NS5A阻害薬：ダクルインザ®）とアスナプレビル（NS3/4Aプロテアーゼ阻害薬：スンベプラ®）を用いた24週間の2剤併用療法が可能になった．国内第3相試験でIFN不適格/不耐容症例，前治療無効例いずれにおいても80％を超える排除成功率という良好な成績であったが，NS3, NS5Aのアミノ酸に薬剤耐性遺伝子変異があると治療効果が落ち，かつ治療に失敗すると高度耐性多重変異ウイルスが出現するという問題が示された[10]．

　2015年6月に認可されたIFNフリーのDAAプロトコルであるソホスブビル（NS5Bポリメラーゼ阻害薬）とレジパスビル（NS5A阻害薬）併用療法（ハーボニー®：治療期間12週）は，国内第3相試験での排除成功率100％ときわめてよい成績であり，初回治療でNS5A耐性がある症例でも，排除成功率が99％と高かったため[10]，前述した薬剤耐性遺伝子変異の測定は求められていない．今後症例を蓄積し，耐性変異の影響を検討する必要があるものの現時点では**ゲノタイプ1型においては第一選択**の治療となっている．ただし，ソホスブビルは主に腎臓で代謝されるため，重度腎機能障害（eGFR＜30 mL/分/1.73 m²）または透析中の患者では禁忌である[1]．

　2015年9月にはパリタプレビル（NS3/4Aプロテアーゼ阻害薬）とオムビタスビル（NS5A阻害薬），パリタプレビルの血中濃度を上昇させ半減期を延長させるブースト効果を期待して配合されたリトナビルの併用療法（ヴィキラックス®：治療期間12週）が認可されたが，この治療でもNS5A領域のY93変異があると排除成功率が99％から83％に低下するという注意点がある．カルシウム拮抗薬の併用で浮腫関連有害事象が生じる可能性があり，肺水腫・無尿など重篤な副作用が起こる危険もある．リトナビルは強力なCYP3A4阻害作用を有し，カルシウム拮抗薬の血中濃度を上昇させるため副作用が生じると考えられる．したがってその併用はできる限り避けるべきである[1]．市販後調査で，カルシウム拮抗薬との併用により腎不全・多臓

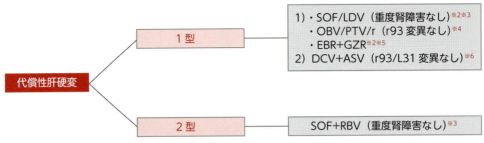

図3 C型代償性肝硬変[※1]

- ※1：Peg-IFN+RBV併用も選択肢となる．
- ※2：SOF/LDVならびにEBR+GZR使用前のY93変異測定については，現時点で，同変異が及ぼす治療効果への影響が明らかでないことから推奨されていないが，今後，市販後の治療成績が十分に検討される必要がある．
- ※3：SOF/LDV，SOF+RBVの国内第3相試験ではChild-Pugh分類grade B症例は対象となっておらず，安全性は確認されていない．
- ※4：ゲノタイプ1aに対するOBV/PTV/rの有効性は確立していない．Child-Pugh分類grade Bに対する投与は禁忌である．原則としてカルシウム拮抗薬の併用は推奨されない．CYP3A，P-gp，BCRP，OATP1B1/1B3を基質とする薬剤との併用にあたっては用量調節を考慮する．OBV/PTV/r治療前には，極力Y93変異を測定し，変異がないことを確認する．OBV/PTV/r治療が非著効となった場合に惹起される多剤耐性ウイルスに対しては，現時点で確立された有効な治療法はないことを考慮に入れる．
- ※5：Child-Pugh分類grade Bに対するEBR＋GZRの投与は禁忌である．
- ※6：ゲノタイプ1bはDCV＋ASVも選択肢となる．ただし，DCV+ASV治療前には，極力Y93/L31変異を測定し，変異がないことを確認する．また，DCV+ASV治療が非著効となった場合に惹起される多剤耐性ウイルスに対しては，現時点で確立された有効な治療法はないことを考慮に入れる．

SOF：ソホスブビル，LDV：レジパスビル，OBV：オムビタスビル，PTV：パリタプレビル，r：リトナビル，EBR：エルバスビル，GZR：グラゾプレビル，DCV：ダクラタスビル，ASV：アスナプレビル，RBV：リバビリン
（文献1より引用）

器不全を発症し死亡した例が報告されている[1]．

　2016年9月にはやはりエルバスビル（NS3/4Aプロテアーゼ阻害薬，エレルサ®）とグラゾプレビル（NS5A阻害薬，グラジナ®）との併用療法（治療期間12週）が認可された．ヴィキラックス®同様，国内臨床試験での排除成功率は95％以上である．いずれも肝代謝であり腎機能障害症例も禁忌となっていない．NS5A領域のY93変異の影響は軽度と見込まれているが，今後症例を蓄積しての検討が待たれる．

　以上ゲノタイプ1型（DAA治療歴なし）の症例の治療フローチャートは図1である．

　一方ゲノタイプ2型においても2015年3月IFNフリーのソホスブビル（ソバルディ®）とリバビリン（レベトール®あるいはコペガス®）併用療法（治療期間12週）が認可され，排除成功率97％と良好な成績が示されている．2016年9月にはヴィキラックス®＋リバビリン併用療法（治療期間16週）が保険適用となった．ただし，ゲノタイプ2aであることを確認する．リバビリン投与により貧血が生じることから両治療とも投与開始前のヘモグロビン値が12 g/dL以上であることが必要である．治療フローチャートは図2である．

　代償性肝硬変においても，IFNフリー経口薬だけのウイルス排除が可能になった．肝硬変は発がんリスクがきわめて高いため早期の抗ウイルス療法の導入が望ましい．残念ながら肝不全症状を伴う非代償性肝硬変に対する抗ウイルス療法は，現時点では不可能である（図3）．

　DAAには**併用禁忌薬・注意薬**が多数あり，慎重な投与が求められる．それら薬剤の一覧は日本肝臓学会ホームページから参照可能である．ハーボニー®では，アミオダロンとの併用で重篤な不整脈が出現し死に至った症例が報告されている[1]．また市販直後調査で，ソバル

ディ®＋リバビリン治療における心臓関連の重篤な副作用（心不全，心室細動，徐脈性不整脈）が報告されている[1]．心機能低下例でのDAA投与は注意深く行うほうがよいと考える．

HBVとHCV共感染例，あるいはHBV既往感染例においてHCVへの抗ウイルス治療を単独で行うと，HBVの再活性化および重症肝炎が起こる可能性がある．日本肝臓学会のB型肝炎治療ガイドラインにある「免疫抑制・化学療法により発症するB型肝炎対策ガイドライン」を参考に，治療前・治療中にHBV DNA量をモニタリングし，DNA量の上昇がみられた場合には核酸アナログを投与する[1]．

ビヨンド・ザ・ガイドライン
Beyond the Guideline

総合診療医の視点

HCV感染者を発見したら，抗ウイルス療法の適応を検討する．特に「（66歳以上の）高齢」「男性」は「線維化進展例」と並び肝発がんの独立した危険因子であり，これらの因子を多くもつ症例では早期の抗ウイルス療法導入を考慮すべきである．IFNフリーのDAA治療が可能になったことで，IFN無効であった方，IFNが効かないタイプと言われていた方，副作用が怖くてIFNを行わなかった方などで積極的に治療が行われ，ウイルス排除が得られてきている．治療ガイドラインには治療対象を決める指標としてALT値，血小板数が示されているが，ウイルス排除の可能性が十分に高い症例ではその値にかかわらず治療を行ってよい．

日本肝臓学会の治療ガイドラインでは，高齢者は発がんリスクが高いので早期に抗ウイルス療法を行うべきとされているが，何歳までの高齢者に治療を勧めるべきなのかは述べられていない．がん細胞が生まれてから「がん」の臨床診断に至るまでに10～15年かかると言われており[11]，例えば80歳の方を治療するということは90歳，95歳で肝がんと診断されないことをめざしているということもできる．肝臓病以外の合併疾患の状況を踏まえ，ウイルス排除が生命予後の延長に寄与すると思われる症例に対しケース・バイ・ケースで治療を検討するべきであろう．

HCVが排除された後でも，肝発がんに対するスクリーニングを続ける必要がある．排除後の5年，10年発がん率はそれぞれ2.3～8.8％，3.1～11.1％である[1]．これらの群では抗ウイルス療法施行時から画像に捉えられない微小な肝がんがあった可能性が考えられる[11]．高齢かつ線維化が進んだ群では特に厳重にフォローアップする．肝脂肪化，糖尿病もHCV排除後の発がんリスク因子である[12]．

Beyond the sea～海外のエビデンスから

標準的な治療で治せない症例，多剤耐性株の症例などの難治例対策はまだ確立されていない[8]．経口剤DAA治療では大部分の症例でウイルスを排除できるようになるので，逆に不用意な治療により多剤耐性株を出すことがないように注意しなければならない．IFNによる治療はAASLDの診療ガイドラインからは消失しているが，DAA無効な難治例についてはIFNを含めた治療を考える必要がある．EASLの診療ガイドラインではいまだ現実的であるIFNの記載が残されている[8]．

紹介のタイミング

紹介先 肝臓内科，消化器内科

　すべての患者さんが等しく治療を受けられるようにするため，肝臓専門医が少ない地域では総合診療医が肝炎治療を行う場合がある．例えば埼玉県では肝炎医療研修会を受講した医師に医療費助成制度を利用しての肝炎治療を認めている．

　高齢，併存疾患，認知機能などの問題をはじめ，DAA治療を行うべきかどうか迷う場合は専門医に紹介する．

　ダクルインザ®＋スンベプラ®，あるいはヴィキラックス®による治療でウイルス排除できなかった場合は，次のDAA治療を検討するため薬剤耐性変異を詳細に調べる必要があり，各都道府県の肝疾患診療連携拠点病院などに紹介する．

文献

1) 「C型肝炎治療ガイドライン（第5.2版）」（日本肝臓学会肝炎診療ガイドライン作成委員会），2016
   ▶ 無料 日本肝臓学会ホームページのガイドライン・診療情報から参照．簡易版もありコンパクトにまとまっている．
2) AASLD/IDSA HCV Guidance Panel：Hepatitis C guidance：AASLD-IDSA recommendations for testing, managing, and treating adults infected with hepatitis C virus. Hepatol, 62：932-54, 2015
   ▶ 無料 AASLDホームページ（www.aasld.org）内のPractice Guidelinesから参照可能．
3) European Association for the Study of the Liver：EASL Recommendations on Treatment of Hepatitis C 2015. J Hepatol, 63：199-216, 2015
   ▶ 無料 EASLホームページ（www.easl.eu）内のclinical practice guidelinesから参照可能．
4) Omata M, et al：APASL consensus statements and recommendation on treatment of hepatitis C. Hepatol Int, 10：702-26, 2016
   ▶ 無料 APASLホームページ（apasl.info）内のGuidelinesから参照可能．
5) 「肝炎の診かた，考えかた」（柴田 実／著），中外医学社，2014
   ▶ 有料 初学者にもわかりやすい入門書である．治療の急速な進歩によりC型肝炎の項はすでに古くなっている．
6) 榎本平之 & 西口修平：経口薬による抗HCV治療がもたらす新時代．日本消化器病学会雑誌，113：11-9, 2016
   ▶ 有料 現在までの治療の流れと今後の課題について書かれている．
7) 「肝がん白書」（日本肝臓学会），第4章 肝炎ウイルスキャリアの動向，14-6, 2015
   ▶ 無料 日本肝臓学会ホームページ内のガイドライン・診療情報より参照可能．
8) 茶山一彰：残されたHCV感染症の課題．日本消化器病学会雑誌，113：25-8, 2016
   ▶ 有料 HCV根絶に向けての課題が述べられている．
9) 平松直樹：C型肝炎の治療．Medical Practice, 33（臨時増刊号）：129-32, 2016
   ▶ 有料 2015年9月に出た日本肝臓学会治療ガイドライン第4版の解説である．
10) 黒崎雅之：C型慢性肝炎の治療ガイドライン．日本医師会雑誌，144：1413-7, 2015
    ▶ 無料 日本医師会会員限定．日本の治療ガイドラインが概説されている．
11) 上野義之 他：座談会 消化器専門医としてのHCV治療のコンセンサス．日本消化器病学会雑誌，113：38-54, 2016
    ▶ 有料 専門医たちの考え方を知ることができる．
12) 黒崎雅之 & 泉 並木：C型肝炎ウイルス排除後の諸問題．日本消化器病学会雑誌，113：29-35, 2016
    ▶ 有料 ウイルス排除後の発がんに関するデータが示されている．

内分泌・代謝疾患

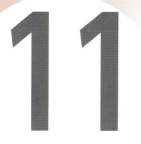

脂質異常症

瀬野尾智哉

「コレステロールが高い → スタチン投与」という診療から脱却する．

▶ 該当診療ガイドライン

わが国における脂質異常症の診療ガイドラインには，
- 日本動脈硬化学会の**「動脈硬化性疾患予防ガイドライン2012年版」**[1]

と，
- 日本脂質栄養学会の**「長寿のためのコレステロールガイドライン2010年版」**[2]

が存在する（ともにMinds未収載）．どちらも医療者を対象としており，またオンライン版はなく書籍版での購入が必要である．
海外の診療ガイドラインでは，
- 2013 ACC/AHA Guideline on the Treatment of Blood Cholesterol to Reduce Atherosclerotic Cardiovascular Risk in Adults（米国）[3]
- ESC/EAS Guidelines for the management of dyslipidaemias（欧州）[4]
- 2012 Update of the Canadian Cardiovascular Society Guidelines for the Diagnosis and Treatment of Dyslipidemia for the Prevention of Cardiovascular Disease in the Adult（カナダ）[5]

が有用である．
本稿では日本動脈硬化学会の診療ガイドラインを中心に解説しつつ，「Beyond the sea」では米国や欧州・カナダの診療ガイドラインについても取り上げる．

診療ガイドラインのPoint

- 脂質異常症を見たら，心血管リスクを評価する．
- スタチンを使用する際にはリスクに応じて種類を変更する．
- 脂質以外の心血管リスクについても適切な介入を行う．

表1 脂質異常症の診断基準

高LDL-C血症	140 mg/dL以上
低HDL-C血症	40 mg/dL未満
高TG血症	150 mg/dL以上

(文献1を参考に作成)

診断のアプローチ[1]

脂質異常症の血液検査では早朝空腹時の総コレステロール（以下TC）・トリグリセライド（以下TG）・HDLコレステロール（以下HDL-C）を測定し，Friedewaldの式を用いてLDLコレステロール（以下LDL-C）を算出する．

- Friedewaldの式
  $LDL\text{-}C = TC - TG/5 - HDL\text{-}C$

TGが400 mg/dL以上の場合には誤差が大きいため，TCからHDL-Cを減じたnonHDL-Cを用いる．最近の健康診断などではLDL-Cを直接法で測定していることが多いが，測定精度は不十分であることから現時点では上記の式から算出することが推奨されている．脂質異常症のスクリーニング対象について，診療ガイドラインでは① 動脈硬化危険因子に関し「精査が必要」とされた初診受診者，② 冠動脈疾患など動脈硬化性疾患の既往を有する患者，③ すでに脂質異常症，糖尿病，高血圧などの治療や経過観察を受けている患者に対してスクリーニング検査を実施すべき，としている．

スクリーニングで診断基準（表1）を満たした場合には，甲状腺機能低下症やネフローゼ症候群・アルコール多飲や薬剤性などの続発性高脂血症（二次性脂質異常症）を除外する．また，LDL-C＞180 mg/dL以上で家族性高コレステロール血症や早発性冠動脈疾患の家族歴，または身体診察にて黄色腫やアキレス腱肥厚があれば，家族性高コレステロール血症を疑い，専門医への紹介を検討する．

高LDL-C血症であれば**リスクによるカテゴリー分類を行う**．カテゴリー分類の方法を図に示す．まずは冠動脈疾患既往の有無で一次予防（動脈硬化性心血管疾患の発生予防）・二次予防（動脈硬化性心血管疾患の再発予防）に分ける．そして一次予防の場合は脂質異常症以外の基礎疾患や家族歴に応じてリスクの重みづけをし，カテゴリーⅠ～Ⅲに分類する．

```
脂質異常症の診断※
冠動脈疾患の既往があるか？ ──あり──→ 二次予防
     ↓なし
以下のいずれかがあるか？
1) 糖尿病
2) 慢性腎臓病（CKD）      ──あり──→ カテゴリーⅢ
3) 非心原性脳梗塞
4) 末梢性動脈疾患（PAD）
     ↓なし
```

冠動脈疾患の一次予防のための絶対リスクに基づく管理区分（絶対リスクは文献1，p.16，第1章図2参照）

NIPPON DATA80による10年間の冠動脈疾患による死亡確率（絶対リスク）	追加リスクの有無	
	追加リスクなし	以下のうちいずれかあり 1) 低HDL-C血症（HDL-C<40 mg/dL） 2) 早発性冠動脈疾患家族歴 　（第1度近親者 かつ 　 男性55歳未満，女性65歳未満） 3) 耐糖能異常
0.5％未満	カテゴリーⅠ	カテゴリーⅡ
0.5以上2.0％未満	カテゴリーⅡ	カテゴリーⅢ
2.0％以上	カテゴリーⅢ	カテゴリーⅢ

※家族性高コレステロール血症（FH）については本フローチャートを適用しない．

図　高LDL-C血症のカテゴリー分類

NIPPON DATA80による10年間の冠動脈疾患による死亡確率（絶対リスク）は下記でも閲覧できる
http://hs-web.shiga-med.ac.jp/Nippondata/NIPPONDATA80_90/kyouzai/kyouzai.html
（文献1より引用）

ビヨンド・ザ・ガイドライン
Beyond the Guideline

総合診療医の視点

●続発性高脂血症

　高LDL-C血症や高TG血症をみた場合には，続発性高脂血症を考える．続発性高脂血症にはさまざまな原因があり，もれなく鑑別する力が総合診療医には求められる．そこで，続発性高脂血症の原因は病態の頭文字から「4D」と覚えるとよい（表2）．

●心血管リスク以外のスクリーニング

　脂質異常症においては，喫煙歴・家族歴・高血圧・糖尿病・慢性腎臓病・冠動脈疾患の既往といった，心血管リスクの評価が重要であることは上記に述べたとおりである．それに加えて総合診療医としては，悪性腫瘍や抑うつ・骨粗鬆症といった疾患予防のスクリーニング，喫煙や飲酒・食事や運動習慣といった生活習慣の改善，個人のライフサイクルの移行期に起こりうる問題の対応といった，幅広い視点での予防的介入が求められる．

Beyond the sea〜海外のエビデンスから

●スクリーニング対象について

　日本の診療ガイドラインでは脂質異常症のスクリーニングについて，具体的な対象年齢

の記載はない．欧州・米国・カナダそれぞれが推奨しているスクリーニング対象年齢を**表3**に示す．日本の診療ガイドラインのリスク評価の基準となっているNIPPON DATA80[6]での対象年齢が40歳からであることや，各国の診療ガイドラインなどを合わせて考えると，日本でも男女ともに特定健診が開始となる40歳をスクリーニング開始年齢とするのがよいと筆者は考える．どの程度の年齢までスクリーニングを行うかについて記載があるのは米国のみであった．日本でも同様に74歳までの前期高齢者を基準としつつ，個別に対応するのがよいと思われる．
　なおスクリーニングは脂質異常症だけでなく，糖尿病や高血圧・喫煙歴など心血管リスク全体の評価をすべきであると筆者は考える．

治療のアプローチ[1]

　脂質異常症治療の目的は心筋梗塞や脳梗塞といった動脈硬化性心血管疾患を予防することであり，数値を正常化させることが目的ではない．そのため心血管リスクごとに治療法を変えるべきである．

表2　続発性高脂血症（二次性脂質異常症）の原因（4D）

	LDL-Cの高値の原因	TGの高値の原因
Diet（食事）	飽和・トランス脂肪酸の過量摂取，体重増加，拒食症	体重増加，超低脂肪食，精製炭水化物の過量摂取，多量飲酒
Drugs（薬剤）	利尿薬，シクロスポリン，グルココルチコイド，アミオダロン	経口エストロゲン，グルココルチコイド，胆汁酸抑制薬，蛋白分解酵素阻害薬，レチノイン酸，蛋白同化ステロイド，シロリムス，ラロキシフェン，タモキシフェン，β遮断薬（カルベジロール以外），サイアザイド系薬
Diseases（疾患）	胆道閉塞，ネフローゼ症候群，クッシング症候群	ネフローゼ症候群，慢性腎障害，リポジストロフィー，原発性胆汁性肝硬変，SLE
Disorders and altered states of metabolism（代謝障害）	甲状腺機能低下症，肥満，妊娠	コントロール不良な糖尿病，甲状腺機能低下症，肥満，妊娠

（文献3を参考に作成）

表3　海外でのスクリーニング対象年齢

国	診療ガイドライン	スクリーニング対象年齢
米国	ACC/AHA[3]	40～74歳
欧州	ESC/EAS[4]	男性は40歳以上，女性は50歳以上
カナダ	CCS[5]	男性は40歳以上，女性は50歳以上または閉経後

（文献3～5を参考に作成）

高LDL-C血症

分類したカテゴリーごとの管理目標値を**表4**に示す．これらの数値は到達努力目標値とされている．また目標値到達に向けては少なくともLDL-Cで20〜30％の低下を目標とする．

1 治療の第一歩は生活習慣の改善

カテゴリー別に設定されている管理目標値以上であれば，**一次予防であれば原則として3〜6カ月間は生活習慣の改善をめざす**．具体的には，魚類・大豆製品・野菜・果物・未精製穀類・海藻の摂取を増やし，肉の脂身・乳製品・卵黄・食塩を多く含む食品の摂取を抑える（食塩は6 g/日未満）といった食事療法と，毎日30分以上の有酸素運動，禁煙，標準体重の維持，アルコールの過剰摂取を控える（25 g/日以下）ことが推奨されている．

2 薬物療法の開始時期と用量

一次予防において生活習慣の改善を始めてから3〜6カ月後に治療開始基準を上回っている場合は，個人のリスクを正しく評価したうえで薬物療法を考慮する．低リスク群や若年者・閉経前女性などは絶対リスクが低く，管理目標値を達成していなくても生活習慣の改善のみで経過観察ができる可能性がある．一方で2型糖尿病・慢性腎臓病・非心原性脳梗塞・PADを合併する場合には，高リスク群となり厳格な脂質管理が必要であり，早期から積極的な薬物治療を考慮する．高LDL-C血症に対する治療の第一選択薬はHMG-CoA還元酵素阻害薬（以下スタチン）である．

スタチン治療を開始した後は**薬剤の効果とともに副作用の検査を行う必要がある**．一般に，最初の3カ月は肝・腎機能やCK・血算などの検査を毎月行い，その後は少なくとも3カ月ごとの検査が望まれる．

3 高齢者への治療

日本の診療ガイドラインでは75歳未満までを適応としており，75歳以上の後期高齢者については適応外としている．メタアナリシス[7]から65〜74歳の前期高齢者におけるスタチン治療の効果は55〜64歳とほぼ同等であることが示されており，前期高齢者の脂質異常症管理は成人と同じ基準で進める．一方，75歳以上の後期高齢者の冠動脈疾患二次予防に関して診療ガイドラインでは，スタチン治療によって効果が期待できる，としつつも具体的な目標値の提示はない．さらに一次予防効果については現時点では明らかではないとし，主治医の判断に委ねられている．

表4 高LDL-C血症の管理目標値

治療方針の原則	管理区分	脂質管理目標値 (mg/dL)			
		LDL-C	HDL-C	TG	non HDL-C
一次予防	カテゴリーI	<160	≧40	<150	<190
	カテゴリーII	<140			<170
	カテゴリーIII	<120			<150
二次予防	冠動脈疾患の既往	<100			<130

（文献1より引用）

高TG血症

高TG血症においては，心血管リスクや総死亡率の上昇と関連があると言われている[8]ものの，高TG血症治療に関するエビデンスはLDL-C低下療法ほど多くはない．**少なくとも一次予防においては，LDL-Cをターゲットとした脂質管理を第一目標とする**．ただし，TGが1,000 mg/dL以上と著明に上昇している症例では急性膵炎の発症率が高くなるため，脂質制限や禁酒などの食事指導とともにフィブラート系薬剤投与が考慮される．

ビヨンド・ザ・ガイドライン   Beyond the Guideline

総合診療医の視点

● スタチン以外の治療薬

スタチン以外の脂質異常症治療薬としてはフィブラート系薬，ニコチン酸系薬などがある．しかしフィブラート系薬は冠動脈疾患イベントを減らすものの全死亡率は減らさず，フィブラート系薬とスタチンの併用療法でも総死亡率は減らなかった[9]．ニコチン酸系薬に関しても，二次予防において単独治療では総死亡リスクを減らさなかった[10]．以上から筆者としては高LDL-C血症においてはスタチン療法を基本とすることを推奨する．

● 脂質異常症以外の心血管リスクの治療

脂質異常症患者では，コレステロールの治療だけでなく，**その他の心血管リスクについても適切にマネジメントする**．具体的には血圧・血糖値の管理，喫煙者に対しては禁煙指導を行う．血圧・血糖値の管理については，それぞれ「05高血圧」，「06糖尿病」の稿を参照されたい．

Beyond the sea 〜海外のエビデンスから

● 治療目標値

日本の診療ガイドラインで設定された目標値に明確な根拠は示されていない．また，日本と米国では治療目標値が異なり，特に糖尿病患者において，米国診療ガイドラインでは冠動脈疾患既往のある患者と同じくらい動脈硬化性心血管疾患を起こす危険性が高いという判断から，冠動脈疾患既往のある患者と同程度の治療目標値を設定している[3]．欧米の糖尿病患者における冠動脈疾患リスクは日本の2〜6倍と非常に高い[11]．そのため日本と欧米の冠動脈疾患リスクを考慮すると，筆者としては日本診療ガイドラインに沿った治療目標値が妥当と考えるが，細小血管症合併や喫煙・糖尿病の長期罹患歴などがある場合には厳格にコントロールするといった個別性を重視したい．

● スタチンの強度について

米国診療ガイドラインではスタチンの強度が示され，「コレステロールの数値やリスクに応じてスタチンの強度を変えるべきである」としている[3]．同診療ガイドラインで示されているスタチンの量は日本の保険適用外のものもあり，そのまま日本での治療方針として当てはめられない．ただ，強度の高いスタチンは糖尿病の新規発症を増やすという研究結果[12]

や，強度の高いスタチンで横紋筋融解症や筋肉痛の発症率が上がるという報告もあり[13]，日本においてもカテゴリーに応じてスタチンの強度を変える必要があると考えられる．日本で投与可能なスタチンの用量と予想されるLDL-Cの平均低下率を表5に示す．**治療目標値と治療前値のLDL-Cに応じて低下率を考慮したうえでスタチンを選択する必要がある**．

海外の診療ガイドラインにおける高齢者の治療

75歳以上の高齢者での治療適応に関して，米国診療ガイドライン[3]では，二次予防においては中強度のスタチンを使用し，一次予防においてはその他の合併症や安全性・患者の好みなどを考慮して適応を慎重に選択すべきであるとしている．また欧州診療ガイドライン[4]では，高齢者でも二次予防においては成人と同様にスタチン治療を推奨しているが，一次予防においてはスタチン治療を考慮してもよい，としている．カナダの診療ガイドライン[5]では高齢者に対する記載はなかった．以上から筆者としては，75歳以上の高齢者においても二次予防においてはスタチンによる治療を行うことを推奨する．また一次予防においては，合併症や安全性など患者の個別性を検討したうえで，スタチン治療を考慮するのがよいと思われる．

紹介のタイミング

紹介先 代謝内分泌科

家族性高コレステロール血症は冠動脈疾患リスクが非常に高く厳格なLDL-Cコントロールが必要となる．一方でそのコントロールは困難になることも多い．家族性高コレステロール血症を疑った場合には専門医への紹介が望ましい．

表5 日本で投与可能なスタチンの用量と予想されるLDL-C平均低下率

	LDL-C平均低下率	薬剤名・用量（/日）
高強度スタチン療法	>50%	アトルバスタチン（リピトール®）40 mg ロスバスタチン（クレストール®）20 mg
中強度スタチン療法	30〜50%	アトルバスタチン（リピトール®）10〜20 mg ロスバスタチン（クレストール®）5〜10 mg シンバスタチン（リポバス®）20 mg フルバスタチン（ローコール®）40 mg ピタバスタチン（リバロ）2〜4 mg
低強度スタチン療法	30%未満	シンバスタチン（リポバス®）10 mg プラバスタチン（メバロチン®）10〜20 mg フルバスタチン（ローコール®）20〜40 mg ピタバスタチン（リバロ）1 mg

（文献3を参考に作成）

文献

1) 「動脈硬化性疾患予防ガイドライン2012年版」（日本動脈硬化学会／編），日本動脈硬化学会，2012
   ▶ 有料 脂質異常症に関する日本の診療ガイドライン．総合診療医であれば購読を強く勧める．

2) 日本脂質栄養学会 コレステロールガイドライン策定委員会：長寿のためのコレステロールガイドライン2010年版，脂質栄養学，19：225-32, 2010
   ▶ 有料 脂質栄養学会の脂質異常症に関する診療ガイドライン．

3) American College of Cardiology/American Heart Association Task Force on Practice Guidelines：2013 ACC/AHA Guideline on the Treatment of Blood Cholesterol to Reduce Atherosclerotic Cardiovascular Risk in Adults: A Report of the American College of Cardiology/American Heart Association Task Force on Practice Guidelines. Circulation, 29（25 Suppl 2）：S1-45, 2014
   ▶ 無料 ACC/AHAの脂質異常症の治療に関する診療ガイドライン．

4) European Association for Cardiovascular Prevention & Rehabilitation, et al：ESC/EAS Guidelines for the management of dyslipidaemias: The Task Force for the management of dyslipidaemias of the European Society of Cardiology（ESC）and the European Atherosclerosis Society（EAS）：Eur Heart J, 32：1769-818, 2011
   ▶ 無料 ヨーロッパの脂質異常症診療ガイドライン．

5) Anderson TJ, et al：2012 Update of the Canadian Cardiovascular Society Guidelines for the Diagnosis and Treatment of Dyslipidemia for the Prevention of Cardiovascular Disease in the Adult. Can J Cardiol, 29：151-67, 2013
   ▶ 無料 カナダの脂質異常症診療ガイドライン．

6) NIPPON DATA 80/90
   https://hs-web.shiga-med.ac.jp/Nippondata/NIPPONDATA80_90/
   ▶ 無料 NIPPON DATAリスク評価チャートをみることができる．

7) Sacks FM, et al：Effect of Pravastatin on Coronary Disease Events in Subgroups Defined by Coronary Risk Factors: The Prospective Pravastatin Pooling Project. Circulation, 102：1893-900, 2000
   ▶ 無料 心血管リスク別にプラバスタチンの効果をみたメタアナリシス．

8) Liu J, et al：Effects of blood triglycerides on cardiovascular and all-cause mortality：a systematic review and meta-analysis of 61 prospective studies. Lipids Health Dis, 12：159, 2013
   ▶ 無料 中性脂肪と心血管疾患や総死亡率との関係をみたシステマティック・レビュー．

9) Jun M, et al：Effects of fibrates on cardiovascular outcomes: a systematic review and meta-analysis. Lancet, 375：1875-84, 2010
   ▶ 有料 心血管疾患に関するフィブラートの効果をみたシステマティック・レビュー．

10) Studer M, et al：Effect of different antilipidemic agents and diets on mortality: a systematic review. Arch Intern Med, 165：725-30, 2005
    ▶ 無料 各脂質異常症治療薬の効果に関するシステマティック・レビュー．

11) Yokoyama H, et al：Low incidence of cardiovascular events in Japanese patients with Type 2 diabetes in primary care settings: a prospective cohort study（JDDM 20）．Diabet Med, 28：1221-8, 2011
    ▶ 有料 2型糖尿病患者における冠動脈疾患の発生率に関するコホート研究．欧米との比較もされている．

12) Naveed S, et al：Statins and risk of incident diabetes: a collaborative meta-analysis of randomised statin trials：Lancet, 375：735, 2010
    ▶ 有料 スタチン療法と糖尿病発症リスクの関係をみたメタアナリシス．

13) Kashani A, et al：Risks associated with statin therapy：a systematic overview of randomized clinical trials. Circulation, 114：2788-97, 2006
    ▶ 無料 スタチン療法に関連したリスクについてのメタアナリシス．

内分泌・代謝疾患

12 糖尿病

黒澤聡子，片桐秀樹

要チェック　「血糖コントロール悪化 → 原因は食事・運動療法の不徹底」と決めつけない．糖尿病の成因（発症機序）・病態（病期）の見直しや悪性腫瘍など他疾患の有無について再評価を行う．

該当診療ガイドライン

わが国における，糖尿病に関する診療ガイドラインには，
① 糖尿病診療ガイドライン 2016[1]
② 糖尿病治療ガイドライン 2016-2017[2]

が存在する（いずれもMinds未収載）．①は，2004年から「科学的根拠に基づく糖尿病診療ガイドライン」が3年ごとに改訂されており，本診療ガイドラインは，その第5版に相当するものである（本診療ガイドラインからタイトルが変更されている）．書籍版とオンライン版があり，2017年2月の時点では，糖尿病学会員限定でオンライン版が無料である．CQ（Clinical Question）・Q（Question）方式が採用されており，それぞれに対して，文献に基づいて解説がなされている．②は，1999年に初版以降，ほぼ2年おきに改訂されており，医療スタッフ・研修医・医学生にまで広く対象とされており，わかりやすく解説されている．
海外の診療ガイドラインでは，

- Standards of Medical Care in Diabetes—2016[3]（米国）

および

- Management of hyperglycemia in type 2 diabetes, 2015 : a patient-centered approach[4]（米国・欧州）

が有用である．
本稿では，主に①②を中心に概説する．

診療ガイドラインのPoint

- 合併症予防の観点から，血糖コントロールの目標値はHbA1c 7.0％未満とされており，対応するおおよその血糖値として，空腹時血糖値130 mg/dL未満，食後2時間血糖値180 mg/dL未満が示されている．

- 炭水化物は指示カロリーの50％以上60％を超えない範囲とすることが推奨されている．
- 血糖コントロールだけではなく，血圧・脂質についても管理を継続していく必要がある．

診断のアプローチ

健診結果や糖尿病の典型的症状（口渇・多飲・多尿・体重減少など）から糖尿病を疑う場合，なるべくHbA1c，血糖値を測定し，図に示されている糖尿病診断のフローチャートに従い，糖尿病と診断する[5]．特に診断確定時には，眼科医に紹介し，糖尿病網膜症の有無を確認する．ただし，劇症1型糖尿病の発症時など特殊な例では，慢性の高血糖状態を確認できないこともある．劇症1型糖尿病のスクリーニング基準[6]は，「① 糖尿病症状発現後1週間前後以内でケトーシスあるいはケトアシドーシスに陥る．② 初診時の（随時）血糖値が288 mg/dL（16.0 mmol/L）以上である」とされており，注意を要する．なお，75 g経口ブドウ糖負荷試験（oral glucose tolerance test：OGTT）の施行については，空腹時血糖値・随時血糖値，HbA1cなどが十分高値を示し，これらにより糖尿病の診断が可能であれば，診断だけを目的として行うべきではない．

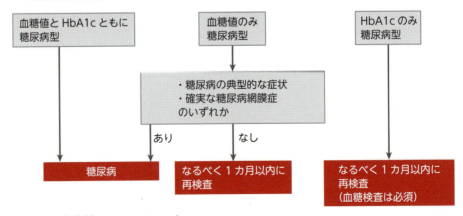

図　糖尿病診断のフローチャート
(文献1，2を参考に作成)

糖尿病診断時には，病歴・臨床所見を参考として，糖尿病の成因（発症機序），病態（病期），合併症の有無を正しく判断することが重要である．病歴聴取のポイントとしては，これまでの健診結果，高血糖や合併症に伴う症状の発症時期，推移を確認する．このほか，体重歴（20歳頃の体重，最大既往体重を含め），家族歴，既往歴，嗜好品（飲酒・喫煙），食事内容・時間・間食の程度，女性の場合は現在の妊娠の有無，経産婦の場合は出産時の尿糖・尿蛋白の有無，子どもの出生体重なども確認する．また，糖尿病が悪性腫瘍の一症状として発症あるいは悪化している可能性もあり，状況に応じて，画像検査等にて悪性腫瘍等の有無を確認することも考慮する．

　なお，妊婦の糖代謝異常は，妊娠以前から糖尿病と診断されている糖尿病合併妊娠と，妊娠中に診断される明らかな糖尿病，そして妊娠糖尿病（gestational diabetes mellitus：GDM）に分類される[7]．

ビヨンド・ザ・ガイドライン
Beyond the Guideline

総合診療医の視点

　診療ガイドラインでは，糖尿病と糖代謝異常の成因分類のなかで，薬物使用に伴う糖尿病の例として，グルココルチコイド・インターフェロン等が示されている．一方で，日常診療において，整形外科でのステロイド関節腔内注射や泌尿器科での前立腺がんに対するホルモン療法などが高血糖に影響することも経験するため，病歴で確認する必要がある．また，うつ病，摂食障害，認知症などの精神科的疾患が介在し，その結果，高血糖が生じていることもあり，考慮する必要があると考えられる．

Beyond the sea～海外のエビデンスから

　米国糖尿病学会の示している糖尿病診断基準では，HbA1cの高値のみでも糖尿病と診断できることとなっており，空腹時血糖値の基準値も100 mg/dL未満と日本のそれとは異なっている．日本では，HbA1cのみの高値では，軽症の糖尿病を見逃してしまう可能性があることや異常ヘモグロビン症を考慮し，必ず血糖値と合わせて，糖尿病と診断することとなっている．また，日本では，空腹時血糖値100～110 mg/dLは正常ではあるものの，正常高値という位置づけになっており，糖尿病の診断は満たさないものの，将来糖尿病を発症する可能性が高いとされ，75 g OGTTの施行が強く推奨されている．

治療のアプローチ

　糖尿病治療のゴールは，合併症の発症・増悪を防ぎ，糖尿病をもつ人が，糖尿病がない健康人と同様な日常生活の質（QOL）を保ちながら，寿命を全うすることである．日本糖尿病学会では，合併症予防の観点から，妊娠例を除く成人例に対して，2013年から**血糖コントロールの目標値をHbA1c 7.0％未満**としている．この根拠としては，HbA1c 6.9％未満を保つことで細小血管合併症の進行を抑制することができることを示したKumamoto study[8]があげら

れる．Kumamoto studyでは，HbA1c 6.9％未満では網膜症・腎症の悪化は抑制された．**なお，日本糖尿病学会の目標とするHbA1c 7.0％未満に対応する血糖値としては，空腹時血糖値130 mg/dL未満，食後2時間血糖値180 mg/dL未満が示されている**[1)2)]．ただし，治療目標は，年齢や低血糖の有無，心血管合併症の既往を考慮し，個別に設定される必要があるとされており，例えば，低血糖などの副作用の危険性やその他の理由で治療強化が難しい場合は，HbA1c 8.0％未満が望ましい目標値となっている．これらの根拠としては，ACCORD試験[9)]やVADT試験[10)]があげられる．

また日本では，日本糖尿病学会と日本老年医学会の合同委員会によって「高齢者糖尿病の血糖コントロール目標（HbA1c）」が発表されており，認知機能やADL評価，薬物内容によりカテゴリー化された目標値が設定されている．特にインスリン療法，スルホニル尿素薬，グリニド薬などの使用がある場合，重症低血糖の可能性も危惧し，目標下限値も設定されており，より安全な治療を行うよう勧められている[1)2)]．

食事療法

炭水化物は指示カロリーの50％以上60％を超えない範囲とし，タンパク質は標準体重1 kgあたり1.0〜1.2 gで，指示カロリーの20％以下を目標とし，残りを脂質で摂取する[11)]．また高血圧合併例・腎症3期以上の腎症合併例において，食塩摂取量は1日6 g未満が推奨されている．

運動療法

運動療法を開始する際には，心血管疾患，神経障害，進行した網膜症，腎症，整形外科的疾患の有無や程度について医学的に評価する必要がある．運動の到達目標としては，少なくとも週3〜5回以上，中等度の強度の有酸素運動を1回20〜60分間行うことが一般的には勧められる[1)2)]．

薬物療法

インスリン療法の絶対的適応は，1型糖尿病，糖尿病昏睡（糖尿病ケトアシドーシス，高浸透圧高血糖症候群），糖尿病合併妊娠である．1型糖尿病（インスリン依存状態）の患者では，いかなる場合にもインスリン注射を中断してはならない[2)]．**相対的適応**は，重篤な感染症，全身管理が必要な外科手術時，食事・運動療法および経口血糖降下薬によっても血糖コントロールができない2型糖尿病や，糖毒性の解除が必要な場合である．

インスリン非依存状態の糖尿病で，十分な食事・運動療法を2〜3カ月間行っても目標値が達成できない場合や，すみやかな糖毒性の是正が必要と判断された場合は，**経口血糖降下薬（表）の適応**となる．ただし，妊娠中または妊娠する可能性の高い場合および授乳中には，経口血糖降下薬は使用しない．

1種類の薬剤だけでは目標値が達成できない場合，食事・運動療法の徹底を図り，さらに必要であれば，作用特性の異なる薬剤の追加またはインスリンの併用，インスリン治療への変更を考慮する．例えば，日本人に多いインスリン分泌不全の病態に対して，食後血糖値を改善し，投薬回数も少ないことから，DPP-4（dipeptidyl peptidase-4）阻害薬を選択することも多いが，スルホニル尿素薬との併用にて重篤な低血糖を生じる症例が報告されており，DPP-4阻害

表　経口血糖降下薬　一覧

種類	主な作用	一般名(商品名)の一例	1錠中の含有量（mg）	1日の使用量(mg/日)	内服方法	主な副作用
●インスリン抵抗性改善系						
ビグアナイド薬	肝臓での糖新生抑制	メトホルミン（メトグルコ®）	250, 500	500～2,250	1日2～3回食直前または食後	乳酸アシドーシス，肝機能障害，消化器症状
チアゾリジン薬	骨格筋・肝臓でのインスリン感受性改善	ピオグリタゾン（アクトス®）	15, 30	15～45	1日1回朝食前または朝食後	心不全の増悪または発症，浮腫，骨折（女性）
●インスリン分泌促進系						
スルホニル尿素薬	インスリン分泌促進	グリメピリド（アマリール®）	0.5, 1, 3	0.5～6	1日1～2回食前または食後	低血糖，体重増加
グリニド薬	よりすみやかなインスリン分泌促進	レパグリニド（シュアポスト®）	0.25, 0.5	0.75～3	1日3回食直前	低血糖
DPP-4阻害薬	血糖依存性のインスリン分泌促進とグルカゴン分泌抑制	シタグリプチン（グラクティブ®，ジャヌビア®）	12.5, 25, 50, 100	50～100	1日1回	低血糖，間質性肺炎
●糖吸収・排泄調整系						
α-グルコシダーゼ阻害薬	糖の吸収遅延・食後高血糖の改善	ミグリトール（セイブル®）	25, 50, 75	150～225	1日3回食直前	消化器症状，肝機能障害
SGLT2阻害薬	腎臓でのブドウ糖再吸収阻害により尿中ブドウ糖排泄促進	イプラグリフロジン（スーグラ®）	25, 50	50～100	1日1回朝食前または食後	尿路感染症，脱水

（各薬剤の添付文書を参考に作成）

薬を追加投与する場合，スルホニル尿素薬の減量が望ましい．また，DPP-4阻害薬については，GLP-1（glucagon-like peptide-1）の作用増強を介した作用と介さない作用が報告されており，ヒトにおける多面的作用は未知の部分が多い．そのため，臨床研究の結果を注視し，長期の安全性についても十分なデータ蓄積が必要と考えられる[12]．

また，2014年春からナトリウム-グルコース共輸送体（sodium-glucose cotransporter：SGLT）2阻害薬が販売されており，尿糖排泄による体重減少からHbA1cの改善作用が認められている．しかし，浸透圧利尿に起因する脱水による副作用が懸念されており，65歳以上の高齢者に対する投与は慎重に適応を考える必要がある[13]．

また，インスリン以外の注射薬として，インスリン非依存状態の糖尿病に対して，GLP-1受容体作動薬が承認・発売されている．下痢・便秘・嘔気などの胃腸障害が投与初期より認められるため低用量から開始し，症状を鑑みて，用量の漸増を行う．

血圧・脂質の管理とがんのスクリーニング

糖尿病治療のゴールは，先に述べたように合併症の発症・増悪を防ぎ，QOLを保持し，寿命を全うすることである．そのゴールを達成するためには，血糖コントロールだけではなく，血圧・脂質についても管理を継続して行っていく必要がある．降圧目標値は130/80 mmHg未満，LDLコレステロール目標値は冠動脈疾患の既往がない場合120 mg/dL未満，冠動脈疾患の既往がある場合100 mg/dL未満とされている[14]．また，日本人の糖尿病は，大腸がん，肝

臓がん，膵臓がんのリスク増加と関連があると報告されており，高インスリン血症，高血糖，炎症などの関与が示唆されている[1,2]．よって，糖尿病患者における食事・運動療法，禁煙，節酒は，がんのリスクを軽減するためにも有益であり，年齢・性別に応じて適切に科学的に根拠のあるがんのスクリーニングを受診するように推奨されている．

ビヨンド・ザ・ガイドライン

Beyond the Guideline

総合診療医の視点

- 日本の診療ガイドラインでは，2型糖尿病の主病態がインスリン抵抗性だけでなく，インスリン分泌能低下も大きく寄与していることがあるため，患者の病態や合併症，薬剤の作用特性などを考慮して，薬剤を選択するとされており，具体的な選択肢は示されていない．そのため，患者の病態を把握するため，少なくとも空腹時血糖値・CPR（C-peptide immunoreactivity）・IRI（immunoreactive insulin）などの測定を行い，主病態がどこにあるかを見極め，合併症の進行具合を確認しながら，治療方針を決定していくことが，重要であると考える．

- 糖尿病は典型的な慢性疾患であり，眼科はもちろんのこと，腎臓内科，循環器内科など，合併症があれば，それぞれを担当する他の専門科とともに連携しながら，患者を長期間に継続的に診療する必要がある．患者の社会的・心理的背景を理解することが，病態の把握や治療方針の決定に重要である．

- 糖尿病治療において，行動変容を促す方法やその効果については，模索が続いており，状況に応じて，動機づけ面接法などいろいろな手法を組合わせていく必要がある[15]．管理栄養士・看護師・理学療法士など専門職種との連携が可能であれば，チームでアプローチすることも重要である．

Beyond the sea〜海外のエビデンスから

- 米国糖尿病学会では，妊娠例を除く成人例に対して，HbA1c 7.0％未満，空腹時血糖値80〜130 mg/dL，食後血糖値180 mg/dL未満が目標値とされている[3]．また，米国糖尿病学会と欧州糖尿病学会のコンセンサス診療ガイドライン[4]においても，血糖コントロールの厳格性について，個々の患者の状態を考慮すべきとして共同ステートメントが示されている．

- 米国糖尿病学会と欧州糖尿病学会のコンセンサス診療ガイドライン[4]では，欧米における2型糖尿病の主病態が，インスリン抵抗性であることが多いため，診断と同時または診断後早期からビグアナイド薬を開始することが推奨されている．日本においても，ビグアナイド薬を第一選択薬として使用する症例が増加している[16]とされている．ただし，日本でのビグアナイド薬の使用に関しては，① 腎機能障害患者，② 心血管・呼吸機能障害，手術前後，肝機能障害などの患者，③ 高齢者への投与は慎重に行うとされており，①については，腎機能低下はeGFR 30 mL/分/1.73 m^{2}未満では禁忌，eGFR 45〜60 mL/分/1.73 m^{2}未満の場合には500 mg/日以下に減量すべきとされており[1]，注意を要する．

- 米国糖尿病学会の高齢者糖尿病に対するコンセンサス診療ガイドラインでは，治療目標値は，健康で身体機能が保持されている高齢者ではHbA1c 7.5％未満とされており，中等度以上の認知症や重度のfrailtyがある患者，施設入所の患者では，HbA1c 8.5％未満とされている[17]．

紹介のタイミング

紹介先 糖尿病代謝科，眼科

　血糖コントロールが不良な患者・糖尿病教育が必要な患者・急性合併症（糖尿病ケトアシドーシス・高血糖高浸透圧症候群）が生じた患者・術前の患者は，糖尿病代謝科に紹介する．また，劇症1型糖尿病を疑う症例についても専門医[18]への紹介が推奨される．1型糖尿病の継続治療は，専門医[18]との継続的な病診連携が望まれている．

　また糖尿病網膜症の有無を確認するため，診断確定時に眼科に紹介する（発症時期の推定にも役立つ）．糖尿病網膜症がない場合でも，少なくとも年に1回は眼科にて眼底検査を施行することが望まれる．

文献

1) 「糖尿病診療ガイドライン2016」（日本糖尿病学会/編），南江堂，2016
   ▶ 有料 糖尿病診療に携わる医師向けに，診療上の疑問に答える解説が文献をもとに掲載されている．

2) 「糖尿病治療ガイドライン2016-2017」（日本糖尿病学会/編），文光堂，2016
   ▶ 有料 文献の記載はなく，文献1より，かなりコンパクトにまとまっている．

3) American Diabetes Association. Standards of Medical Care in Diabetes－2016 Diabetes Care, 39 (Supplement 1)：S1-112, 2016
   http://care.diabetesjournals.org/content/39/Supplement_1
   ▶ 無料 米国糖尿病学会の診療ガイドライン．

4) Inzucchi SE, et al : Management of hyperglycemia in type 2 diabetes, 2015 : a patient-centered approach: update to a position statement of the American Diabetes Association and the European Association for the Study of Diabetes. Diabetes Care, 38：140-9, 2015
   http://care.diabetesjournals.org/content/38/1/140
   ▶ 無料 米国糖尿病学会と欧州糖尿病学会の共同ステートメント．

5) 清野 裕，他：糖尿病の分類と診断基準に関する委員会報告（国際標準化対応版）．糖尿病，55：485-504, 2012
   https://www.jstage.jst.go.jp/article/tonyobyo/55/7/55_485/_pdf
   ▶ 無料 診断基準の根拠が示されている．

6) 今川彰久，他：1型糖尿病調査研究委員会報告―劇症1型糖尿病の新しい診断基準（2012）．糖尿病，55：815-20, 2012
   https://www.jstage.jst.go.jp/article/tonyobyo/55/10/55_815/_pdf
   ▶ 無料 救急外来対応時に考慮すべき．

7) 平松祐司，他：日本糖尿病・妊娠学会と日本糖尿病学会との合同委員会報告―妊娠中の糖代謝異常と診断基準の統一化について．糖尿病，58：801-3, 2015
   ▶ 有料 2010年から使用されている妊娠中の糖代謝異常に関する新診断基準について，統一案が示されている．

8) Ohkubo Y, et al : Intensive insulin therapy prevents the progression of diabetic microvascular complications in Japanese patients with non-insulin-dependent diabetes mellitus: a randomized prospective 6-year study. Diabetes Res Clin Pract, 28：103-17, 1995
   ▶ 有料 血糖コントロールによる2型糖尿病患者の合併症抑制効果が証明されている．

9) Riddle MC：Effects of intensive glucose lowering in the management of patients with type 2 diabetes mellitus in the Action to Control Cardiovascular Risk in Diabetes（ACCORD）trial. Circulation, 122：844-6, 2010
   http://circ.ahajournals.org/content/122/8/844.full.pdf
   ▶[無料] 強化療法群が，通常療法群に比べて総死亡が有意に増加していることが明らかとなり，途中で強化療法中止となった．

10) Duckworth W, et al：Glucose control and vascular complications in veterans with type 2 diabetes. N Engl J Med, 360：129-39, 2009
    http://www.nejm.org/doi/pdf/10.1056/NEJMoa0808431
    ▶[無料] 糖尿病の罹患期間が長い群において，強化療法群が，通常療法群に比べて心血管イベントが有意に増加していた．

11)「糖尿病食事療法のための食品交換表 第7版」（日本糖尿病学会/編著），日本糖尿病協会・文光堂，2013
    ▶[有料] 食事療法で必要な知識が具体的に掲載されている．

12) 三田智也，他：血糖以外の多面的作用．糖尿病，56：741-3, 2013
    ▶[無料] DPP-4阻害薬の作用および懸念される副作用について解説されている．

13)「SGLT2阻害薬の適正使用に関するRecommendation」（SGLT2阻害薬の適正使用に関する委員会）
    http://www.jds.or.jp/modules/important/index.php?page=article&storyid=48
    ▶[無料] SGLT2阻害薬を選択するときは，一読すべき．

14)「動脈硬化性疾患予防ガイドライン2012年版」（日本動脈硬化学会/編），日本動脈硬化学会，2012
    ▶[有料] 脂質異常症についての管理目標値が示されている．

15)「糖尿病医療学入門 こころと行動のガイドブック」（石井 均/著），医学書院，2011
    ▶[有料] 療養行動を促し，援助するための医療者のアプローチや糖尿病であることに伴う患者の心理的問題について例を用いて，解説されている．

16) Oishi M, et al：Changes in oral antidiabetic prescriptions and improved glycemic control during the years 2002-2011 in Japan（JDDM32）. J Diabetes Investig, 5：581-7, 2014
    http://www.ncbi.nlm.nih.gov/pmc/articles/PMC4188117/pdf/jdi-5-581.pdf
    ▶[無料] 約10年間に及ぶ日本の糖尿病診療における薬物使用の変遷が示されている．

17) Kirkman MS, et al：Diabetes in Older Adults. Diabetes Care, 35：2650-64, 2012
    http://www.ncbi.nlm.nih.gov/pmc/articles/PMC3507610/pdf/2650.pdf
    ▶[無料] 米国糖尿病学会が発表した高齢者糖尿病に対する治療管理目標値が示されている．

18)「糖尿病専門医検索」（日本糖尿病学会）
    http://www.jds.or.jp/modules/senmoni/
    日本糖尿病学会が認定する専門医を検索できる．

内分泌・代謝疾患

13 甲状腺機能低下症

五島裕庸，北村友一，川島篤志

> **要チェック**
> うつ病として治療を受けている高齢者のなかには甲状腺機能低下症が隠れているかもしれない．特に高齢者の訴える症状が，甲状腺機能低下症によるものかどうかを常に考えるべきである．

該当診療ガイドライン

わが国の診療ガイドラインには，
- 日本甲状腺学会の「**甲状腺機能低下症の診断ガイドライン 2013**」[1]

がある（Minds 未収載）．オンライン版が公開されていて無料で参照できる．
海外の診療ガイドラインでは，2012 年に発表された米国臨床内分泌学会（AACE）と米国甲状腺学会（ATA）による甲状腺機能低下症の診療ガイドライン
- Clinical practice guidelines for hypothyroidism in adults[2]

などが有用である．
本稿では，主に日本甲状腺学会の診療ガイドラインをもとに，海外の診療ガイドラインなどのエビデンスを適宜引用して概説する．

診療ガイドラインの Point

- 甲状腺機能低下症は疑わなければ見逃してしまう疾患である．
- 特異的な症状や検査が乏しく，高齢者の場合は積極的に検索する．
- 治療はチラーヂン®S を用いるが，増量する際には注意する．

診断のアプローチ

日本の診療ガイドライン[1]には，臨床症状として，無気力，易疲労感，眼瞼浮腫，寒がり，体重増加，動作緩慢，嗜眠，記憶力低下，便秘，嗄声等いずれかの症状を有して，検査所見としては，FT_4 低値および TSH 高値である場合は甲状腺機能低下症と診断すると記載されてい

表1 原発性甲状腺機能低下症の診断

① 臨床所見	無気力，易疲労感，眼瞼浮腫，寒がり，体重増加，動作緩慢，嗜眠，記憶力低下，便秘，嗄声等いずれかの症状
② 検査所見	FT_4低値およびTSH高値

①および②を有するものを原発性甲状腺機能低下症とする．

(文献1より引用)

る（表1）．しかし，具体的な数値に関する記載はない．海外の診療ガイドラインでは，TSHは10μIU/mL以上でかつFT_4は正常かそれ以下と記載がある[2]．したがって，採血結果で上記を満たしていれば甲状腺機能低下症と診断してよいと考える．

また，TSHは高値だがFT_4が正常値である場合を潜在性甲状腺機能低下症（subclinical hypothyroidism）とする．具体的な治療については「治療のアプローチ」で説明するが，TSHが基準値より高ければ治療が行われているケースをときどき見かけるが，TSHが10μIU/mL未満のような軽度高値の場合は，必ずしも治療が必要ではないということを理解する必要がある．

なお，TSHの分泌には日内変動が存在する．最も低値となるのは朝の採血であり，診断にあたってはこれを考慮する必要がある[3]．

また，上記で甲状腺機能低下症と診断した場合には，抗体の測定を行う．日本の診療ガイドラインでは，「慢性甲状腺炎（橋本病）が原因の場合は，抗マイクロゾーム（またはTPO）抗体または抗サイログロブリン抗体が陽性」と記載があり，これらも追加で調べるべきである．

ビヨンド・ザ・ガイドライン
Beyond the Guideline

総合診療医の視点

● 検査を検討するとき

甲状腺機能低下症は，上記臨床症状を有する患者がいれば，TSHおよびFT_4を検査することになる．しかし**症状はどれも非特異的**であり，甲状腺の検査は一般的にはルーチンには測定しないので**疑わなければ見落とされる疾患**である．なかでも特異度の高い症状は，便秘，寒がり，皮膚乾燥，近位筋の筋力低下，髪の細さや脱毛である[4]．また高齢者では認知機能の低下だけが症状であることもある[4]．

身体所見では，甲状腺腫の触知，アキレス腱反射の回復相の遅延，薄い頭髪，皮膚乾燥，浮腫，眉毛の外側半分の脱毛，低調な鼻声などがある．浮腫が主訴であれば鑑別として甲状腺機能低下症はあがってくると思われるが，それ以外の所見を意識してとることは難しいかもしれない．

採血では，低ナトリウム血症，正球性貧血，CK上昇，コレステロール上昇，ALT上昇などがある．これらも特異的な所見ではないが，**CKが高かったり，脂質異常症の女性をみたら，甲状腺機能低下症がないかチェック**したほうがよいと考える．

また，見落とされやすいのは薬剤の影響による甲状腺機能低下症である．甲状腺機能亢進症の治療薬であるチアマゾール，プロピルチオウラシル内服だけでなく，リチウム，アミオダロン，インターフェロンα，インターロイキン2，チロシンキナーゼ阻害薬，フェ

ニトイン，カルバマゼピンの内服中で甲状腺機能低下症を起こすことが知られている．

以上のことから，**認知機能の低下や活動性の低下した高齢者**や，**脂質異常症を指摘された若年〜中年女性**，**および抗てんかん薬等の長期内服中の患者に対して甲状腺機能低下症がないか検査をするべき**だと考える．また，高齢者の場合はカルテに甲状腺機能をチェックしたかどうかをリマインドする習慣をつけてみるとよい．

●妊娠中，もしくは予定の場合は検査

妊婦や妊娠を予定している若年女性の場合にも注意が必要である．妊娠中には甲状腺ホルモンの需要量が増加し，甲状腺疾患を治療しなければ**早流産・常位胎盤早期剥離，高血圧，発育不全といったリスクを増加させると言われており**[5]，加えて不妊の原因としても考えられている．また，甲状腺ホルモンの需要量が増加するのは妊娠5週目ぐらいからとも言われており，妊娠中だけでなく妊娠前からの管理が必要となる．日本産婦人科学会の診療ガイドライン[6]では，「甲状腺機能異常を疑う症状や甲状腺機能異常の既往歴を有する妊婦に対しては，甲状腺機能検査（TSH，FT_3，FT_4等）を行う」とされている．しかし，上述のとおり症状から甲状腺機能検査を疑うことは困難な場合があり，TSH上昇が軽度でも胎児損出率が増加すると言われている[7]．そのため，**妊娠を希望している若年女性（特に甲状腺疾患のリスクが高い場合）には積極的にTSH測定を行う必要がある**（妊婦全例に対するスクリーニングは海外の診療ガイドラインでも"extremely controversial"とされている）[8]．また，不妊治療を目的に産婦人科を受診し，そこで甲状腺機能の検査が行われて甲状腺機能低下症を指摘されることもあり，産婦人科医と内科医との連携が必要であると考える．

Beyond the sea 〜海外のエビデンスから

The American Academy of Family Physiciansは60歳以上の患者にはスクリーニングすべきであるとしている．また，米国甲状腺学会は35歳以上の成人（男女とも）は5年ごとにスクリーニングするべきであるとしている．AACE/ATAの診療ガイドライン[2]ではスクリーニングを行う対象に関するコンセンサスは得られていないが，以下の患者には甲状腺の検査をしたほうがよいとしている．**自己免疫疾患（例えば1型糖尿病），悪性貧血，橋本病の家族歴，甲状腺手術の既往，精神疾患，アミオダロンやリチウムを内服中の患者**などをあげている．これらも甲状腺スクリーニングを行うにあたって参考になる．

なお，文献4に甲状腺機能低下症を疑った場合には，まずはTSHのみを測定し，これが高値であった場合にはFT_4を検査すると記載がある．しかし施設によっては甲状腺の検査は外注のこともある．その場合には疑ってからFT_4の結果が判明するまで時間がかかってしまうため，**甲状腺機能低下症を疑った場合には，TSHとFT_4を同時に調べたほうが効率がよい**と考える．

治療のアプローチ

甲状腺機能低下症の患者のほとんどは生涯にわたって甲状腺ホルモンの治療を受けることに

なる．甲状腺ホルモンはT_3とT_4と2種類あるが，治療には主にT_4製剤であるレボチロキシン（チラーヂン®S）が用いられる．

末梢組織では，T_4が脱ヨウ素化されてT_3へ変換される．T_4から変換されたT_3が，血中T_3の80％を占めることになる．T_3は半減期が短く1日程度だが，T_4の半減期は6〜7日と長いため，T_4製剤だと1日1回だけの投与でよい．上記のことからT_4製剤だけだとT_3が軽度不足することになるが，基本的にはT_4製剤を1日1回の内服で治療される．

ビヨンド・ザ・ガイドライン
Beyond the Guideline

総合診療医の視点

レボチロキシンの内服は朝食後の内服で処方されていることが多いと思われるが，食事の影響で吸収が遅延したり，生物学的利用率を低下させることが知られており，**食前に摂ることを勧めているものもある**．また，**眠前に摂取**しても吸収率がよかったとするデータもある[9]．さらに，一緒に内服すると吸収率が低下するものがあるので，注意が必要である．**カルシウム製剤，鉄剤，スクラルファート，PPI**などがそうである．また**コーヒーやグレープフルーツ**も吸収を阻害する原因となりうる．なお，消化管の異常も吸収率が低下する原因となるため，必要以上にレボチロキシンの内服が必要となる場合は，*Helicobacter pylori*関連の胃腸炎や萎縮性胃炎，セリアック病といったものがないか評価する必要がある．甲状腺機能に影響を与えると考えられている状況・薬物などについて**表2**に示す．

服薬アドヒアランスの観点から考えると通常は朝食後でもそれほど問題ないと考えられるが，治療に難渋する場合には**朝食前や眠前処方を考慮したり，上記吸収率を低下する内服薬や食生活に問題がないか**，またそもそも**内服がちゃんとされているのか残薬がないかどうか**も確認するとよいだろう．

なお，粘液水腫で意識障害をきたしている場合，海外ではレボチロキシンの点滴静注が推奨されているが[11]，日本では現時点で静注製剤は市販されていない．

治療の目標にはTSHの値を参考にする．TSHが正常範囲に達するまでレボチロキシンを増加していくことになる．ただし，高齢者や虚血性心疾患の既往がある場合やリスクが高い患者の場合は治療は慎重にする必要があり，少量（25μg/日や場合によっては12.5μg/日）から開始する．TSHの値が正常範囲になるまで3〜4週ごとに25μgずつ増量を行う．甲状腺ホルモンは心拍数を早め，心収縮力を強める作用があるため，それにより心筋の酸素需要が増加するからである．そのため，高用量で始めた場合には，急性冠症候群や不整脈を引き起こす可能性があるので，これらの症状が出現しないか注意しながら増量していくことになる．

潜在性甲状腺機能低下症の場合は，一過性のものでないかを確認する必要がある．そのためくり返し検査を行うことで自然にTSHが正常化しないか確認を行うべきである．治療対象については，下記「Beyond the sea」で述べる．

妊婦の場合の治療は，TSHが2.5μIU/mL以上と非常に軽度であっても流産と関連があることが報告[7]されていることから，TSHは2.5μIU/mL未満とするようにコントロールする必要がある．したがって**妊娠を希望している若年女性の甲状腺機能低下症は，妊娠**

表2 甲状腺ホルモンに影響を与える状況，薬剤など

甲状腺ホルモンの必要量	状況，薬剤など
減少	高齢者 男性ホルモン治療
増加	妊娠 吸収不良を起こす消化管疾患 ・小腸粘膜疾患 ・小腸バイパス術後 ・胃酸分泌低下：慢性胃炎など 吸収を抑制する食品 ・高食物繊維食品：野菜ジュース，青汁，ダイエット食品など ・コーヒー ・グレープフルーツ 吸収を抑制する薬物 ・貧血治療薬（フェロ・グラデュメット® など） ・胃薬 　アルミニウム含有制酸剤：スクラルファートなど（アルサルミン®，マーロックス® など） 　亜鉛含有制酸剤：プロマック® 　プロトンポンプ阻害薬（PPI） ・腸疾患治療薬 　ポリカルボフィルカルシウム（コロネル®） ・骨粗鬆症治療薬 　グルコン酸カルシウム（カルチコール） 　ラロキシフェン（エビスタ®） ・腎疾患治療薬 　沈降炭酸カルシウム 　ポリスチレンスルホン酸ナトリウム（ケイキサレート®） ・抗菌薬 　シプロフロキサシン 代謝を促進する薬物 ・抗痙攣薬 　フェニトイン（アレビアチン®，ヒダントール®） 　カルバマゼピン（テグレトール®） 　フェノバルビタール（フェノバール®） ・抗結核薬 　リファンピシン $T_4 \rightarrow T_3$ への代謝を減少させる薬物 ・抗不整脈薬 　アミオダロン（アンカロン®） 脱ヨード酵素の合成障害 ・セレニウム欠乏 ・肝硬変 機序不明 ・セルトラリン（ジェイゾロフト®） ・ロスバスタチン

（文献10より改変して転載）

する前からTSHを2.5μIU/mL未満となるように内服量を調整し，妊娠が発覚したときには，甲状腺ホルモンの需要量が増大することを意識して内服量を調整する必要がある．

妊娠中の慢性甲状腺炎の管理については妊娠第1三半期は4週ごとに，その後は妊娠26〜32週にFT$_4$，TSHの測定を行い，TSHを妊娠第1三半期は2.5μIU/mL未満，妊娠第2三半期以降は3.0（3.5）μIU/mL未満を目標に補充量の調整を行う．妊娠後，甲状腺機能低下症が判明した場合にはレボチロキシン100μg/日（1日1回）を，FT$_4$は正常でTSHのみ増加の潜在性甲状腺機能低下症の場合には50μg/日（1日1回）から開始するのがよい（詳細については日本内科学会雑誌に特集がある[12]のでそちらを参照）．

なお，低血糖や低血圧などの甲状腺機能低下では説明のつかない症状があれば副腎不全の合併が疑われ，その場合には注意が必要である．甲状腺ホルモンの補充を先に行うと副腎クリーゼを起こす可能性があるため，副腎皮質ホルモンを先に投与してから後日レボチロキシンの内服を開始することになる．ただし，原発性甲状腺機能低下症の場合は，副腎不全を合併している可能性は低く，多くは中枢性甲状腺機能低下症の場合である．したがって，甲状腺機能低下症を見つけた場合に，副腎の検査は必ずしも行わなくてもよいと考える．

Beyond the sea 〜海外のエビデンスから

レボチロキシンの治療開始量を**表3**に示す[4]．

TSHのフォローについてAACE/ATAの診療ガイドライン[2]には，**甲状腺機能低下症の治療を開始した後や，内服の量を変更した後は，4〜8週間後にTSHを測定するべき**と記載がある．また，レボチロキシンの内服量が十分量になった後は，TSHの測定を6カ月後に，その後は12カ月間隔で測定するべきと記載がある．これらを参考に外来でフォローするとよいと考える．

潜在性甲状腺機能低下症の治療対象についてAACE/ATAの診療ガイドライン[2]に記載がある．それによると，**甲状腺機能低下症を疑う症状を有する患者，妊婦，挙児希望，TPO抗体陽性の患者，動脈硬化性冠動脈疾患・心不全の既往のある患者，これらの疾患のリスク因子を有する患者**は治療を行うべきであると考えられている．ただし，潜在性甲状腺機能低下症は前に述べたように，TSHが一過性に高値であることもあり注意が必要である（**表4**）．また，逆に甲状腺機能低下症に進展する場合もあり，特に抗甲状腺自己抗体陽性で頻度が高いと言われている．以上より潜在性甲状腺機能低下症の治療と診断は非常に難しく，治療がリスクを上回る場合には治療を考慮してもよいと考える．

表3 成人の甲状腺機能低下症に対するレボチロキシン投与量

対象	投与量
成人（妊婦以外）	1.6μg/kg/日で開始.
心疾患の既往のある高齢者	25μg/日あるいは50μg/日で開始する．十分な量に達するまで3～4週間ごとに25μgずつ増やす．
妊婦	1週間に9日分になるように増量する．
潜在性甲状腺機能低下症	50μg/日で開始して，TSHが0.35～5.5μIU/mLになるまで6週間ごとに25μg/日ずつ増やす．

（文献4より引用）

表4 一過性甲状腺機能低下の原因

① ヨードの過剰摂取（根昆布，イソジン® ガーグルなど）
② 橋本病：甲状腺機能が一過性に低下することが多い
③ その他：無痛性甲状腺炎や亜急性甲状腺炎の回復期
　　　　　：甲状腺機能正常者に対するT₄製剤治療中止後

（文献10より改変して転載）

紹介のタイミング

紹介先 ▶ 内分泌専門医

　甲状腺機能低下症のほとんどの患者は，一般内科医で管理できると思われる．AACE/ATAの診療ガイドライン[2]に内分泌専門医師にコンサルトする場合のことが記載されている．それによると，

① 子どもや幼児
② TSHを正常範囲に管理するのが難しい場合
③ 妊婦
④ 妊娠を予定している女性
⑤ 心疾患を有する患者
⑥ 甲状腺腫や結節などがある場合
⑦ 副腎や下垂体疾患といった他の内分泌疾患を有する患者
⑧ 甲状腺機能の検査結果が異常な場合

などと記載されている．これらを参考に治療が困難と考えられた場合には紹介するとよい．

文献

1）「甲状腺機能低下症の診断ガイドライン2013」（日本甲状腺学会）
　http://www.japanthyroid.jp/doctor/guideline/japanese.html#teika
　▶ 無料 日本の診療ガイドラインだが実臨床では，他の文献などとあわせて活用する必要がある．

2）Clinical practice guidelines for hypothyroidism in adults：cosponsored by the American Association of

Clinical Endocrinologists and the American Thyroid Association. Endocr Pract, 18：988-1028, 2012
- ▶︎ 無料 米国臨床内分泌学会と米国甲状腺学会による甲状腺機能低下症の診療ガイドライン．量が多いのでポイントを選んで読んでみるとよい．

3）Roelfsema F, et al：Thyrotropin secretion profiles are not different in men and women. J Clin Endocrinol Metab, 94：3964-7, 2009
- ▶︎ 無料

4）Gaitonde DY, et al：Hypothyroidism: An Update. Am Fam Physician, 86：244-51, 2012
- ▶︎ 無料 American Family Physicianによる甲状腺機能低下症のレビュー．わかりやすくよくまとまっており通読をお勧めする．

5）Abalovich M, et al：Overt and subclinical hypothyroidism complicating pregnancy. Thyroid, 12：63-8, 2002
- ▶︎ 有料

6）「産婦人科診療ガイドライン–参加編2014」（日本産科婦人科学会，日本産婦人科医会/編），日本産科婦人科学会，2014
  http://www.jsog.or.jp/activity/guideline.html
- ▶︎ 無料

7）Negro R, et al：Increased pregnancy loss rate in thyroid antibody negative women with TSH levels between 2.5 and 5.0 in the first trimester of pregnancy. J Clin Endocrinol Metab, 95：E44-8, 2010
- ▶︎ 無料

8）Stagnaro-Green A, et al：Guidelines of the American Thyroid Association for the diagnosis and management of thyroid disease during pregnancy and postpartum. Thyroid, 21：1081-125, 2011
- ▶︎ 無料

9）Bolk N, et al：Effects of evening vs morning levothyroxine intake: a randomized double-blind crossover trial. Arch Intern Med, 170：1996-2003, 2010
- ▶︎ 無料

10）「甲状腺疾患診療パーフェクトガイド改訂第3版」（浜田 昇/編著），診断と治療社，2014
- ▶︎ 有料 エビデンスをもとに非常に細かい内容まで記載されている．

11）Wall CR：Myxedema coma: diagnosis and treatment. Am Fam Physician, 62：2485-90, 2000
- ▶︎ 無料

12）荒田尚子：妊娠と甲状腺疾患 日本内科学会雑誌，103：924-31, 2014
  https://www.jstage.jst.go.jp/article/naika/103/4/103_924/_pdf
- ▶︎ 無料 海外の診療ガイドラインをベースに，妊娠中〜産後の甲状腺機能異常のマネージメントについてわかりやすくまとめられている．

内分泌・代謝疾患

14 甲状腺機能亢進症

金子 惇

要チェック 一過性の甲状腺機能亢進症を慌てて治療しない！

該当診療ガイドライン

わが国におけるバセドウ病の診療ガイドラインには
① バセドウ病治療ガイドライン 2011[1]
② 甲状腺疾患診断ガイドライン 2013[2]

が存在する（①は有料でありMindsに収載されているが内容は閲覧不可，②は無料でオンライン版が公開されておりMinds未収載）．①はバセドウ病の治療を中心にポイント，ステートメント，およびステートメントの根拠となる内外の文献の紹介が記載されている．②はバセドウ病の診断について端的に記載されている．
海外の診療ガイドラインでは

- Hyperthyroidism and other causes of thyrotoxicosis: management guidelines of the American Thyroid Association and American Association of Clinical Endocrinologists[3]

が有用である．
本稿では①②を中心に概説する．

診療ガイドラインのPoint

- バセドウ病の3つの治療（薬物治療，^{131}I内用療法，外科治療）をよく知る．
- 漫然と治療を継続しない．
- 高齢者と妊婦のバセドウ病に注意を払う．

表1　甲状腺機能亢進症の原因

病因	機序
頻度の高い疾患	
バセドウ病	自己免疫的な機序によるTSH受容体の刺激と甲状腺ホルモンの産生
無痛性甲状腺炎	自己免疫的な機序による甲状腺組織の破壊と甲状腺ホルモンの放出
亜急性甲状腺炎	ウイルス感染による甲状腺の有痛性炎症
頻度の低い疾患	
中毒性結節性甲状腺腫	結節からの甲状腺ホルモン産生
Plummer病	良性腫瘍からの甲状腺ホルモン産生
薬剤性甲状腺炎	アミオダロン，IFN-α，IL-2，リチウムなどが原因となる甲状腺ホルモンの過剰産生
その他の鑑別：妊娠悪阻，甲状腺剤中毒症，転移性甲状腺濾胞がん，TSH産生下垂体腫瘍，卵巣甲状腺腫，胚細胞腫瘍	

(文献1，2を参考に作成)

表2　主な甲状腺中毒症の症状

アドレナリン作用による症状	動悸・頻脈・不安・振戦・苛立ち・発汗・高熱不耐性
心血管系の症状	頻脈・心房細動・呼吸苦・起坐呼吸／下腿浮腫（心不全症状）
皮膚の症状	爪甲離床症・色素沈着・粘液水腫・thyroid acropachy（ばち指・手足の腫大）
代謝亢進症状	食欲増進・体重減少・発熱
神経筋症状	腱反射亢進・近位筋の筋力低下
精神神経症状	不安・不眠
眼症状	涙の増加・不十分な閉眼・羞明・目の異物感

(文献1，2を参考に作成)

診断のアプローチ

　甲状腺機能亢進症を示す主な疾患としてバセドウ病（甲状腺機能亢進症を示す患者の約70％），無痛性甲状腺炎（同約20％），亜急性甲状腺炎（同約10％）がある[1]．本稿では頻度が高く，わが国において治療ガイドライン[1]が刊行されているバセドウ病を中心に概説する．甲状腺機能亢進症の原因と主な鑑別疾患，および機能亢進の症状（甲状腺中毒症状）について表1，2に示す．なお，バセドウ病に関してはGraves diseaseなど別の表記も使用されるが，本稿ではわが国の診療ガイドラインに沿って「バセドウ病」で統一する．

バセドウ病と他疾患との鑑別と確定診断

　わが国の「甲状腺疾患診断ガイドライン2013」[2]中にあるバセドウ病の診断ガイドラインでは臨床所見として

① 頻脈・体重減少・手指振戦・発汗増加等の甲状腺中毒症所見
② びまん性甲状腺腫大
③ 眼球突出または特有の眼症状

をあげており，これらと検査所見によってバセドウ病の診断がなされる．バセドウ病およびそ

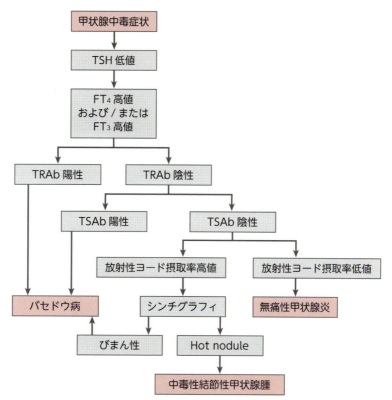

図 主な甲状腺機能亢進症の診断フローチャート

TRAb：TSH受容体抗体，TSAb：甲状腺刺激抗体．
(文献1, 2, 4を参考に作成)

れ以外の甲状腺機能亢進症の鑑別に関するフローチャートを図に示す．

重症度

上述の甲状腺中毒症状が重篤な場合，および甲状腺機能亢進症に関連する合併症（心不全，重症不整脈，周期性四肢麻痺，バセドウ病眼症など）をきたした場合は専門施設への紹介が望ましいとされる[1]．特に甲状腺クリーゼは直ちに治療を開始する必要があり，疑われた時点ですぐに集学的治療の可能な医療機関に搬送しなければならない[1]．甲状腺クリーゼの診断および治療に関しては本稿では割愛するが，成書や文献4を参考にされたい．

ビヨンド・ザ・ガイドライン
Beyond the Guideline

総合診療医の視点

- 甲状腺機能亢進症の症状を示す疾患のうち抗甲状腺薬の投与を必要としない一過性のものが約3割を占める[1]ため，まずは治療が必要な病態かどうかの見極めが重要である．その見極めには甲状腺中毒症状の持続期間（バセドウ病であれば通常3カ月以上），TSH受容体抗体（バセドウ病であれば陽性の場合が多い）などが有用で

ある[1].
- 高齢者のバセドウ病は，甲状腺腫大や眼症状など典型的な所見が明らかでない場合が多い[1]．体重減少や振戦が前面に出るため他疾患と誤診されることも多く[1]，疑った場合は血液検査を検討する．

Beyond the sea 〜海外のエビデンスから

上記日本の診療ガイドライン[1)2)]ではTSH，FT_4，FT_3が診断基準に入っているが，測定する順番は記載されていない．米国の診療ガイドライン[3]では，単独の血液検査で甲状腺機能亢進症の診断に感度・特異度が最も高いのはTSHであるため，スクリーニングとしてはTSHを測定し，異常があれば他の検査の追加を推奨している．また，症状から甲状腺機能亢進症が強く疑われる場合はTSH，FT_4の測定を最初から行うことが診断精度を高めるという記載になっているため，現場でどの検査をオーダーするか考える際により有用と言える．

治療のアプローチ

甲状腺機能亢進症に対する対症療法

甲状腺機能亢進症の原因が**表1**に示すいずれであっても機能亢進による症状が強い場合はβ遮断薬が適応となる[4]．

> **処方例** プロプラノロール（インデラル®）：1回20 mg，1日3回
> 注意すべき副作用：心不全の急性増悪

バセドウ病について

1 治療のゴール

甲状腺中毒症状の消失および甲状腺機能の正常化[1]．薬物治療を行う場合は内服なしで甲状腺機能が正常に保たれる「寛解」が目標となる[1]．

バセドウ病には薬物治療，^{131}I内用療法，手術による外科治療の3種類がある[1]．わが国では外来での薬物治療開始が可能で，ほとんどすべての患者に施行することができることから未治療患者の9割以上が薬物治療から開始されている[1]．米国では7割の未治療患者が^{131}I内用療法を受けるとの報告[1]もあり，国によって大きく治療方針が異なる疾患の1つであるが，わが国の現状および3つの治療の利点・欠点（**表3**）を説明したうえで患者とともに治療を選択することが重要である．以下，わが国で総合診療医が最も多く携わると考えられる薬物治療について概説する．

2 薬物治療の実際[1]

わが国で使用可能な抗甲状腺薬はチアマゾール（MMI）とプロピルチオウラシル（PTU）の

表3 バセドウ病の3つの治療法とそれぞれの利点・欠点

治療法	利点	欠点
薬物治療 (MMIもしくはPTU) ※日本では第一選択となることが多い	・ほとんどすべての外来で施行可能 ・放射線や手術のリスクがない ・永続的な甲状腺機能低下がない ・PTUは妊娠第1三半期に安全	・内服の副作用の可能性(皮疹：4〜6％，軽度肝障害・筋肉痛など：1〜5％，無顆粒球症：0.4％) ・MMIは妊娠第1三半期での内服で皮膚形成不全などのリスクが上がる ・2年間で80％ほどが寛解に至るが，治療終了1年後の再発率は30〜70％ ・内服中止や寛解を判断する確かな基準がない
131I内用療法 ※抗甲状腺薬が副作用で内服できないとき，内服しても寛解に至らないときなどに選択．米国では日本より行われることが多い	・内服の副作用や手術のリスクがない ・6カ月〜1年で寛解に至ることが多い(報告によって異なるが70％ほどが寛解)	・放射線への曝露 ・永続的な甲状腺機能低下症のリスク(約70％) ・再発の可能性(再発率について明確な記載は診療ガイドライン中になく，6カ月〜1年で寛解に至らない場合は再治療が必要となるとしている) ・妊婦，授乳婦では禁忌 ・治療後にバセドウ病眼症が発症または増悪することあり
手術による外科治療 ※甲状腺腫が大きいとき，甲状腺がんの合併時，内服できないときなどに選択	・内服の副作用や放射線のリスクがない ・再発の可能性が低い(甲状腺全摘では再発なし，亜全摘では再発率8％)	・永続的な甲状腺機能低下症のリスク(甲状腺残置量で異なる) ・全身麻酔のリスク ・喉頭神経損傷による嗄声(全摘の0.9％，亜全摘の0.7％)や呼吸障害のリスク ・副甲状腺損傷のリスク(全摘の1.6％，亜全摘の1.0％)

MMI：チアマゾール，PTU：プロピルチオウラシル
(文献1, 4を参考に作成)

2種類であり，バセドウ病の薬物治療においては妊娠初期(特に4〜7週)を除きMMIが第一選択となる．

※MMIとPTUではアドヒアランスはMMIが勝り，価格や副作用は同程度である点，および後述するように妊婦のバセドウ病では専門医紹介が推奨されている点から本稿ではPTUについては割愛する．

> **処方例** チアマゾール(メルカゾール®)：1回15 mg，1日1回
>
> ※ 症状が重篤な場合(治療開始前のFT$_4$値が7 ng/dL以上の場合など)
> チアマゾール(メルカゾール®)：1回30 mg，1日1回

副作用のチェック[1]：多くの副作用は治療開始3カ月以内に起こるため，2〜3週ごとに受診してもらい副作用のチェックを行う．特に最初の2カ月間は2週ごとに採血を行い白血球数および分画，肝酵素を検査することが望ましい．

・**軽度な副作用**：皮疹，軽度肝障害

・**重篤な副作用**：無顆粒球症(突然発症するので，2週ごとの採血で異常がなくても発熱などの症状があれば改めて検査を行う)，多発性関節炎，重症肝障害，MPO-ANCA関連血管炎症候群(血尿などの症状に注意する)

3 治療の終了について[1]

治療開始3カ月以後は，月に1回程度の割合で血中TSH，FT_4，FT_3を測定する．TSHは最初の数カ月は抑制されていることが多く，FT_4が正常化したら抗甲状腺薬を減量する（MMI 15 mg/日で開始した場合は10 mg/日に減量する）．TSHが測定されるようになったらTSHが正常範囲に入ることを目標に抗甲状腺薬を減量し，MMIの投与量が1回5 mg，1日1回となったらこれを維持量とする．その後2〜3カ月ごとにTSH，FT_4が正常値にあることを確認しながら内服を継続し，その後1回5 mg，隔日1回投与とする．1回5 mg，隔日1回投与で6カ月以上の間，TSH，FT_4が正常範囲であれば中止可能だが，再発の可能性もあるため内服終了後もTSH，FT_4を測定する．中止後の再発を予測する確立された手段はないが，抗甲状腺薬開始後6カ月，12カ月にTSH受容体抗体（TRAb）が陽性の場合は寛解が望みにくいとの報告がありTRAb陰性化が目安の1つとなっている．抗甲状腺薬を1〜2年間続けた時点で休薬できる見通しが立たないもの（1日ないし2日に5 mgまで減量できないもの）については，そのまま抗甲状腺薬を継続するか，ほかの治療法に切り替えるかを患者に対して十分情報提供し，今後の治療について相談する．

無痛性甲状腺炎について

1 治療のゴール

無痛性甲状腺炎や産後一過性甲状腺炎では基本的に自然に治癒するため治療は必要としない[4]．

甲状腺中毒症状が強い場合は前述のようにβ遮断薬を投与しながら，自己抗体などを検査し診断をつける．不安や訴えが強い場合は甲状腺機能正常化まで月に1回程度フォローする．甲状腺中毒症状を発見した場合も，クリーゼでなければ抗甲状腺薬開始を急ぐ必要はないので，不必要にMMIを投与し副作用を起こすことは避ける．

亜急性甲状腺炎について

1 治療のゴール

無痛性甲状腺炎と同様に6カ月以内に治癒するので治療は必要としない．
甲状腺中毒症状が強ければβ遮断薬を使用する[4]．疼痛が強い場合はNSAIDsを使用する[4]．

処方例 ジクロフェナク（ボルタレン®）：1回25 mg，1日3回

※NSAIDsが使用できない/NSAIDsで症状がコントロールできない場合
プレドニゾロン（プレドニン®）：1回10 mg，1日3回，数週で漸減

ビヨンド・ザ・ガイドライン

Beyond the Guideline

総合診療医の視点

生活指導

- 禁煙について

  喫煙によりバセドウ病発症の危険性が高まること，抗甲状腺薬による治療の効果が減弱すること，再発率が高くなることが指摘されている[1]．したがって，未治療，治療中，あるいは寛解中にかかわらず禁煙が推奨される[1]．そのため，総合診療医としては喫煙状況の確認と禁煙へのアプローチがほかの喫煙者と同様もしくはそれ以上に重要となる．

- ヨード摂取について

  昆布をはじめとした海藻を食する習慣のあるわが国では，食事からのヨード摂取量が多く（数100 μg～数 mg/日）ヨード充足～過剰地域として知られている[1]．ヨード摂取過剰は，抗甲状腺薬による甲状腺機能の正常化を遅らせ治療後の再発の原因となるとの理由から，薬物治療の際には海藻類の摂取を避けるべきとの考え方が近年まであった．しかし，わが国において薬物治療中にヨード制限を行った方がよいとするエビデンスは乏しく，また厳密なヨード制限を継続することは困難であるため，通常の食生活を行っている患者においてヨード摂取の制限を勧める必要はない[1]．

Beyond the sea ～海外のエビデンスから

検査値が重要な手がかりとなるがゆえに過剰検査が多くなりやすい疾患とも言える（TSH測定：110点＋判断料，甲状腺超音波：350点・ドップラー使用時550点）．

文献4では，the Choosing Wisely Campaignでの記載として，

- 最初から複数の甲状腺ホルモンや自己抗体を測定することは望ましくなく，病歴・身体所見から疑わしい場合はTSHをまず測定し，異常があればほかの検査を追加する
- 甲状腺腫大がなければ機能異常があるすべての患者の甲状腺超音波をオーダーすることは勧められない

の2点をあげている．

紹介のタイミング

紹介先 ▶ 内分泌内科

以下のような患者は内分泌内科へ紹介すべきである[1]．

- ^{131}I内用療法，手術による外科治療を受ける患者
- 妊婦，授乳婦，妊娠希望のバセドウ病患者〔総合診療医としては妊娠時の治療よりも，普段通院しているバセドウ病患者と妊娠のタイミングについて相談しておくことや，MMI内服中に妊娠した場合の説明（文献1に詳しい）に習熟しておくことが肝要である〕

- 小児のバセドウ病患者（抗甲状腺薬治療が第一選択だが寛解率が低く，治療に難渋することが多い）
- 甲状腺中毒症状がコントロール困難な患者（高齢者では症状が明らかでなく，心不全などの合併症をきたしやすいので注意する）

文献

1) 「バセドウ病治療ガイドライン2011」（日本甲状腺学会/編），南江堂，2011
    - ▶ 有料 バセドウ病の治療を中心にポイント，ステートメント，およびステートメントの根拠となる内外の文献の紹介が記載されている．
2) 「甲状腺疾患診断ガイドライン2013」（日本甲状腺学会）
    http://www.japanthyroid.jp/doctor/guideline/japanese.html
    - ▶ 無料 バセドウ病，甲状腺機能低下症，無痛性甲状腺炎，慢性甲状腺炎，亜急性甲状腺炎の診断について端的に記載されている．
3) Bahn Chair RS, et al：Hyperthyroidism and other causes of thyrotoxicosis: management guidelines of the American Thyroid Association and American Association of Clinical Endocrinologists.Thyroid, 21：593-646, 2011
    - ▶ 無料 米国甲状腺学会および米国臨床内分泌学会によるガイドライン．推奨の強弱およびエビデンスの質を示している．文献4にも参考文献として引用されている．
4) Kravets I：Hyperthyroidism：Diagnosis and Treatment. Am Fam Physician, 93：363-370, 2016
    - ▶ 有料 発表から1年経つと無料で閲覧可能．甲状腺機能亢進症の鑑別およびそれぞれの治療に加え，甲状腺クリーゼの診断・治療に関してもわかりやすくまとまっている．

内分泌・代謝疾患

15 高尿酸血症・痛風

藤原昌平

要チェック 「高尿酸血症 → 薬物治療」という安易な診療はもうやめる（適切な生活指導，慎重な薬物治療適応の検討を行う）．

▶ 該当診療ガイドライン

わが国における高尿酸血症・痛風に関する診療ガイドラインには

① **高尿酸血症・痛風の治療ガイドライン第2版**（Minds収載済）[1]

② **高尿酸血症・痛風の治療ガイドライン第2版 2012年追補版**（Minds収載済）[2]

がある．①②ともに高尿酸血症・痛風の診療にあたる医師（標榜科は問わない）が主な対象で，The AGREE Research Trustが作成したAGREE（appraisal of guidelines for research）に準拠して改訂されている．

海外の診療ガイドラインでは

- 2012 American College of Rheumatology Guidelines for Management of Gout（米国）[3]
- 2016 updated EULAR evidence-based recommendations for the management of gout（欧州）[4]

が有用である．2016年11月にACP（American College of Physicians）より新たに診療ガイドライン[5]が出されたが，血清尿酸値の治療目標（後述）を除いてACRの診療ガイドライン[3]と大きな違いはみられなかった．

本稿では主に①②を中心に概説する．

診療ガイドラインのPoint

- 痛風関節炎・痛風結節の有無，合併症の有無を確認し治療方針を決定．
- 無症候性高尿酸血症の薬物治療は適応を慎重に検討．
- 薬物治療は痛風発作を誘発しないよう慎重に行う．

診断のアプローチ

本邦の成人男性における高尿酸血症の頻度は30歳以降では30％に達していると推定されており，日常診療のなかで出会うことが多い疾患である[1]．通常は痛風発作などを契機に診断されるが，特定健診の付加項目として尿酸値が含まれており無症候性高尿酸血症に出会うことも多い．痛風関節炎・痛風結節などの尿酸塩沈着症，腎障害・高血圧・メタボリックシンドロームなどの合併症の有無により治療戦略が異なるため診断時に確認することが大切である．

高尿酸血症の診断

- 血清尿酸値が7.0 mg/dL以上（年齢性別を問わない）[1]
- 痛風発作中には血清尿酸値が低下することがある
- 基礎疾患・薬物投与に伴う二次性の可能性について検討（表1～3）
- 急性尿酸性腎症や腫瘍融解症候群は緊急疾患であり，悪性腫瘍の既往や化学療法等の治療歴聴取が大切

診療ガイドラインでは尿中尿酸排泄量および尿酸クリアランスを測定し「尿酸産生過剰型」「尿酸排泄低下型」「混合型」に分類することが推奨されているが[1]，検査が煩雑である点・ACR（American College of Rheumatology）の診療ガイドライン[3]では病型の分類による薬

表1　産生過剰型二次性高尿酸血症

疾患	機序
① 遺伝性代謝性疾患 　1) レッシュ-ナイハン症候群 　2) ホスホリボシルピロリン酸合成酵素亢進症 　3) 先天性筋原性高尿酸血症	ヒポキサンチン・グアニンホスホリボシルトランスフェラーゼ欠損によるプリン異化亢進とプリンde novo合成亢進 プリン合成の亢進 筋ATP産生障害によるAMP分解亢進
② 細胞増殖の亢進・組織破壊の亢進 　1) 悪性腫瘍 　　造血器腫瘍（急性白血病，悪性リンパ腫，骨髄増殖性疾患，骨髄異形成症候群） 　　固形腫瘍（乳がん，精上皮腫，肉腫，ウィルムス腫瘍，小細胞肺がん，その他増殖速度の速い腫瘍） 　2) 非腫瘍性疾患 　　尋常性乾癬，二次性多血症，溶血性貧血 　3) 腫瘍融解症候群 　4) 横紋筋融解症	細胞増殖に伴う細胞崩壊による核酸など尿酸前駆物質の高負荷
③ 甲状腺機能低下症	ATP代謝異常
④ 外因性・高プリン食	プリン体を多く含む食品の摂取によるプリン体の高負荷
⑤ 薬剤性 　1) 抗悪性腫瘍薬 　2) ミゾリビン 　3) テオフィリン 　4) フルクトース，キシリトール	腫瘍細胞の崩壊による尿酸前駆物質の高負荷 詳細不明 プリン異化亢進 代謝過程におけるATP消費

ATP：アデノシン5'-三リン酸，AMP：アデノシン一リン酸
（文献1より引用）

剤選択は推奨されていない点から筆者は必ずしも施行していない．

痛風の診断

- 典型的には第一中足趾節（MTP）関節または足関節周囲に発赤，腫脹を伴う急性関節炎として発症
- 高齢者では多関節炎で初発することもあり注意が必要
- 診断基準はACRのものが有用（表4）

表2　排泄低下型二次性高尿酸血症

疾患	機序
① 腎疾患	
1) 慢性腎疾患	腎機能低下
2) 多発性嚢胞腎	腎機能低下
3) 鉛中毒・鉛腎症	鉛の沈着による尿細管障害
4) ダウン症候群	腎機能低下，尿酸排泄低下
5) 家族性若年性痛風腎症	尿酸排泄低下
② 代謝，内分泌性	
1) 高乳酸血症	尿細管でのURAT1による尿酸再吸収促進
2) 脱水	腎血流量の低下
③ 薬剤性	
1) 利尿薬（フロセミド，サイアザイド系利尿薬，D-マンニトール）	長期使用による細胞外液量減少のためGFRが低下し尿酸再吸収が亢進する
2) 少量のサリチル酸	尿細管での尿酸分泌抑制，GFRの低下
3) 抗結核薬（ピラジナミド，エタンブトール塩酸塩）	尿細管でのURAT1による尿酸再吸収促進
4) 免疫抑制薬（シクロスポリン，タクロリムス水和物）	GFR低下

URAT1：尿酸トランスポーター1, GFR：糸球体濾過量
（文献1より引用）

表3　混合型二次性高尿酸血症

疾患	尿酸産生過剰の機序	尿酸排泄低下の機序
① 1型糖原病	ATP欠乏，アデニンヌクレオチド分解亢進	高乳酸血症による尿酸再吸収促進
② 肥満	プリン体過剰摂取，脂肪合成亢進	インスリン抵抗性，高インスリン血症
③ 妊娠高血圧症候群	胎盤などの組織破壊	近位尿細管での再吸収亢進
④ 飲酒	エタノール代謝に伴うATP分解亢進，プリン体摂取	高乳酸血症による尿酸再吸収促進
⑤ 運動負荷	ATP消費に伴うAMP分解亢進	腎血流量低下，グルコースの嫌気性代謝による高乳酸血症
⑥ 広範な外傷・熱傷	組織破壊	腎血流量低下，高乳酸血症による尿酸再吸収促進
⑦ ニコチン酸，ニコチン酸アミド	ホスホリボシルピロリン酸合成亢進	URAT1による尿酸再吸収促進

ATP：アデノシン5'-三リン酸，AMP：アデノシン一リン酸，URAT1：尿酸トランスポーター1
（文献1より引用）

表4 痛風関節炎の診断基準（米国リウマチ学会）

① 尿酸塩結晶が関節液中に存在すること
② 痛風結節の証明
③ 以下の項目のうち6項目以上を満たすこと 　a）2回以上の急性関節炎の既往がある 　b）24時間以内に炎症がピークに達する 　c）単関節炎である 　d）関節の発赤がある 　e）第一MTP関節の疼痛または腫脹がある 　f）片側の第一MTP関節の病変である 　g）片側の足関節の病変である 　h）痛風結節（確診または疑診）がある 　i）血清尿酸値の上昇がある 　j）X線上の非対称性腫脹がある 　k）発作の完全な寛解がある

①または②の証明、もしくは③の11項目のうち6項目以上を満たせば痛風関節炎と診断.
（文献1より引用）

　本邦の診療ガイドライン[1]でも引用されているACRの診断基準[3]は，① 関節液中の尿酸塩結晶，あるいは ② 痛風結節が証明される，または ③ の11項目のうち6項目以上を満たせば痛風であるとするものである．

① 関節液中の尿酸結晶は，関節穿刺による関節液の採取や偏光顕微鏡での観察が必要であり簡便な検査ではないが，診断上有用であり迅速な診断が行える．

② 痛風結節も痛風の罹病期間の長い症例に特徴的な所見であるが，痛風治療の普及に伴い減少しており，診断上価値があるが臨床で出会う機会は少ない．耳介，第一MTP関節，肘関節などに好発する尿酸塩結晶と肉芽組織からなる組織である（図1）．

③ の項目に関しては病歴・採血・X線にて診断可能であり診療所などの医療機関でも簡便に施行可能であり有用である．

ビヨンド・ザ・ガイドライン
Beyond the Guideline

総合診療医の視点

　痛風発作の診断に有用な痛風結晶の証明には通常偏光顕微鏡が必要だが，通常の光学顕微鏡でも観察可能であり（図2），グラム染色でも観察可能である．筆者は時間短縮の目的でメチレンブルー単染色で観察している（図3）．

Beyond the sea 〜海外のエビデンスから

　無症候性高尿酸血症の治療はACRの診療ガイドライン[3]では推奨がなくスクリーニングも推奨されていない．本邦の診療ガイドライン[1]でもスクリーニングは推奨されておらず，無症状時の尿酸の測定は適応を慎重に検討するべきである．

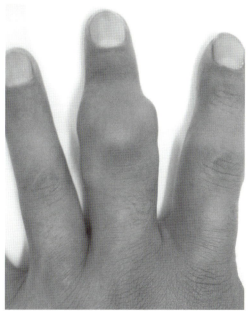

図1 痛風結節
右第3指近位指節間関節に痛風結節を認める．
巻頭カラー②参照

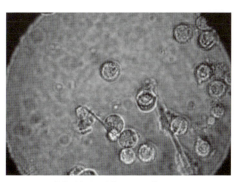

図2 尿酸塩結晶（生スメア）
関節液にカバーグラスを被せ400倍にて絞りを絞って検鏡．串団子のように白血球に貪食された尿酸塩結晶が認められる．
巻頭カラー③参照

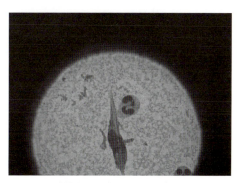

図3 尿酸塩結晶（メチレンブルー単染色）
グラム染色に使用するメチレンブルーにて単染色．油浸レンズにて観察．白血球に貪食される尿酸塩結晶が認められる．
巻頭カラー④参照

治療のアプローチ

高尿酸血症の治療

　高尿酸血症治療のゴールは，① 痛風関節炎や腎障害などの尿酸塩沈着症を回避すること，そして ② 肥満，高血圧，糖・脂質代謝異常などの合併症にも配慮し，**生活習慣を改善して，心血管イベントのリスクが高い高尿酸血症・痛風の生命予後の改善を図ることである**[1]．具体的な血清尿酸値の治療目標値は 6.0 mg/dL とされている[1]．

　治療のアプローチは ① 痛風関節炎または痛風結節の有無，② 合併症（腎障害，尿路結石，高血圧，虚血性心疾患，糖尿病，メタボリックシンドロームなど）の有無，③ 血清尿酸値によって治療方針を考える（図4）．いずれの場合もまずは**生活習慣の改善**が強調されており，

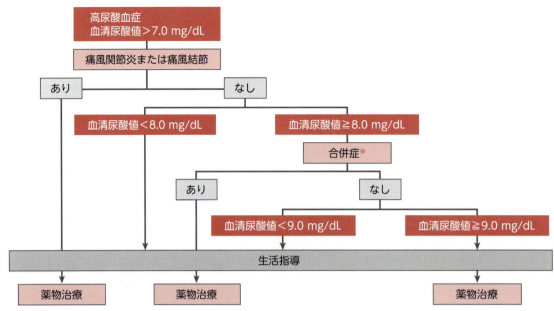

図4 高尿酸血症の治療指針
※：腎障害，尿路結石，高血圧，虚血性心疾患，糖尿病，メタボリックシンドロームなど（腎障害と尿路結石以外は血清尿酸値を低下させてイベント減少を検討した介入試験は未施行）．
（文献1より引用）

痛風関節炎をくり返す症例や痛風結節を認める症例が薬物治療の積極的な適応となる[1]．

1 生活指導

高尿酸血症は代表的な生活習慣病であり，**生活指導は薬物療法の有無にかかわらず重要な役割を有している**．実際の生活指導は ① 食事療法，② 飲酒制限，③ 運動の推奨を中心に行う．

・**食事療法**

- 適正なエネルギー摂取
- プリン体・果糖の過剰摂取制限
- 十分な飲水（尿量1日2L以上が目標）

食事療法の主眼はプリン体の制限からむしろ総エネルギー量の制限に移行しており，特に肥満傾向にある場合は糖尿病治療に準じた摂取エネルギーの適正化を第一に行う．プリン体の制限は高プリン食を控えることを指導する（**表5**）．また尿酸の尿中飽和度を減少させる目的で尿量を1日2L以上目標に飲水を励行する．

・**飲酒制限**

- アルコール飲料は種類にかかわらず制限

アルコール飲料はプリン体の有無にかかわらず，それ自体の代謝に関連して血清尿酸値を上昇させるため，種類にかかわらず過剰摂取を控えるように指導する．目安としては1日で日本酒1合，ビール500 mL，ウイスキー60 mL程度とされている[1]．

表5 プリン体の含有量（100 gあたり）

極めて多い（300 mg～）	鶏レバー，マイワシ干物，イサキ白子，あんこう肝酒蒸し
多い（200～300 mg）	豚レバー，牛レバー，カツオ，マイワシ，大正エビ，マアジ干物，サンマ干物
少ない（50～100 mg）	ウナギ，ワカサギ，豚ロース，豚バラ，牛肩ロース，牛タン，マトン，ボンレスハム，プレスハム，ベーコン，ツミレ，ほうれんそう，カリフラワー
極めて少ない（～50 mg）	コンビーフ，魚肉ソーセージ，かまぼこ，焼ちくわ，さつま揚げ，カズノコ，スジコ，ウインナーソーセージ，豆腐，牛乳，チーズ，バター，鶏卵，とうもろこし，ジャガイモ，さつまいも，米飯，パン，うどん，そば，果物，キャベツ，トマト，にんじん，大根，白菜，海藻類

（文献1より引用）

・運動療法

- 過度な運動，無酸素運動は血清尿酸値の上昇を招く[1]
- 継続的な軽い有酸素運動を指導[1]

2 薬物療法

- 薬物療法の前にまずは生活指導
- くり返す痛風発作・痛風結節を認める場合は薬物治療
- 無症候性高尿酸血症に対する薬物治療の適応は慎重に検討
- 痛風発作を誘発しないように慎重に尿酸値を下げる

　無症候性高尿酸血症は本邦の診療ガイドラインでは9 mg/dLで薬物治療を行うとされている[1]が**ACRの診療ガイドラインでは推奨はなく**[3]**慎重に検討するべきである**．高血圧・メタボリックシンドロームとの関連も指摘されており[1]**十分な生活指導を行うことが重要である**．

　本邦の診療ガイドライン[1]では生活指導により改善がみられない場合の薬物治療の適応は以下の3点である．

- 痛風関節炎または痛風結節の存在
- 血清尿酸値≧8 mg/dL＋合併症
- 血清尿酸値≧9 mg/dL

　本邦の診療ガイドライン[1]では産生過剰型，排泄低下型，混合型に分けて，排泄低下型には尿酸排泄促進薬，尿酸産生過剰型には尿酸生成抑制薬が推奨されている（**表6，7**）．しかしながら前述のように外来患者での病型の分類は煩雑であり，筆者はACRの診療ガイドラインに従い副作用などで使用できない場合を除き尿酸生成抑制薬を第一選択にしている．

・尿酸下降薬の処方

　アロプリノールは腎機能障害時には使用量の調整が必要である（**表8**）．フェブキソスタットは重度の腎機能障害〔推算糸球体濾過量（GFR）30 mL/分/1.73 m^{2}未満〕がある場合の安全性は確立されていない[2]．

　いずれの薬剤も**最小量から始め慎重に増量**していく．最初の6カ月は1カ月ごとにフォローし血清尿酸値，腎機能，発作の有無，副作用などをチェックする[1]．

表6　尿酸下降薬の選択

尿酸排泄促進薬の適応	尿酸生成抑制薬の適応
・尿酸排泄低下型 ・副作用で**尿酸生成抑制薬**が使用不可	・尿酸産生過剰型 ・尿路結石の既往ないし保有 ・中等度以上（Ccr，推算GFR30 mL/分/1.73m² **未満**または血清クレアチニン値2.0 mg/dL以上）の腎機能障害 ・副作用で尿酸排泄促進薬が使用不可

Ccr：クレアチニン・クリアランス，GFR：糸球体濾過量
（文献2より引用）

表7　尿酸下降薬

	一般名	商品名	用法・用量	併用しない薬剤	併用に注意を要する薬剤	重大な副作用
尿酸排泄促進薬	プロベネシド	ベネシッド®	1回250〜500 mg，1日 2〜4回		サリチル酸製剤，インドメタシン，ナプロキセン，ジドブジン，経口糖尿病用剤，パントテン酸，セファロスポリン系抗生物質，ペニシリン系抗生物質，アシクロビル，バラシクロビル塩酸塩，ザルシタビン，ガチフロキサシン水和物，ジアフェニルスルホン，メトトレキサート，経口抗凝固薬，サルファ剤，ガンシクロビル，ノギテカン塩酸塩	溶血性貧血，再生不良性貧血，アナフィラキシー様反応，肝壊死，ネフローゼ症候群
	ブコローム	パラミヂン®	1回300 mg，1日 1〜3回		クマリン系抗凝血薬	皮膚粘膜眼症候群（Stevens-Johnson症候群），中毒性表皮壊死症（Lyell症候群）
	ベンズブロマロン	ユリノーム® ナーカリシン® ムイロジン® 他	1回25〜50 mg，1日 1〜2回		クマリン系抗凝血薬，抗結核薬，サリチル酸製剤	重篤な肝障害
尿酸生成抑制薬	アロプリノール	ザイロリック® アロシトール® サロベール® リボール® 他	1回100 mg，1日 1〜3回		メルカプトプリン(6-MP)，アザチオプリン，ビダラビン，クマリン系抗凝血薬，クロルプロパミド，シクロホスファミド，シクロスポリン，フェニトイン，キサンチン系薬剤，ジダノシン，ペントスタチン，カプトプリル，ヒドロクロロチアジド，アンピシリン	皮膚粘膜眼症候群（Stevens-Johnson症候群），中毒性表皮壊死症（Lyell症候群），剥脱性皮膚炎等の重篤な発疹，ショック，アナフィラキシー様症状，再生不良性貧血，汎血球減少，無顆粒球症，血小板減少，劇症肝炎等の重篤な肝機能障害，黄疸，腎不全，腎不全の増悪，間質性腎炎を含む腎障害，間質性肺炎，横紋筋融解症
	フェブキソスタット	フェブリク®	1回40〜60 mg，1日1回 1回10 mg，1日1回から開始し漸増	メルカプトプリン(6-MP)，アザチオプリン	ビダラビン，ジダノシン	肝機能障害，過敏症

（添付文書を参考に作成）

表8 腎機能に応じたアロプリノールの使用量

腎機能	アロプリノール投与量
Ccr＞50 mL/分	100〜300 mg/日
30 mL/分＜Ccr≦50 mL/分	100 mg/日
Ccr≦30 mL/分	50 mg/日
血液透析施行例	透析終了時に100 mg
腹膜透析施行例	50 mg/日

Ccr：クレアチニン・クリアランス
(文献1より引用)

痛風関節炎の治療

痛風関節炎の治療手段としては，コルヒチン，NSAIDs，副腎皮質ステロイドの3つの手段を選択しうる．

1 コルヒチン

本邦では欧米と異なり発作の前兆期に少量を用いる方法が推奨されている[1]．発作の極期に開始すると大量投与しても十分な有効性を得られないことが多いため携行することを勧める[1]．また大量投与では代表的な副作用である腹痛と下痢が生じることが多い．

> **処方例** [本邦診療ガイドライン[1]]
> ・前兆期に，コルヒチン（0.5 mg）1錠を内服
> ・頻発する場合は，コルヒチン（0.5 mg）1日1錠を連日内服
>
> [ACR診療ガイドライン[3]]
> ・初回コルヒチン（0.5 mg）を1〜2錠内服し，頓挫するまで1時間ごとに1錠ずつ追加内服（1日合計2.4 mgを超過しない）
> ・急性発作の12時間後から予防投与（コルヒチン0.5〜1.0 mg/日）開始

2 NSAIDs

短期間のみ比較的多量に投与し，その後発作が治まるまで常用量で継続する（表9）．胃粘膜障害，腎機能障害，薬剤相互作用（ワルファリンなど）に注意が必要[1]．

3 副腎皮質ステロイド

NSAIDsが使用できない場合，NSAIDsが無効であった場合，多発性に関節炎を生じている場合などには経口にて副腎皮質ステロイドを投与する[1]．本邦の診療ガイドライン[1]では「プレドニゾロン15〜30 mgを投与し関節炎を鎮静化させ，1週ごとに3分の1量を減量し，3週間で中止する方法がある．」と記載されている．筆者はACRの診療ガイドライン[3]を参考に下記の内容で処方している．

表9　痛風関節炎に適応のあるNSAIDs一覧

一般名	商品名	剤形	痛風発作に推奨される投与法
インドメタシン	インテバン®SP 他	25 mg, 37.5 mg 徐放性カプセル	1回25 mgを1日2回, 症状により1回37.5 mgを1日2回
ナプロキセン	ナイキサン®	100 mg錠	初回400〜600 mg, その後1回200 mgを1日3回または300 mgを3時間ごとに3回まで
オキサプロジン	アルボ® 他	100 mg, 200 mg錠	常用量400 mg, 最高量600 mg
プラプロフェン	ニフラン® プラノプロフェン錠『トーワ』 プラノプロフェンカプセル『日医工』他	75 mg	1回150〜225 mgを1日3回 翌日から1回75 mgを1日3回

(文献1より引用)

> **処方例**　プレドニゾロン0.5 mg/kg/日を5〜10日間投与し中止, もしくは2〜5日使用後に7〜10日間で漸減
> 　　処方例1：プレドニン®（5 mg）1日1回6錠内服を5〜10日間
> 　　処方例2：プレドニン®（5 mg）1日1回6錠内服を5日間, その後4錠→2錠→1錠と3日間ずつ投与し中止

痛風関節炎の予防

　血清尿酸値が低下する際にも痛風関節炎が誘発されるため以下の点に注意する[2]．
- 未治療の高尿酸血症は痛風関節炎寛解後約2週間後から少量（アロプリノール50 mg, フェブキソスタット10 mg）で薬物治療を開始
- 尿酸下降薬投与中に痛風関節炎が起こった場合は, 尿酸下降薬は継続する
- 尿酸下降薬投与初期は少量コルヒチンを併用（ACR診療ガイドラインでは0.5〜1.0 mg/日を少なくとも6カ月間）
- 血清尿酸値は6.0 mg/日を目標に3〜6カ月かけて徐々に低下させる

ビヨンド・ザ・ガイドライン　Beyond the Guideline

総合診療医の視点

　薬剤投与による副作用等の出現は服薬アドヒアランスを低下させたり, 患者—医師関係にも影響を与える. 複数の疾患を長期的に管理することの多い総合診療医にとって重要な点である. 前述の通り**尿酸下降薬の投与によって痛風関節炎が誘発されることがあり, 十分な事前の説明と慎重な治療**が求められる.

　膝・肘関節などに水腫を伴う関節炎を有する場合には関節を無菌的に穿刺し関節液を

排液後に副腎皮質ステロイドを注入してもよい．筆者は大関節であればケナコルト-A® 40 mg，小関節にはデポ・メドロール® 10～20 mgを使用している．

Beyond the sea ～海外のエビデンスから

- すべての診療ガイドラインにおいて痛風発作時の薬剤選択に関して優劣は付けていないが，EULARの診療ガイドライン[4]では禁忌・併存疾患・重症度・関節数と症状の期間に応じて選択するよう推奨されている．

  ・重度の腎不全→コルヒチン・NSAIDsは避ける

  ・P糖蛋白・CYP3A4を阻害する薬剤（シクロスポリン，クラリスロマイシン，ベラパミル，ケトコナゾールなど）→コルヒチンは避ける

  ・発症から12時間以内→コルヒチンを考慮

  ・単関節で穿刺が容易な場合→ステロイド関節内投与を考慮

- ACRの診療ガイドライン[3]では**痛風発作があることを前提**として痛風結節の存在，年2回以上の痛風発作，CKD（chronic kidney disease）ステージ2以上，尿路結石の既往が尿酸下降薬の適応とされている．

- 本邦の診療ガイドライン[1]では無症候性高尿酸血症に対しても治療が推奨されている．しかし無症状の患者に治療を行い痛風関節炎が生じた場合は前述の通りアドヒアランスや患者—医師関係に大きな影響を与えると考えられ，**薬物治療に関しては慎重に適応を検討したうえで開始し痛風関節炎の予防を積極的に行うことが大切**である．

- 本邦の診療ガイドライン[1]・ACRの診療ガイドライン[3]・EULARの診療ガイドライン[4]では血清尿酸値の目標は6.0 mg/dL（EULARの診療ガイドラインでは重症例では5.0 mg/dLを推奨）とされているが，2016年に新たに発表されたACPの診療ガイドライン[5]ではエビデンスが不十分であることを理由に具体的な治療目標値は設定されていない．

紹介のタイミング

紹介先 腎臓内科，リウマチ科

- 急性尿酸性腎症や腫瘍融解症候群は緊急疾患であり専門医との連携が必要である．
- ACRの診療ガイドラインでは以下の場合に専門医への紹介を考慮するとされている．

  ・高尿酸血症の原因が不明

  ・痛風関節炎が難治性

  ・血清尿酸値の目標が達成困難（特に腎障害で尿酸産生抑制薬を使用している場合）

  ・薬物治療にて複数または重篤な副作用が生じた場合

文献

1）「高尿酸血症・痛風の治療ガイドライン第2版」（日本痛風・核酸代謝学会ガイドライン改訂委員会），メディカルレビュー社，2010
　▶ 有料 被専門医向けに高尿酸血症・痛風に関する情報が幅広く掲載されている．

2）「高尿酸血症・痛風の治療ガイドライン第2版（2012年追補版）」（日本痛風・核酸代謝学会ガイドライン改訂委員会），メディカルレビュー社，2012
　▶ 有料 フェブキソスタット（フェブリク®）が使用可能となり文献1からの修正点が掲載されている．

3）Khanna D, et al：2012 American College of Rheumatology Guidelines for Management of Gout. Arthritis Care & Research, 64：1431-61, 2012
http://onlinelibrary.wiley.com/doi/10.1002/acr.21772/full
http://onlinelibrary.wiley.com/doi/10.1002/acr.21773/full
　▶ 無料 米国リウマチ学会（ACR）による痛風・高尿酸血症に関する診療ガイドライン．Part1, Part2がそれぞれ上記からダウンロード可能．

4）Richette P, et al：2016 updated EULAR evidence-based recommendations for the management of gout. Ann Rheum Dis, 76：29-42, 2017
　▶ 無料

5）Qaseem A, et al：Management of Acute and Recurrent Gout: A Clinical Practice Guideline From the American College of Physicians. Ann Intern Med, 166：58-68, 2017
http://annals.org/aim/article/2578528/management-acute-recurrent-gout-clinical-practice-guideline-from-american-college
　▶ 無料 米国内科学会（ACP）が2016年11月に発表した診療ガイドライン．基本的にACRの診療ガイドラインと同じ内容となっているが血清尿酸値の治療目標など一部に違いがみられる．

筋骨格系疾患

16 腰痛

白石吉彦

要チェック　腰痛患者 → まずX線という診療はやめる．重要なのは注意深い問診と身体診察．

該当診療ガイドライン

わが国において腰痛に関する診療ガイドラインは
- 日本整形外科学会，日本腰痛学会監修の**腰痛診療ガイドライン2012**[1)]

がある．文献検索によって抽出されたエビデンスの高い論文を吟味し，臨床的疑問（clinical question：CQ）を設定し，推奨度を付加して回答しており，非整形外科医にも非常にわかりやすく作られている．腰痛は1疾患単位ではなく「症状」である．日本整形外科学会が策定する診療ガイドラインのなかでも疾患名ではなく，1つの症状が対象となる唯一の診療ガイドラインである．Mindsの筋・骨・関節の項に掲載されている．
一方海外では各国でそれぞれ診療ガイドラインが出されているが，ヨーロッパでは
- European guidelines for the management of acute nonspecific low back pain in primary care[2)]
- European guidelines for the management of chronic nonspecific low back pain[3)]

がある．米国ではU.S. Agency for Health Care Policy and Research（1994）より
- Acute Low Back Problems in Adults: Assessment and Treatment[4)]

が出されている．
本稿では，わが国の腰痛診療ガイドライン2012に沿って概説する．

診療ガイドラインのPoint

- red flags（危険信号）を見落とさない．
- 腰痛患者に対して全例画像検査を行うことは必要ない．
- 腰痛に対して薬物療法は有用である．
- 小冊子などを用いた患者教育は腰痛の自己管理に有効である．
- 腰痛発症後活動性を維持することは再発予防に有用である．

診断のアプローチ

定義と疫学

　厚生労働省は3年ごとに大規模な国民生活基礎調査[5]を行っている．これは無作為抽出をした約30万世帯，約74万人を対象に保健，医療，福祉，年金，所得など国民生活の基礎的事項を調べるものである．そのなかに健康状況という項目があり，自覚症状の状況が記されている．2013年の調査では病気や怪我などで自覚症状のある者（有訴率）は人口千人あたり312.4となっており，症状別にみると腰痛が1位で人口千人あたり105.7となっている．米国でも腰痛は医療施設受診原因の第5位を占める[6]．

　腰痛の定義として診療ガイドライン[1]では，以下のように記載されている．

- 部位：文字どおり「腰部に存在する疼痛」と定義でき，一般的には具体的に触知可能な最下端の肋骨と殿溝の間の領域とする．
- 有症期間：4週間未満を急性，4週間から3カ月未満を亜急性，3カ月以上を慢性腰痛．
- 原因：脊椎由来，神経由来，内臓由来，血管由来，心因性の5つに大別され，また，原因が明らかな腰痛と明らかではない腰痛（非特異的腰痛）がある．原因が明らかなものとしては，特に重要なものは**悪性腫瘍**，**感染**，**骨折**の3つで，その他下肢の神経症状を伴う**腰椎椎間板ヘルニア**，**腰部脊柱管狭窄症**，**脊椎すべり症**などといった腰椎疾患も含まれる．下肢症状を伴わない腰痛の場合，85％は病理解剖学的に原因不明と言われている[7]．

　職業別では，運輸（71〜74％），清掃（69％），介護（63％），看護（46〜65％）の腰痛有訴率が比較的高い[1]．腰痛発症の危険因子として，身体的負荷の大きい重労働は多くの論文で指摘されており，それに加えて作業中の姿勢も重要である．体幹の屈曲，回旋や，定期的に姿勢を変えることのできない作業は腰痛の発生頻度を増加させる．

　生活習慣との関係では運動不足，喫煙は腰痛発症の危険因子である．BMI（body mass index）と腰痛には有意な相関はないとされている．腰痛の予後不良因子は年齢，下肢痛以外に腰痛の既往，うつ状態，仕事上の問題など心理社会的因子が関与している．

診断

　腰痛患者が初診した場合に**注意深い問診と身体検査にてred flags（表1）を察知し，重篤な脊椎疾患の存在を見落とさないことが重要**であり，図のようなアルゴリズムで診断していく．

　画像検査を重篤な状態が示唆されない腰痛患者に対して早期にルーチンに行っても，行わなかった場合と比較して臨床結果に改善はなかったというメタアナリシスが報告されている[8]．一部の変性所見と非特異的腰痛が関連している報告はあるが，オッズ比は低く，プライマリ・ケアにおけるルーチンの腰椎単純X線撮影は推奨されていない．MRIやCTは早期の感染やがんの診断に感度が高く，red flagsの合併や神経症状のある患者の画像検査としては有用である．しかし，これらの検査による椎間板の突出や変性，高輝度所見や神経根の変位や圧迫は無症候の患者にも認められ，プライマリ・ケアにおける早期の画像検査としては奨励されていない．MRIにおいて椎体終盤と軟骨下骨に認められる輝度変化であるmodic変化と椎間板性腰痛の関連について，腰痛の予後や危険因子に関係しているか否かは議論の余地がある．

　その他の検査として，椎間板造影および椎間板内注射は椎間板性腰痛の診断に有用な検査と

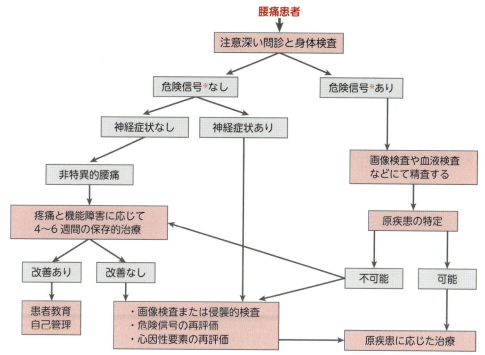

表1 重篤な脊椎疾患（腫瘍，炎症，骨折など）の合併を疑うべきred flags（危険信号）

- 発症年齢＜20歳 または ＞55歳
- 時間や活動性に関係のない腰痛
- 胸部痛
- がん，ステロイド治療，HIV感染の既往
- 栄養不良
- 体重減少
- 広範囲に及ぶ神経症状
- 構築性脊柱変形
- 発熱

HIV：human immunodeficiency virus
（文献1より引用）

図 腰痛の診断手順
※危険信号：表1参照
（文献1より引用）

する報告がある[9)～11)]．非特異的腰痛のなかに椎間関節由来の疼痛が指摘されており，診断的治療として短期，長期両方において，椎間関節注射は中等度のエビデンスがあると結論づけられている[12)13)]．また，神経根症状を伴う腰痛に対して，神経根ブロックは責任神経根を特定する場合に有用で中等度のエビデンスがある[13)～15)]．

ビヨンド・ザ・ガイドライン
Beyond the Guideline

総合診療医の視点

　red flagsを見つけることは最重要である．しかし，実際は診療所を訪れるほとんどの腰痛患者の原因は非特異的腰痛である．日常生活に支障をきたしたり，介護が必要になったりすることもある．非特異的腰痛の原因を探ることによって，より適切な治療の介入が可能となる．

　非特異的腰痛のなかに筋膜性疼痛症候群（myofascial pain syndrome），仙腸関節障害，梨状筋症候群，椎間関節症が多く含まれている．筋膜性疼痛症候群の場合には体幹の前屈後屈回旋側屈などの動作分析と圧痛部位の確認による罹患筋の同定が重要である．仙腸関節障害に関しては従来の整形外科的診察に加えて，仙腸関節スコア（村上試案）などをふまえた仙腸関節障害の診断技術が必要である[16]．梨状筋症候群は正確な触診が必要で，かつ椎間関節症とともに診断的治療で確定診断に至ることが多い．

治療のアプローチ

　腰痛治療のゴールは急性腰痛に関しては慢性化しないように，慢性腰痛に関しては腰痛の遷延や身体障害の発生を予防し，長期化を防ぐことである．

　従来，ベッド上安静は腰痛に対する治療手段として広く行われていた．しかし，エビデンスの質が高い報告で，**非特異的腰痛に関しては，急性の痛みがあってもなるべく普段の活動性を維持することはより早い痛みの改善につながり**，休業期間の短縮とその後の再発減少に効果的であり，休業する期間が長ければ長いほど職場復帰の可能性が低くなると報告されている[17）〜20)]．

薬物療法

　治療法の一環として薬物療法は有用である（表2，表3）．

　わが国の診療ガイドライン[1)]では，**第一選択は急性・慢性腰痛ともにNSAIDs，アセトアミノフェン**，第二選択薬としては急性腰痛に対しては筋弛緩薬，慢性腰痛に対しては抗不安薬，抗うつ薬，筋弛緩薬，オピオイドが推奨されている．筋弛緩薬に関してはエビデンスの高い薬剤は末梢性であり，通常日本では使用されておらず，そのエビデンスをそのまま日本に流用することには注意が必要である．抗うつ薬に関してはヨーロピアンガイドライン[3)]でSNRIおよびNaSSAは有効で，SSRIはおそらく効果がないとしている．抗うつ薬のなかでは，現在のところ日本ではデュロキセチンのみが線維筋痛症に関して保険適用がある薬剤である．ワクシニアウイルス接種家兎炎症皮膚抽出液は日本で開発されRCTが行われており，「痛み」，「放散痛」，「有痛性運動制限」において，優位に優れ罹患期間4カ月以上の中等症の症例に適しているという報告がある[21)]．外用剤に関してはエビデンスの質が高い報告はない．

表2　急性腰痛に対する各薬剤の推奨度

	日本	Cochrane	European	USA
NSAIDs(COX-2阻害薬含)	◎	○	○	◎
アセトアミノフェン	◎		○	◎
抗不安薬		○	○	○
筋弛緩薬	○	○	○	○
オピオイド				○

◎：第一選択薬，○：第二選択薬
(文献1より引用)

表3　慢性腰痛に対する各薬剤の推奨度

	日本	Cochrane	European	USA	UK
NSAIDs(COX-2阻害薬含)	◎	○	○	◎	○
アセトアミノフェン	◎			◎	◎
抗不安薬	○	○	○	○	
筋弛緩薬	○	○	○		
抗うつ薬	○		○	○	○
オピオイド	○	○	○	○	○

◎：第一選択薬，○：第二選択薬
(文献1より引用)

物理・装具・運動療法

　腰痛時に温めるか，冷やすかということはよく患者に聞かれるが，急性腰痛に対して温熱療法は内服療法と比較して治療開始後4日目の疼痛を優位に改善するというシステマティック・レビューが出ている[22]．よく使用される腰痛コルセットに関しては，意外にも疼痛改善に対する効果は認められておらず，職場復帰に関する効果は相反する報告がある．一方機能改善には有効であるとされている[23]．けん引療法に関しては腰痛に対して有効であるというエビデンスは不足している[24]．

　運動療法には通常の活動性維持，ストレッチ，エアロビック，水中での運動などさまざまな方法がある．急性腰痛に対しては，運動の種類，体操の種類にかかわらず効果がないとされている[19)25)〜26)]．一方で慢性腰痛に対しては長期的な効果は不明ながら，有効であるとされている[6)27)]．機能重視型治療（非特異的腰痛が良性であること，機能回復には運動が必要であることを伝えて全身運動を実施）の方が疼痛重視型治療（痛みが増強したときには活動を休止することを伝えて，受動術，ストレッチング，筋力強化，腰痛学級を実施）に比べて欠勤日数，自覚的な有効性ともに明らかによい[28)29)]．運動の頻度には週に1〜3回，理学療法士などの管理下で行うことがよいとされている．

患者教育

　腰痛患者に対してさまざまな患者教育や小冊子（パンフレット），ビデオなどを使っての患者指導がある．小冊子を用いた教育は腰痛の自己管理に有効であり，患者の知識を増やし，患

者の信念を改善させる．また，腰痛は良好な自然経過をたどるという説明，運動療法・作業療法指導，腰痛学級，腰痛体操などの介入，認知行動療法などの精神医学的介入を行うことで腰痛の程度，期間，うつ状態，日常生活動作，精神状態の改善に効果がある[30]．

注射療法[13]

硬膜外注射，局所注射の効果について一定の結論は得られていないが，仙骨硬膜外ステロイド注射は短期的疼痛軽減には高いエビデンスがあり，長期的には中等度のエビデンスがある．椎間関節注射および脊髄神経後枝内側枝ブロックは腰痛治療において短期的および長期的疼痛軽減に中等度のエビデンスがある．仙腸関節内注射のエビデンスは短期的，長期的効果についてともに限定的．神経根性痛に対しては経椎弓間腰椎硬膜外注射，経椎間孔硬膜外注射（神経根ブロック）は短期的には高いエビデンスがあり，長期的な効果に関して前者は限定的，後者は中等度のエビデンスがある．

手術療法

red flags を認める腰痛で手術適応のある症例はすみやかに整形外科医にコンサルトすべきである．一方で非特異的腰痛の病態が完全に明らかにされていない現状では，手術適応の決定は慎重に行う必要がある．重度の慢性腰痛をもつ患者において，脊椎固定術を行うことで疼痛軽減および機能障害を減じる可能性はあるが，集中的リハビリテーションとの間に明確な差はないとされている[31]．

ビヨンド・ザ・ガイドライン　Beyond the Guideline

総合診療医の視点

非常によくある訴えである腰痛の原因疾患やその頻度が実はよくわかっていない．しかも注射療法などのコントロールとして使われる生理食塩水自身に疼痛抑制効果があることもわかっており[32]，ますますややこしい．最も重要なことはがん，感染，骨折といった red flags をきちんと見つけることと，整形外科的に手術適応のある腰痛を鑑別することである．あとはその他の非特異的腰痛とされるものに対して，自分の診療の場のセッティングや自分の技量によって，診療ガイドラインを参考にしながら，できることをやっていくしかないと考える．最近，腰痛の疼痛緩和に関して超音波診断装置を使って安全に行う生理食塩水や重炭酸リンゲルによる筋膜注射が注目されている[33]．

2010年のプレガバリン，2011年にはトラマドール/アセトアミノフェンが発売され，2016年にはデュロキセチンが慢性腰痛の保険適用となった．また一部の強オピオイドも処方可能となり，NSAIDs しかなかった時代に比べ，腰痛薬物治療の選択肢は大きく広がった．ただし，効果がある一方で副作用も出やすく，適応や使い方に習熟する必要がある．

Beyond the sea ～海外のエビデンスから

ヨーロッパの診療ガイドライン[2,3]もアメリカの診療ガイドライン[4]も日本の診療ガイドラインとほぼ同じように記載がある．

① red flags を見つけ出すことに焦点を絞る
② red flags がない場合は急性腰痛症に対してルーチンに画像診断をすることは意味がない
③ 安静は患者の腰痛軽減や仕事への復帰を遅らせるため，必要ならばアセトアミノフェンやNSAIDsを服用しながら日常生活活動を維持する

といったところはほぼ共通している．

予防

予防を考えるときに発症予防，再発予防，急性腰痛の慢性腰痛への移行予防，そして休職や障害発生予防を考える必要がある．腹筋・背筋の増強訓練やストレッチング，持久性運動などの運動療法は腰痛発症予防に有効である[34]．いわゆる軟性コルセットは腰痛を予防可能であるというエビデンスはないが，腰痛の再発予防に有効である[35]．認知行動療法は腰痛自身の予防には効果がないが，腰痛に起因する長期にわたる病欠などの障害を予防するためには有効である[37]．活動性を維持することは腰痛再発を防ぐために有効である[18]．

紹介のタイミング

紹介先 ▶ 整形外科

注意深い問診と身体検査でred flagsを認める場合や下肢の神経症状のある腰痛に関しては画像検査や侵襲的検査が必要になると考えられ，運動器診療の専門医への紹介が必要である．4〜6週の保存的治療で改善の場合にも疼痛と機能障害に応じて専門医へ相談する必要がある．また，心因性要素の関与が疑われるときには適切なタイミングでの精神心理系の専門医への相談が必要である．

文献

1) 「腰痛診療ガイドライン2012」（日本整形外科学会，日本腰痛学会/監），南江堂，2012
   ▶ 無料 11年ぶりに作成された「初版」腰痛診療ガイドライン．Mindsより無料でダウンロード可能．

2) van Tulder M, et al：Chapter 3. European guidelines for the management of acute nonspecific low back pain in primary care. Eur Spine J, 15 Suppl 2：S169-91, 2006
   ▶ 無料

3) Airaksinen O, et al：Chapter 4. European guidelines for the management of chronic nonspecific low back pain. Eur Spine J, 15 Suppl 2：S192-300, 2006
   ▶ 無料

4) Acute low back problems in adults: assessment and treatment. Agency for Health Care Policy and Research. Clin Pract Guidel Quick Ref Guide Clin, 14：iii-iv, 1-25, 1994
   https://www.chirobase.org/07Strategy/AHCPR/clinicians.pdf
   ▶ 無料

5)「平成25年国民生活基礎調査の概況」(厚生労働省)
http://www.mhlw.go.jp/toukei/saikin/hw/k-tyosa/k-tyosa13/index.html
▶無料 厚生労働省が3年ごとに約30万世帯対象に保健，医療，福祉，年金，所得等国民生活の基礎的事項を調査したもの．

6) Chou R, et al：Diagnosis and treatment of low back pain: A joint clinical practice guideline from the American College of Physicaians and the American Pain Society. Ann Intern Med, 147：478-91, 2007
▶無料

7) Deyo RA & Weinstein JN：Low back pain. N Engl J Med, 344：363-70, 2001
▶有料 非特異的腰痛の85％は病理解剖学的に原因不明とした論文．

8) Chou R, et al：Imaging strategies for low-back pain. Lancet, 373：463-72, 2009
▶有料 腰痛に対する画像診断の要否のシステマティックとメタアナリシス．

9) Buenaventura RM, et al：Systematic review of discography as a diagnostic test for spinal pain: an update. Pain Physician, 10：147-64, 2007
▶無料

10) Wolfer LR, et al：Systematic review of lumbar provocation discography in asymptomatic subjects with a meta-analysis of false-positive rates. Pain Physician, 11：513-38, 2008
▶無料

11) Manchikanti L, et al：Systematic review of lumbar discography as a diagnostic test for chronic low back pain. Pain Physician, 12：541-59, 2009
▶無料

12) Boswell MV, et al：A systematic review of therapeutic facet joint interventions in chronic spinal pain. Pain Physician, 10：229-53, 2007
▶無料

13) Boswell MV, et al：Interventional techniques: evidence-based practice guidelines in the management of chronic spinal pain. Pain Physician, 10：7-111, 2007
▶無料

14) North RB, et al：Specificity of diagnostic nerve blocks: a prospective, randomized study of sciatica due to lumbosacral spine disease. Pain, 65：77-85, 1996
▶有料

15) Datta S, et al：An updated systematic review of the diagnostic utility of selective nerve root blocks. Pain Physician, 10：113-28, 2007
▶無料

16)「診断のつかない腰痛−仙腸関節の痛み」(村上栄一/著)，南江堂，2012
▶有料 現時点で日本語は仙腸関節に関する唯一の教科書．

17) Hagen KB, et al：The updated cochrane review of bed rest for low back pain and sciatica. Spine (Phila Pa 1976), 30：542-6, 2005
▶有料

18) Waddell G & Burton AK：Occupational health guidelines for the management of low back pain at work: evidence review. Occup Med (Lond), 51：124-35, 2001
▶無料

19) Philadelphia Panel：Philadelphia Panel evidence-based clinical practice guidelines on selected rehabilitation interventions for low back pain. Phys Ther, 81：1641-74, 2001
▶無料

20) Rozenberg S, et al：Bed rest or normal activity for patients with acute low back pain: a randomized controlled trial. Spine (Phila Pa 1976), 27：1487-93, 2002
▶有料

21) 小野啓郎, 他：腰痛性疾患に対するノイロトロピン錠(NT)の臨床評価：イブプロフェン錠を基礎薬とするプラセボ錠との二重盲検比較試験．薬理と治療，10：5813-32, 1982
▶有料

22) French SD, et al：Superficial heat or cold for low back pain. Cochrane Database Syst Rev, CD004750, 2006
▶有料

23) van Duijvenbode IC, et al：Lumbar supports for prevention and treatment of low back pain. Cochrane Database Syst Rev, CD001823, 2008
▶有料

24) Clarke J, et al：Traction for low back pain with or without sciatica: an updated systematic review within the framework of the Cochrane collaboration. Spine（Phila Pa 1976），31：1591-9, 2006
▶無料

25) Hayden JA, et al：Meta-analysis: exercise therapy for nonspecific low back pain. Ann Intern Med, 142：765-75, 2005
▶有料

26) Chou R & Huffman LH：Nonpharmacologic therapies for acute and chronic low back pain: a review of the evidence for an American Pain Society/American College of Physicians clinical practice guideline. Ann Intern Med, 147：492-504, 2007
▶無料

27) Kool J, et al：Exercise reduces sick leave in patients with non-acute non-specific low back pain: a meta-analysis. J Rehabil Med, 36：49-62, 2004
▶無料

28) Oesch PR：Function-versus pain-centred treatment of low back pain: concepts and outcome. 理学療法学, 34：328-34, 2007
▶有料

29) Kool J, et al：Function-centered rehabilitation increases work days in patients with nonacute nonspecific low back pain: 1-year results from a randomized controlled trial. Arch Phys Med Rehabil, 88：1089-94, 2007
▶無料

30) Hoffman BM, et al：Meta-analysis of psychological interventions for chronic low back pain. Health Psychol, 26：1-9, 2007
▶有料

31) Fairbank J, et al：Randomised controlled trial to compare surgical stabilisation of the lumbar spine with an intensive rehabilitation programme for patients with chronic low back pain: the MRC spine stabilisation trial. BMJ, 330：1233, 2005
▶無料

32) Frost FA et al：A control, double-blind comparison of mepivacaine injection versus saline injection for myofascial pain. Lancet, 1：499-500, 1980
▶有料 局所筋肉痛に生理食塩水と局所麻酔薬注射のダブルブラインド試験.

33) Kobayashi T, et al：Effects of interfascial injection of bicarbonated Ringer's solution, physiological saline and local anesthetic under ultrasonography for myofascial pain syndrome -Two prospective, randomized, double-blinded trials. 金沢大学十全医学会雑誌, 125：40-9, 2016
▶有料 筋膜性疼痛症候群に対し，生理食塩水と局所麻酔薬と重炭酸リンゲル注射のダブルブラインド試験.

34) van Poppel MN, et al：An update of a systematic review of controlled clinical trials on the primary prevention of back pain at the workplace. Occup Med（Lond），54：345-52, 2004
▶無料

35) Roelofs PD, et al：Lumbar supports to prevent recurrent low back pain among home care workers: a randomized trial. Ann Intern Med, 147：685-92, 2007
▶無料

36) Linton SJ, et al：The effects of cognitive-behavioral and physical therapy preventive interventions on pain-related sick leave: a randomized controlled trial. Clin J Pain, 21：109-19, 2005
▶有料

筋骨格系疾患

17 変形性膝関節症

池尻好聰

> **要チェック** 運動療法と減量を上手に指導する．NSAIDs を長期に漫然と処方するのはやめる．

該当診療ガイドライン

　変形性膝関節症（膝OA）の診療ガイドラインは，欧米に治療に関する診療ガイドラインはあるが，診断などまで含めた体系的な診療ガイドラインは少ない．日本では一般に公開された診療ガイドラインはなく，Mindsにも収載されていない．

　海外では変形性関節症の国際学会である**OARSI**（Osteoarthritis Research Society International），英国の国営医療保険制度NHSの附属機関である**NICE**（National Institute for Health and Clinical Excellence），**米国整形外科学会AAOS**（American Academy of Orthopaedic Surgeons）の治療ガイドラインが代表的である．OARSIは欧米6カ国から計16名のリウマチ，プライマリ・ケア，整形外科，EBMの専門家を集め，エビデンスをもとに各治療について推奨強度（strength of recommendation：SOR）を提唱した[1]．NICEは英国の保険制度を反映し[2]，AAOSはOARSIの治療ガイドラインをベースに，北米の整形外科医が中心となって作成した[3]．NICEのguidanceに一部診断に関する項目があるが，いずれの診療ガイドラインも治療に関する推奨内容である．

　日本ではOARSIのrecommendationsを，日本整形外科学会（JOA）変形性膝関節症診療ガイドライン策定委員会が，日本の現状を勘案して独自に推奨度を追加し，適合化終了版として発表している．しかし現時点では日本整形外科学会員は閲覧できるが，広く一般には公開されていない．

　今回，診断については一般的な教科書[4]や文献[5,6]を，治療については上記の治療ガイドラインを参考にした．

診療ガイドラインのPoint

- 変形性膝関節症は中高年者の活動に関連した膝痛と内側関節裂隙の圧痛から疑う．
- 治療は運動療法と減量，患者教育がベースとなる．
- 薬物治療だけでなく非薬物治療を併用する．

診断のアプローチ [4)～7)]

　変形性膝関節症（knee osteoarthritis：膝OA）は，局所の軟骨が摩耗し局所のストレスが増大した状態である．軟骨の消失が拡大すると関節裂隙がさらに狭小化し，膝は変形する．膝OAは膝の構成体すべてに影響し，軟骨の消失だけでなく骨棘形成など骨のリモデリングも起こし，関節包を伸長させ膝周囲の筋力を低下させる．

　膝OAは加齢により増加する．女性が男性より3～4倍多い．リスク因子は肥満，膝の外傷，膝の手術歴，重労働などである．膝痛により機能が制限され，日常生活に支障をきたす．

　原因が明らかでない一次性と疾患に続発する二次性に分類できる．日本では一次性が大部分を占める．二次性の原因は，靱帯損傷，半月板損傷，関節内骨折などの外傷，関節リウマチや化膿性関節炎などの炎症性疾患，痛風や偽痛風の代謝性疾患，血友病や腫瘍性疾患がある．

　膝関節には3つの区画があり，内側と外側の脛骨大腿関節，膝蓋大腿関節で，痛みはどの区画からも生じるが，膝蓋大腿関節は最も痛みを出しやすい．痛みは炎症のある骨や滑膜，関節液により伸長された関節包から生じる．関節軟骨は侵害受容器がないので痛みの由来とはならない．

変形性膝関節症の症状 [4) 5)]

1 膝痛

　痛みは活動と関係し，**動作時や荷重時に痛みが生じる**．歩行開始時や階段昇降時，長時間の歩行で痛みが出やすい．**通常，安静時痛はない**．安静時痛はより強い関節炎の状態で，関節リウマチや結晶性，感染，腫瘍などを疑う．

2 関節水腫

　炎症に伴い関節水腫をきたすことがある．関節内圧が上昇し関節包が伸長され痛みが増強する．膝蓋跳動が陽性で，穿刺すると黄色透明の関節液を認める．

3 可動域低下

　初期には可動域低下は少ない．伸展制限はないが**深く膝を曲げると痛みが出ることが多く**，正座が困難になる．進行すると伸展制限が出て，屈曲拘縮を認める．

4 筋力低下

　特に大腿四頭筋の筋力低下を認める．

5 変形

　日本では内側型の膝OAが大部分を占める．そのため変形が進むと，いわゆるO脚の内反変形をきたすことが多い．

6 不安定性

　変形が進むと靱帯の支持性が低下し，側方動揺性を認めるようになる．

診察所見

　診察ではまず可動域を見る．正常ではベッド上臥位で完全に膝が伸び（伸展0°），膝を他動的に最終域まで痛みなく押し込める（屈曲130～140°以上）．初期の膝OAでは，伸展制限はないが他動的に膝を深く屈曲すると痛みが生じる．変形が進むと伸展制限が出る．**内側型が多**

いので，**内側関節裂隙や内側の軟骨下骨に圧痛がある**．水腫を伴う場合は膝蓋跳動が陽性になる．軽度の熱感を伴う場合があるが皮膚発赤はない．

画像検査

日本ではX線写真が撮影されることが多い．ポイントはローゼンバーグ撮影（カセッテに膝正面を向けて立ち，膝を45°曲げて，膝後方から脛骨関節面に平行に入射する）や立位正面など**荷重位撮影を行う**ことで，関節裂隙の狭小化が再現できる．典型的なX線写真の所見は，関節裂隙の狭小化や骨棘形成，軟骨下骨の骨硬化像で，膝OAの程度を把握できる．

膝OAの所見があれば診断陽性率は上昇する[6]．しかし初期の膝OAはX線写真で異常所見を認めないことも多い．また，必ずしも画像所見と症状の程度は相関しない[5]．

血液検査

ルーチンには必要ない．関節リウマチや他の関節炎では炎症反応が上昇する．

関節穿刺

関節水腫がある場合には穿刺して排液することがある．減圧により痛みは軽減する．関節液の性状は，膝OAでは黄色透明である．結晶性関節炎では細胞数の増加を反映してより混濁し，化膿性関節炎は膿性である．

鑑別診断（表1）

診断は，典型的な動作に関連した膝痛と内側関節裂隙の圧痛，そしてその他の鑑別疾患を疑う病歴や診察所見がなければ比較的容易である．X線写真も参考になる．

その他の疾患を疑う症状は，急性発症の単関節の腫脹や熱感（痛風・偽痛風の結晶性関節炎），強い熱感や腫脹（化膿性関節炎），半月板のひっかかりやロッキング（半月板損傷），大

表1　鑑別診断

疾患	病歴	診察	検査
偽痛風・痛風（結晶性関節炎）	急性で発作的な，1日で出現する膝痛や関節腫脹．高齢女性では偽痛風が多い	膝関節の腫脹と熱感	関節穿刺では結晶を伴う炎症性の滑膜性関節液．偽痛風ではX線写真で石灰沈着像
化膿性関節炎	強い痛み，安静時痛，発熱，関節注射歴	強い熱感，腫脹，圧痛	関節液は膿性．検鏡で細菌陽性．細胞数の著明上昇．細菌培養陽性
半月板損傷	ひっかかりやロッキングの症状	関節裂隙（半月板部）の圧痛．McMurrayテスト陽性	MRIで半月板断裂の所見
腰椎疾患（腰椎椎間板ヘルニアや腰部脊柱管狭窄症）	大腿から膝にかけて神経根領域（L3やL4）に一致する痛みやしびれ	神経根領域に一致した症状．時にSLR陽性，筋力低下	MRIで腰部神経圧迫の所見
関節リウマチ	朝のこわばり．他の関節炎	他の関節の腫脹や圧痛	炎症反応上昇や特異抗体陽性
腱炎・滑液包炎（鵞足炎など）		鵞足部など腱付着部の圧痛	
股関節疾患（変形性股関節症など）	股関節部痛．時に大腿・膝への放散痛	股関節の他動（屈曲や内・外旋）時痛．股関節部の圧痛	

腿から膝にかけて腰部神経根領域に一致する痛み（腰部由来の神経根症状），手指などそのほかの関節炎（関節リウマチ），腱付着部の痛み（鵞足炎などの腱炎・滑液包炎），股関節部痛（股関節疾患）などである．

ビヨンド・ザ・ガイドライン　Beyond the Guideline

総合診療医の視点

かかりつけの患者は中高年者も多く，膝痛はありふれた症状である．総合診療医は膝痛を相談され，膝OAの診断を求められる場合がある．典型的な病歴であれば，まず膝OAを考える．ほかの鑑別疾患はまず病歴で疑い診察で確認する．

X線写真が撮影できれば膝OAを裏付ける所見を認めるかもしれない．しかし施設によってはX線写真が撮影できない場合もある．必ずしもX線写真は必要なく，症状が続く場合に検討することもある[5]．

Beyond the sea～海外のエビデンス

NICE guidanceでは膝OAの診断は，45歳以上，活動時の関節痛，30分以上続く朝のこわばりなし，としている．非典型的な特徴の外傷歴，朝のこわばり，急速な症状の出現や熱感と腫脹の存在は，他の疾患を示唆する．

また膝痛に加え，臨床criteria（50歳以上，大腿骨や脛骨の骨拡大，骨の圧痛，crepitus，熱感なし，こわばり30分未満）のうち5つの因子があり，検査criteria（血沈40 mm/h未満，関節液黄色透明・細胞数2,000/μL未満）もしくは画像criteria（骨棘の存在）で1つの因子があれば，膝OAの診断に対する感度は91％，特異度は86％という報告がある[6]．

治療のアプローチ [1)～3) 8)]

治療は非薬物治療，薬物治療，外科治療の3つに分かれる（表2）．いずれの診療ガイドラインでも薬物治療だけでなく**非薬物治療の併用が必要**であることを強調している．

非薬物治療

筋力強化と有酸素運動，減量が強く推奨されている．NICEではこれに患者教育を含めてコア治療としている．

大腿四頭筋や股関節周囲の筋力強化練習を指導する．有酸素運動は膝OAを進行させるものではなく，積極的に行うべき運動療法である．痛みのない範囲で可動域練習を行う．肥満のある患者には減量を指導する．

膝OAの説明と必要な治療について情報提供し，患者教育とself-managementへの介入を行う．これらはすべての膝OA患者に行われるべきである．

足底板と膝装具は評価が分かれている．

表2 OARSIによる治療の推奨事項と推奨度

	OARSIによるSOR（%）(95%CI)	日整会委員会 SOR（%）(95%CI)	日整会委員会による推奨度
全般			
1. OAの至適な管理には，非薬物療法と薬物療法の併用が必要である．	96（93-99）	94（87-99）	A
非薬物療法			
2. すべての膝関節OA患者に対して，治療の目的と生活様式の変更，運動療法，生活動作の適正化，減量，および損傷した関節への負担を軽減する方法に関する情報を提供し，教育を行う．最初は医療従事者により提供される受動的な治療ではなく，自己管理と患者主体の治療に重点をおき，その後，非薬物療法の積極的な遵守を奨励する．	97（95-99）	97（94-99）	A
3. 膝関節OA患者への定期的な電話指導は，患者の臨床症状の改善に有効．	66（57-75）	58（52-64）	C
4. 症候性の膝関節OA患者においては，疼痛緩和および身体機能を改善するための適切な運動療法について，理学療法士による評価と指示・助言を受けさせることが有益である．これにより杖および歩行器などの補助具の適切な提供につながる．	89（82-96）	86（82-90）	B
5. 膝関節OA患者には，定期的な有酸素運動，筋力強化訓練および関節可動域訓練を実施し，かつこれらの継続を奨励する．	96（93-99）	94（88-100）	A
6. 体重が標準を超えている膝関節OA患者には，減量し，体重をより低く維持することを奨励する．	96（92-100）	96（93-98）	A
7. 歩行補助具は，膝関節OA患者の疼痛を低減する．患者には，対側の手で杖/松葉杖を最適に使用できるよう指示を与えること．両側性の疾患を有する患者には，フレームまたは車輪付き歩行器が望ましい．	90（84-96）	94（91-97）	A
8. 軽度〜中等度の内反または外反がみられる膝関節OA患者において，膝関節装具は，疼痛を緩和し，安定性を改善し，転倒のリスクを低下させる．	76（69-83）	76（72-79）	B
9. 膝関節OA患者には，履物について適切な助言を与えること．膝関節OA患者では，足底板により疼痛を緩和し，歩行（運動）能力の改善が得られる．膝関節内顆のOAを有する患者の一部においては，外側楔状足底板が症状緩和に有効である．	77（66-88）	81（76-85）	B
10. 温熱療法は，膝関節OA患者の疼痛緩和に有効である．	64（60-68）	63（54-71）	C
11. 経皮的電気神経刺激療法（TENS）は，膝関節OA患者の一部において短期的な疼痛コントロールの一助となり得る．	58（45-72）	46（37-55）	C
薬物療法			
12. アセトアミノフェン（パラセタモール）(4 g/日以下) は軽症から中等症の膝OA治療の経口鎮痛剤となりうる．効果がない場合，または重症な疼痛や炎症が生じた場合は，効果や副作用の種類を考慮して他の薬物理療への変更を考慮すべきである．	92（88-99）	75（66-84）	B
13. 症候性の膝関節OA患者では，非ステロイド性抗炎症薬（NSAIDs）を最小有効用量で使用すべきであるが，長期投与は可能な限り回避する．消化管障害（GI）リスクの高い患者では選択的COX-2阻害薬または非選択的NSAIDsとともに消化管保護のためプロトンポンプ阻害薬もしくはミソプロストールの併用投与することを考慮する．ただし，CVリスク因子のある患者では，非選択的薬剤か選択的COX-2阻害薬かを問わず，NSAIDsは注意して使用する．	93（88-99）	92（90-95）	A
14. 外用のNSAIDsおよびカプサイシン（トウガラシ抽出物）は，膝関節OA患者における経口鎮痛薬/抗炎症薬への追加または代替薬として有効である．	85（75-95）	82（78-87）	B

（つづく）

(つづき)

	OARSIによるSOR（%）（95%CI）	日整会委員会SOR（%）（95%CI）	日整会委員会による推奨度
15. 副腎皮質コルチコステロイド関節内注射は膝関節OAの治療に使用することもある．とくに，経口鎮痛薬/抗炎症薬が十分に奏効しない中等度〜重度の疼痛がある場合，および滲出液などの局所炎症の身体兆候を伴う症候性膝関節OAの患者において考慮する.	78（61-95）	67（55-79）	C
16. ヒアルロン酸関節内注射は膝関節OA患者において有用な場合がある．副腎皮質ステロイドIA注射に比較して，その作用発現は遅いが，症状緩和作用は長く持続することが特徴である.	64（43-85）	87（81-92）	B
17. グルコサミンやコンドロイチン硫酸の投与は膝関節OA患者の症状を緩和させる場合がある．6カ月以内に効果がみられなければ投与を中止する.	63（44-82）	41（32-49）	I
18. 症候性の膝関節OA患者では，グルコサミンやコンドロイチン硫酸が軟骨保護作用を示す場合がある.	41（20-62）	31（23-40）	D
19. 他の薬剤が無効または禁忌で，強い疼痛を訴える膝OA患者には，弱オピオイドや麻薬系鎮痛剤を考慮してもよい．強オピオイドについては特別の例外を除いては鎮痛薬として用いるべきではない．このような患者には他の非薬物療法，特に手術療法を考えるべきである.	82（74-90）	67.5（57-78）	C
外科的療法			
20. 非薬物療法と薬物療法の併用によって十分な疼痛緩和と機能改善が得られない膝関節OA患者の場合は，人工膝関節置換術を考慮する．保存療法を行っているにもかかわらず健康関連QOLの低下を伴う重篤な症状や機能制限を有する患者に対しては，関節置換術が有効かつ費用対効果の高い手段である.	96（94-98）	94（92-98）	A
21. 単顆膝関節置換術は，膝関節の内または外側どちらかに限定された膝OA患者に有効である.	76（64-88）	77（69-85）	C
22. 身体活動性が高く，内側膝OAによる症状が著しい若年患者では，高位脛骨骨切り術の施行により関節置換術の適応を約10年遅らせることができる場合がある.	75（64-86）	83（77-88）	B
23. 膝関節OAにおける関節洗浄および関節鏡視下デブリドマンの効果は意見が分かれている．いくつかの研究で短期的な症状緩和が示されているが，他の研究では症状緩和はプラセボ効果に起因する可能性があることが示されている.	60（47-82）	75（66-84）	C
24. 関節置換術により奏効が得られなかった膝OA患者では，救済処置として関節固定術を考慮してもよい.	69（57-82）	55（43-68）	C

Grade：A 行うように強く推奨する
　　　　B 行うよう推奨する
　　　　C 行うことを考慮してよい
　　　　D 推奨しない
　　　　I 委員会の設定した基準を満たすエビデンスがない．あるいは複数のエビデンスがあるが結論が一様でない．
日整会委員会：日本整形外科学会変形性膝関節症診療ガイドライン策定委員会
〔変形性膝関節症の管理に関するOARSI勧告 OARSIによるエビデンスに基づくエキスパートコンセンサスガイドライン（日本整形外科学会変形性膝関節症診療ガイドライン策定委員会による適合化終了版）より抜粋して引用〕

薬物治療

　薬物治療が必要な患者には，診療ガイドラインではアセトアミノフェンが第一選択になっている．日本ではNSAIDsが処方されることが多い．症候性の患者にNSAIDsの投与は推奨されているが，必要最小限でなるべく短期間にとどめるように言及している．外用NSAIDs薬（湿布）は，経口薬との併用もしくは代替が有効とされている．

　グルコサミンやコンドロイチン硫酸の内服は有効性が証明されておらず，どの診療ガイドラインでも否定的である．

　関節注射に関して，ステロイド注射は痛みに対する治療としては肯定的である．ヒアルロン酸注射は意見が分かれている．エビデンスに一貫性がなく確実な有効性を証明できていないため，各診療ガイドラインで推奨度は高くない（NICEでは否定的，AAOSは「未確定」，OARSIでも「有用な場合がある」と表現）．日本では比較的軽症例から投与される傾向があり，欧米と比較して汎用されている．日本整形外科学会の推奨度は比較的高くなっている（グレードB，表2の16参照）．

外科治療

　保存的治療でも痛みが続き日常生活に支障が出ている場合は，人工関節置換術が推奨されている．

ビヨンド・ザ・ガイドライン　Beyond the Guideline

総合診療医の視点

　膝OAの治療は，薬物治療が漫然と長期にわたって続けられ非薬物治療が手薄になる場合がある．運動療法や減量は症状緩和の有効性が証明されており，ベースとなる治療である．患者教育や生活習慣改善は総合診療医の得意な分野でもあり，効果が期待できる．

　大腿四頭筋の筋力強化練習は，仰臥位や坐位でSLR動作や膝蓋骨のセッティング（膝を床に押しつけるように伸展する）を行う．また股関節の内転筋（膝の間にボールやクッションを挟み，膝を押し付ける）や外転筋（側臥位になって下肢を側方に持ち上げる），臀筋の筋力強化（仰臥位で両膝を立てて尻を持ち上げる，立位や腹臥位で足を後ろに持ち上げる）も有効である．ウォーキングなどの有酸素運動を積極的に行うが，痛みが強いときには控える．膝への負担が少ない水中運動や自転車運動は，痛みを最小限にしつつ筋力強化ができる．

Beyond the sea ～海外のエビデンスから

　ヒアルロン酸注射は欧米では中等度以上の症例が多いのに比べ，日本では比較的軽症例から使用されることが多い．痛みに対する効果は，ステロイド（この研究ではメチルプレドニゾロンやトリアムシノロンを使用）は投与後早期（4週）にはヒアルロン酸より優れていたが，持続効果はヒアルロン酸が優れていた報告もある[9]．ヒアルロン酸の

診療ガイドラインでの評価と日本の臨床での使用状況は異なるため，ヒアルロン酸の有効性に関する検討が待たれる．

紹介するタイミング

紹介先　整形外科

安静時痛，可動域低下，持続する痛み，持続する機能障害はさらなる評価が必要である[7]．

文献

1) Zhang W, et al：OARSI recommendations for the management of hip and knee osteoarthritis, Part II: OARSI evidence-based, expert consensus guidelines. Osteoarthritis Cartilage, 16：137-62, 2008
   - 無料 OARSIの治療ガイドライン．

2) Conaghan PG, et al：Care and management of osteoarthritis in adults: summary of NICE guidance. BMJ, 336：502-3, 2008
   https://www.nice.org.uk/guidance/cg177
   - 無料 NICEの治療ガイドライン．

3) American Academy of Orthopaedic Surgeons：Treatment of Osteoarthritis(OA) of the Knee, second edition.
   http://www.aaos.org/CustomTemplates/Content.aspx?id=6396&ssopc=1
   - 無料 AAOSの治療ガイドライン．

4) 「神中整形外科 下巻改訂23版」（岩本幸英/編），変形性膝関節症と関連疾患．pp1080-8，南山堂，2013
   - 有料

5) Felson DT：Clinical practice. Osteoarthritis of the knee. N Engl J Med, 354：841-8, 2006
   - 有料 変形性膝関節症の総説．

6) Ringdahl E & Pandit S：Treatment of knee osteoarthritis. Am Fam Physician, 83：1287-92, 2011
   - 無料 変形性膝関節症の総説．

7) Arthritis of the knee.「Essentials of musculoskeletal care, 5th edition」（Armstrong AD & Hubbard MC, eds），pp678-82, AAOS, 2015
   - 有料

8) 川口 浩：変形性関節症の治療ガイドライン．J Clin Rehabil, 20：19-27, 2011
   - 有料 文献1～3の治療ガイドラインについてまとめられている．

9) Bannuru RR, et al：Therapeutic trajectory of hyaluronic acid versus corticosteroids in the treatment of knee osteoarthritis: a systematic review and meta-analysis. Arthritis Rheum, 61：1704-11, 2009
   - 無料

筋骨格系疾患

18 骨粗鬆症

池尻好聰

要チェック　骨粗鬆症をそのまま見過ごしていることが少なくない．かかりつけの患者の骨粗鬆症診療を忘れない．

該当診療ガイドライン

日本の診療ガイドラインは

●骨粗鬆症の予防と治療ガイドライン

で，2015年度版[1]が最新版である．2012年に改訂された診断基準[2]も反映されており，骨粗鬆症の診断や治療について体系的にまとめられている．無料でダウンロードできる（Minds未収載）が，書籍版は有料．
海外の診療ガイドラインは米国[3]やヨーロッパ[4]のものがある．
本稿ではわが国の診療ガイドラインを中心に概説していく．

診療ガイドラインのPoint

- 骨粗鬆症性骨折の危険因子を把握し，個々の骨折リスクを評価する．
- 診断は脆弱性骨折（大腿骨近位部骨折，椎体骨折，その他）の有無と骨密度がポイント．
- 薬物治療と同様に非薬物治療も重要で，骨折リスクの軽減に努める．

診断のアプローチ

　骨粗鬆症は生活機能や生活の質が低下し，死亡率も上昇する．加齢により骨粗鬆症の有病率も骨粗鬆症性骨折リスクも増加するため，継続してかかわる必要がある．
　個々の症例で骨粗鬆症性骨折の危険因子や骨折確率が異なるため，個々の骨折リスクを評価し治療につなげることが重要である．
　骨粗鬆症骨折の危険因子は，加齢，女性，低骨密度，既存骨折，生活習慣，続発性骨粗鬆症，転倒関連要因などである（表1）．またWHOが2008年に発表した10年間の骨折確率を算出できる評価ツールFRAX®（表2）[5]があり，無料で使用できる．FRAX®は12項目ある

表1 問診で確認したい骨粗鬆症性骨折の危険因子

一般	生活習慣	既往歴ほか	薬剤
・年齢 ・女性 ・体重やBMI ・骨密度 ・腰痛などの症状 ・身長低下 ・閉経時期（45歳未満）	・栄養 ・運動 ・喫煙 ・飲酒	・脆弱性骨折（椎体，大腿骨近位部，その他部位） ・生活習慣病（糖尿病，慢性腎臓病，COPDなど） ・関節リウマチ ・内分泌疾患（副甲状腺，甲状腺，副腎，性腺） ・胃切除後 ・がん ・両親の大腿骨近位部骨折や骨粗鬆症性骨折の家族歴 ・転倒関連要素（転倒歴，筋力低下，視力低下，睡眠薬などの薬剤，認知症，住環境など）	・ステロイド薬 ・抗痙攣薬 ・ワルファリン ・チアゾリジン など

表2 WHOの提唱したFRAX® に用いられるリスク因子

- 年齢
- 性
- 体重，身長
- 既存骨折
- 両親の大腿骨近位部骨折歴
- 現在の喫煙
- 糖質コルチコイド
- 関節リウマチ
- 続発性骨粗鬆症
- アルコール摂取（1日3単位以上）
- 大腿骨近位部骨密度

（文献5を参考に作成）

表3 骨密度測定の適応

① 65歳以上の女性．または65歳未満の女性で危険因子※あり
② 70歳以上の男性．または70歳未満の男性で危険因子※あり
③ 脆弱性骨折あり
④ 続発性骨粗鬆症
⑤ 骨粗鬆症の治療を行う可能性がある症例

※危険因子：過度のアルコール摂取（1日3単位以上），現在の喫煙，大腿骨近位部骨折の家族歴．
（文献1を参考に作成）

が，骨密度を除いた11項目でも骨折リスクを評価できるのが特徴である．

骨粗鬆症の診断のポイントは，脆弱性骨折の有無と骨密度である． 大腿骨近位部骨折もしくは椎体骨折があれば，骨密度に関係なく骨粗鬆症と診断できる．大腿骨近位部骨折の有無は既往歴で判断し，椎体骨折の有無は既往歴もしくは脊椎X線撮影で判断する．その他の場合は診断に骨密度が必要になる．

診断の流れは，①骨粗鬆症を疑う → ②問診 → ③スクリーニング一般検査 → ④骨密度測定/脊椎X線撮影 → ⑤診断，となる．

疑う：閉経後の女性や骨折の危険因子のある人，高齢女性などが対象となる．USPSTFではスクリーニング対象は65歳以上の女性や65歳未満でも骨折リスクをもつ女性（B recommendation）[6] としている．骨密度測定の適応も参考になる（表3）．

問診：骨粗鬆症性骨折の危険因子や続発性骨粗鬆症の原因を意識しながら問診を行う（表1）．FRAX® も活用する（表2）．

スクリーニング一般検査：続発性骨粗鬆症の除外目的．血液検査（腎機能，肝機能，血糖，Ca，P，甲状腺・副甲状腺機能など）．

骨密度測定：表3にあげた骨密度測定の適応を参考にする．DXA（dual-energy X-ray

表4　原発性骨粗鬆症の診断基準（2012年度改訂版）

続発性骨粗鬆症を認めず，①〜③のいずれかの場合に原発性骨粗鬆症と診断する
① 脆弱性骨折による椎体骨折または大腿骨近位部骨折がある（骨密度は不問）
② その他の脆弱性骨折〔上腕骨近位部，橈骨遠位端，肋骨，骨盤（恥骨，坐骨，仙骨を含む），下腿骨〕があり，かつ骨密度がYAM＜80％
③ 脆弱性骨折がない場合，骨密度がYAM≦70％または≦-2.5SD

YAM：若年成人平均値（腰椎では20〜44歳，大腿骨近位部では20〜29歳）．
＊脆弱性骨折とは，軽微な外力（転倒かそれ以下の外力）で発生した非外傷性骨折．
＊形態的な椎体骨折は2/3が無症状なので脊椎X線像の確認が望ましい．
＊骨密度測定は原則として腰椎または大腿骨近位部．困難な場合は橈骨や第二中手骨．
＊骨量減少（骨減少）〔low bone mass（osteopenia）〕：骨密度が-2.5SD＜，＜-1.0SDの場合．
（文献2を参考に作成）

absorptiometry）法は専用の骨密度測定機器が必要である．躯幹部（腰椎，大腿骨近位部）のDXAは最も正確度が高く，骨折リスクの評価に有用で，骨密度評価のgold standardである．骨粗鬆症の診断や治療の効果判定に使用できる．第二選択は橈骨遠位部になる．MD（microdensitometry）法は，骨密度測定器がなくても実施可能で，第2中手骨をX線撮影し，陰影濃度から骨密度を評価する．ただし正確度が低く，また治療効果判定には使用できない．定量的超音波測定法（quantitative ultrasound：QUS）は，簡便で検診などで汎用されるが，確定診断には使用できない．

脊椎X線撮影：椎体骨折があればそれだけで骨粗鬆症の診断になり，また薬物治療の適応となる．無症候性の椎体骨折が2/3にみられるため，腰背部痛や身長低下の症状のある人や，高齢者や骨密度の低下が疑われる人には，脊椎X線を撮影し，椎体骨折の有無を判断することが勧められる．骨折の評価は「椎体骨折評価基準（2012年度改訂版）」[7]を参照．

診断：原発性骨粗鬆症の診断基準[1)2)]（表4）に従って診断する．

ビヨンド・ザ・ガイドライン
Beyond the Guideline

総合診療医の視点

元気なかかりつけの患者には骨粗鬆症へのアプローチを忘れがちだが，スクリーニングや治療介入の適応があるか常に検討する．

現時点では骨密度は診断や治療において重要な役割を果たすので，骨密度測定はなくてはならない．実際には自施設で骨密度測定ができない場合が多いので，近隣の医療施設へ検査を依頼する．脊椎X線撮影も，椎体骨折の有無は診療に与える影響が大きいので，特に高齢者では機会があれば撮影したい．

Beyond the sea 〜海外のエビデンスから

WHOの骨粗鬆症の診断基準は骨密度のみで規定されていたが，日本では早くから脆弱性骨折の存在が骨折リスクを高めることに注目し，診療ガイドラインの診断基準に盛り込んでいた．海外の診療ガイドラインも大腿骨近位部骨折と椎体骨折は診断基準に含まれている．日本の診療ガイドラインでは既存骨折だけでなく骨密度の測定部位やカットオフ値についても，海外の診療ガイドラインとの整合性が図られている．

IOF（international osteoporosis foundation）のホームページからは各国の診療ガイドラインが参照できるが，最新版かは確認が必要である．

治療のアプローチ

骨粗鬆症の治療目標は，骨粗鬆症性骨折の予防である．椎体骨折や大腿骨近位部骨折，その他の脆弱性骨折を予防し，生活の質を改善することが目的である．骨粗鬆症は多因子が関与する慢性疾病なので，**薬物治療だけでなく非薬物治療にも注目し，全体的に骨折リスクを軽減**していくことが求められる．

非薬物治療

- 生活習慣改善：食事指導〔十分なCa（700～800μg/日），ビタミンD（400～800 IU（10～30μg）/日），ビタミンK（250～300μg/日）の摂取〕，有酸素運動，禁煙，節酒など
- 転倒予防：グループ体操，太極拳，個別在宅体操，環境調整，滑りにくい靴，ビタミンD摂取，向精神薬の減量，白内障手術など

薬物治療

薬物治療の開始基準を表5に示す．脆弱性骨折の有無，骨密度，FRAX®による骨折確率，大腿骨近位部骨折の家族歴がポイントとなる

骨粗鬆症性骨折は70歳未満では椎体骨折のリスクが，70歳以上では大腿骨近位部骨折のリスクが増加する．そのため70歳以上では大腿骨近位部骨折の抑制効果を示すビスホスホネート薬のアレンドロン酸とリセドロン酸が推奨される．抗RANKL抗体薬のデノスマブも大腿骨近位部骨折の抑制効果をもつ．70歳未満では，ビスホスホネート薬やデノスマブも椎体骨折予防効果があるが，その長期投与に関する顎骨壊死や非定型大腿骨骨折との関連を考慮すると，椎体骨折抑制効果のある選択的エストロゲン受容体モジュレーター（selective estrogen receptor modulator：SERM）や活性型ビタミンD_3薬であるエルデカルシトールを選択してもよい．表6に骨粗鬆症薬を示す．診療ガイドライン[1]では各薬剤の有効性が評価されており参考になる（表7）．効果が証明されているのはA評価である．

表5　薬物治療開始基準

下記のA～Cの場合に薬物治療の開始を検討
A：表4に示す原発性骨粗鬆症の診断基準①～③の場合
「脆弱性骨折がなく，骨密度がYAMの70％以上から80％未満」で，以下の場合
B：FRAX®の10年間の骨折確率（主要骨折）15％以上 　　（75歳未満で適応．FRAX®の項目のうち，糖質コルチコイド，関節リウマチ，続発性骨粗鬆症には適用されない）
C：大腿骨近位部骨折の家族歴

（文献1を参考に作成）

表6　骨粗鬆症治療薬

	コメント	一般名	商品名	用法	適応	禁忌
ビスホスホネート薬	・アレンドロン酸とリセドロン酸は大腿骨近位部骨折抑制効果 ・椎体骨折抑制効果 ・骨折リスクが高いほど有効 ・稀だが長期使用で顎骨壊死，非定型大腿骨骨折との関連報告 ・長期使用後の休薬について検討 ・さまざまな投与方法，剤型	アレンドロン酸	フォサマック®	1週1回35 mg，1日1回5 mg	骨粗鬆症 (用法) 朝起床時に水180 mLとともに服用	食道通過障害，30分以上体を起こせない人
			ボナロン®	1週1回35 mg（錠剤・ゼリー），4週に1回900 μg，30分以上かけて点滴静注		
		リセドロン酸	ベネット®	1週1回17.5 mg，1日1回2.5 mg		
			アクトネル®			
		ミノドロン酸	リカルボン®	50 mgを4週に1回，1日1回1 mg		
			ボノテオ®			
		イバンドロン酸	ボンビバ®	1カ月に1回1 mg，静注		
活性型ビタミンD₃薬	・椎体骨折抑制効果（エルデカルシトール＞アルファカルシドール） ・転倒予防効果 ・他剤との併用効果	エルデカルシトール	エディロール®	1日1回0.75 μg	骨粗鬆症	高Ca血症
		アルファカルシドール	ワンアルファ®	1日1回0.5～1 μg		
		カルシトリオール	ロカルトロール®	1日2回，1回0.25 μg		
選択的エストロゲン受容体モジュレーター (SERM)	・椎体骨折抑制効果	ラロキシフェン	エビスタ®	1日1回60 mg	閉経後骨粗鬆症	静脈血栓塞栓症
		バゼドキシフェン	ビビアント®	1日1回20 mg		
ビタミンK₂薬	・椎体骨折予防効果（弱）	メナテトレノン	グラケー®	1日3回，1回15 mg	骨粗鬆症	ワルファリン投与
カルシウム薬	・補助的，基礎的な薬剤	カルシウム	アスパラ®-CA	1日0.6～1.2 g，2～3回分服※	骨粗鬆症のCa補給	高Ca血症
副甲状腺ホルモン薬	・重症の骨粗鬆症に使用 ・椎体骨折抑制効果は最も強力 ・1.5～2年間しか使用できない	テリパラチド	フォルテオ®	1日1回20 μg 皮下注	骨折の危険性の高い骨粗鬆症性	高Ca血症，骨肉腫，骨腫瘍，代謝性骨疾患
			テリボン®	1週1回56.5 μg 皮下注		
坑RANKL抗体薬	椎体骨折抑制効果に加え，大腿骨近位部骨折抑制効果	デノスマブ	プラリア®	6カ月に1回皮下注	骨粗鬆症	低Ca血症

用法・用量については適宜調整が必要．
※心血管イベントの上昇が報告されており，一度にCaとして500 mg以上摂取しない[1]．長期の大量内服は推奨されない．

表7 骨粗鬆症治療薬の有効性の評価一覧

分類	薬物名	骨密度	椎体骨折	非椎体骨折	大腿部近位部骨折
カルシウム薬	L-アスパラギン酸カルシウム	B	B	B	C
	リン酸水素カルシウム				
女性ホルモン薬	エストリオール	C	C	C	C
	結合型エストロゲン[※2]	A	A	A	A
	エストラジオール	A	B	B	C
活性型ビタミンD_3薬	アルファカルシドール	B	B	B	C
	カルシトリオール	B	B	B	C
	エルデカルシトール	A	A	B	C
ビタミンK_2薬	メナテトレノン	B	B	B	C
ビスホスホネート薬	エチドロン酸	A	B	C	C
	アレンドロン酸	A	A	A	A
	リセドロン酸	A	A	A	A
	ミノドロン酸	A	A	C	C
	イバンドロン酸	A	A	B	C
SERM	ラロキシフェン	A	A	B	C
	バゼドキシフェン	A	A	B	C
カルシトニン薬[※1]	エルカトニン	B	B	C	C
	サケカルシトニン	B	B	C	C
副甲状腺ホルモン薬	テリパラチド(遺伝子組換え)	A	A	A	C
	テリパラチド酢酸塩	A	A	C	C
抗RANKL抗体薬	デノスマブ	A	A	A	A
その他	イプリフラボン	C	C	C	C
	ナンドロロン	C	C	C	C

※1：骨粗鬆症は保険適用外，※2：疼痛に関して鎮痛作用を有し，疼痛を改善する(A)．
A：上昇効果がある（骨密度），抑制する（骨折）
B：上昇（骨密度），抑制（骨折）するとの報告がある
C：上昇（骨密度），抑制（骨折）するとの報告はない
（文献1より引用）

骨粗鬆症治療の経過観察には，骨量測定，骨代謝マーカー，脊椎X線写真による定期的な評価やQOL，骨折リスクの評価が有用である．

ビヨンド・ザ・ガイドライン
Beyond the Guideline

総合診療医の視点

エビデンスから推奨される薬剤はあるが，画一的に処方ができるわけではない．高齢者は認知症をもつことが多く，ビスホスホネート薬の内服が難しい場合がある．また多くの種類の薬剤を内服している人が多く，骨粗鬆症の薬を数種類追加するとさらに薬剤

が増えてしまう．そのため患者にとって負担が少なく，適切な効果が見込める薬剤を選択する必要がある．漫然と処方薬が継続されるケースがあるが，個々の骨折リスク軽減に適切な薬剤であるか再考し，また定期的に治療効果判定を行い，継続するべき薬剤か検討する．

　骨粗鬆症の治療は継続してもらうことが最も重要である．骨粗鬆症の治療率は低く，また継続率も低い．治療が必要な人にメリットを説明し，骨密度測定などで効果を示し治療を継続できるように工夫する．骨粗鬆症治療は高齢者が対象であることが多いため，高齢者医療というフィールドで総合診療医が果たす役割は大きい．

Beyond the sea ～海外のエビデンスから

　ビスホスホネート薬と顎骨壊死や非定型大腿骨骨折との関連が指摘されているが，まだ完全なエビデンスはない．両方とも発生はかなり稀である．

　ビスホスホネート治療患者の顎骨壊死の発生率は0.001〜0.01％で一般人口と変わらない[8]．顎骨壊死は感染を契機に発生するため，発生予防には感染予防が効果的で重要である[8]．休薬については今なお議論中である．大きな侵襲を伴う歯科治療の場合は休薬を検討する[9]．ただし休薬による顎骨壊死の減少は認められておらず，骨折の発生は増加する[8]．歯科口腔内衛生の維持がリスクを減少する[9]．

　非定型大腿骨骨折は，長期ビスホスホネート薬を内服している人に多い傾向はあるが，ビスホスホネート薬内服により発生が増加する確固たるエビデンスはない．発生は稀で，ビスホスホネート薬使用者の10万に1人から1万人に1人で[10]，大腿骨近位部骨折数に比較して0.4〜0.5％である[9][10]．ビスホスホネート薬内服患者が，大腿部や鼠径部痛を訴えた場合は，大腿部のX線撮影を検討する．

　ビスホスホネート薬の休薬，いわゆるdrug holidayについては，アレンドロン酸を5年ほど内服した後に，リスクが低い人（大腿骨近位部の骨密度や脊椎骨折で評価）については検討する報告もあるが，まだ決定的ではない[9]．

　骨折リエゾンサービス（fracture liaison service：FLS）[11][12]は骨折の二次予防プログラムで，骨折の減少とコストの削減を達成した[3][11]．1990年代後半に英国で始まり，費用対効果に優れていることが実証されている．骨折コーディネーターが中心となり体系的な骨折予防プログラムを患者に提供する．

　IOFはcapture the fracture®と称してglobalにFLSを展開している[11]．ベストプラクティスフレームワーク（BPF）はFLSを遂行するためのガイドで，13の評価基準を柱に，骨折コーディネーターが介入するケアモデルを推進する．病院や診療所などの施設に指針を示し，実行しているサービスの改善に向けた基準を設けている．

　日本では2014年に骨粗鬆症マネージャーの認定試験が始まり，その活動を骨粗鬆症リエゾンサービス（osteoporosis liaison service：OLS）と呼び普及に努めている．日本の骨粗鬆症治療率の低さから，骨折の二次予防だけでなく一次予防もカバーできるようなしくみが考えられている．2015年には日本骨粗鬆症学会が認定医制度を発足し，骨粗鬆症診療のレベルアップを図るとともに，認定医が骨粗鬆症マネージャーと連携し効果的なOLSを提供することが期待されている．

紹介のタイミング

紹介先 骨粗鬆症外来や骨粗鬆症の専門家（内科や整形外科など）

治療薬の選択や治療の効果判定，薬剤の変更など治療全般，重症の骨粗鬆症や骨折リスクが非常に高い症例，続発性骨粗鬆症への対応，骨粗鬆症の診断などについて不明時は専門家へ紹介を検討する．

文献

1）「骨粗鬆症の予防と治療ガイドライン2015年版」（骨粗鬆症の予防と治療ガイドライン作成委員会/編），ライフサイエンス出版，2015
 http://jsbmr.umin.jp/guide/　もしくは　http://www.josteo.com/ja/guideline/index.html
 ▶ 無料 書籍版は有料．日本の診療ガイドライン．骨粗鬆症の診断や治療について体系的にまとめられている．

2）宗圓 聰，他：原発性骨粗鬆症の診断基準（2012年度改訂版）．Osteoporos Jpn, 21：9-21, 2013
 http://jsbmr.umin.jp/guide/pdf/g-guideline.pdf
 ▶ 無料 原発性骨粗鬆症の診断基準．

3）Cosman F, et al：Clinician's guide to prevention and treatment of osteoporosis. Osteopros Int, 25：2359-81, 2014
 https://my.nof.org/bone-soruce/education/clinicians-guide-to-the-prevention-and-treatment-of-osteoporosis
 ▶ 無料 米国のNational osteoporosis foundation（NOF）の診療ガイドライン．

4）Kanis JA, et al：European guidance for the diagnosis and management of osteoporosis in postmenopausal women. Osteoporos Int, 24：23-57, 2013
 https://www.iofbonehealth.org/europe-guidelines
 ▶ 無料 ヨーロッパの診療ガイドライン．

5）「FRAX® WHO骨折リスク評価ツール」
 http://www.shef.ac.uk/FRAX/
 ▶ 無料 項目を選択するだけで10年間の骨折リスクを算定できる．骨密度を測定していなくても利用可能．

6）「Osteoporosis: Screening」（U.S. Preventive Services Task Force）
 http://www.uspreventiveservicestaskforce.org/Page/Document/UpdateSummaryFinal/osteoporosis-screening?ds=1&s=osteoporosis
 ▶ 無料 米国予防医療サービス専門作業部会による推奨．

7）森 諭史，他：椎体骨折評価基準（2012年度改訂版）．Osteoporos Jpn, 21：25-8, 2013
 http://jsbmr.umin.jp/guide/pdf/t-guideline.pdf
 ▶ 無料 新しい椎体骨折の評価基準．

8）「骨吸収抑制薬関連顎骨壊死の病態と管理：顎骨壊死検討委員会ポジションペーパー2016」（顎骨壊死検討委員会）
 http://www.perio.jp/file/news/info_160926.pdf
 ▶ 無料

9）Black DM & Rosen CJ：Clinical Practice. Postmenopausal Osteoporosis. N Engl J Med, 374：254-62, 2016
 ▶ 有料

10）日本整形外科学会骨粗鬆症検討委員会：非定型大腿骨骨折診療マニュアル．日本整形外科学会誌, 89：959-73, 2015
 ▶ 有料

11）「FRACTURE Liaison Services」（international osteoporosis foundation）
 http://www.capturethefracture.org/fracture-liaison-services
 ▶ 無料 IOFの骨折リエゾンサービス．

12）「Fracture Liaison Service "FLS"」（national osteoporosis foundation）
 https://www.nof.org/patients/communication-with-your-doctor/fracture-liaison-service-fls/
 ▶ 無料 NOFの骨折リエゾンサービス．

筋骨格系疾患

19 関節リウマチ

遠藤功二

> **要チェック**
> 「関節痛の訴え → リウマトイド因子・抗CCP抗体を測定」という診療はやめる．

該当診療ガイドライン

わが国における関節リウマチの診療ガイドラインには，日本リウマチ学会により作成された
① 関節リウマチ診療ガイドライン2014[1]
② 関節リウマチ治療におけるメトトレキサート（MTX）診療ガイドライン2016年改訂版[2]
が存在する（いずれもMinds収載済）．その他，日本リウマチ学会よりTNF阻害薬[3]・トシリズマブ[4]・アバタセプト[5]・トファシチニブ[6]に関する使用ガイドラインが作成されており無料でダウンロードすることができる．
海外ではEULAR（欧州リウマチ学会）の治療推奨[7]，ACR（米国リウマチ学会）の診療ガイドライン[8]が有用である．
本稿では①②を中心に概説するが，いずれも治療に重点が置かれた内容になっている．

診療ガイドラインのPoint

- 問診および診察で早期に関節の炎症を認識し，早期治療介入をめざす．
- 治療目標は，臨床症状の改善のみならず，関節破壊の進行防止，日常生活機能の維持，生命予後の改善である．
- 治療の中心はメトトレキサートであり，禁忌がない場合は第一選択薬とする．

診断のアプローチ

関節リウマチ（rheumatoid arthritis：RA）診療は生物学的製剤の登場により過去十数年で大きな変貌を遂げ，早期治療介入のために発症早期にRAと診断することが求められるようになった．診断は2010年ACR/EULAR改定分類基準[9]（図1）を用いて行う．スコアリングシステムが有名であるが，

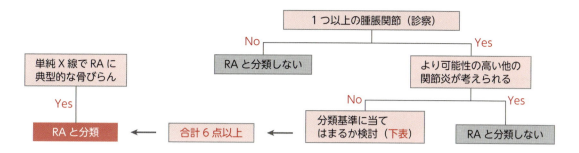

腫脹または圧痛関節数	
1個の中〜大関節	0
2〜10個の中〜大関節	1
1〜3個の小関節	2
4〜10個の小関節	3
11関節以上（少なくとも1つは小関節）	5

血清学的検査	
RFも抗CCP抗体も陰性	0
RFか抗CCP抗体のいずれかが低値陽性	2
RFか抗CCP抗体のいずれかが高値陽性	3

症状の期間	
6週間未満	0
6週間以上	1

急性期反応物質	
CRPもESRも正常値	0
CRPかESRが異常値	1

図1　ACR/EULARのRA分類基準

小関節：MCP, PIP, 2-5MTP, 1st IP, 手首
中〜大関節：肩, 肘, 膝, 股関節, 足首
※変形性関節症との鑑別のためDIP, 1st CMC, 1st MTPは除外

低値陽性：基準値上限から上限の3倍まで
高値陽性：基準値上限の3倍より高い値
（文献9より引用）

① 少なくとも1つの関節に腫脹があること

② 他疾患の除外が必要であること

の2点が前提としてあることに注目すべきである．この2点を満たさない症例（こわばりや関節"痛"の訴えのみの症例，あるいは以下に示す他疾患の鑑別が十分にされていない症例）において，リウマトイド因子（RF）や抗CCP抗体を測定したり，結果について解釈したりする際は注意が必要である．

　　日本リウマチ学会より鑑別疾患難易度別リスト[10]（表1）が作成されており，他疾患除外の際に参照されたい．詳細については成書に譲るが，関節炎を認める患者について，年齢や性別（若年女性：全身性エリテマトーデス，若年男性：反応性関節炎，高齢者：リウマチ性多発筋痛症・RS3PE症候群・血管炎・腫瘍随伴症候群），罹患関節（単関節：感染性・外傷・結晶誘発性，軸関節：脊椎関節炎），随伴症状（口腔乾燥・ドライアイ：シェーグレン症候群，皮疹：全身性エリテマトーデス・皮膚筋炎・乾癬性関節炎・成人スチル病，発熱：血管炎・感染性心内膜炎，しびれ：血管炎）などを手がかりに鑑別診断を進める．

表1 鑑別疾患難易度別リスト

鑑別難易度	
高	1. ウイルス感染に伴う関節炎（パルボウイルス，風疹ウイルスなど） 2. 全身性結合組織病（シェーグレン症候群，全身性エリテマトーデス，混合性結合組織病，皮膚筋炎・多発性筋炎，強皮症） 3. リウマチ性多発筋痛症 4. 乾癬性関節炎
中	1. 変形性関節症 2. 関節周囲の疾患（腱鞘炎，腱付着部炎，肩関節周囲炎，滑液包炎など） 3. 結晶誘発性関節炎（痛風，偽痛風など） 4. 血清反応陰性脊椎関節炎（反応性関節炎，掌蹠膿疱症性骨関節炎，強直性脊椎炎，炎症性腸疾患関連関節炎） 5. 全身性結合組織病（ベーチェット病，血管炎症候群，成人スチル病，結節性紅斑） 6. その他のリウマチ性疾患（回帰リウマチ，サルコイドーシス，RS3PEなど） 7. その他の疾患（更年期障害，線維筋痛症）
低	1. 感染に伴う関節炎（細菌性関節炎，結核性関節炎など） 2. 全身性結合組織病（リウマチ熱，再発性多発軟骨炎など） 3. 悪性腫瘍（腫瘍随伴症候群） 4. その他の疾患（アミロイドーシス，感染性心内膜炎，複合性局所疼痛症候群など）

難易度高：頻度もスコア偽陽性になる可能性も比較的高い．
難易度中：頻度は中等または高いが，スコア偽陽性の可能性は比較的低い．
難易度低：頻度もスコア偽陽性になる可能性も低い．
（文献10より引用）

ビヨンド・ザ・ガイドライン
Beyond the Guideline

総合診療医の視点

くり返しになるがRA診断のためには他疾患の除外が必要である．鑑別すべき疾患はcommonなものから稀なものまで膨大にある．鑑別困難な症例に遭遇することもあるが，**普段われわれが日常診療で行っているROS（review of systems）を中心とした病歴や生活背景の聴取，全身の丁寧な身体診察で効率よく除外することをめざしたい**．若年女性の患者では，子どもの有無・年齢や周囲での流行（溶連菌感染関連，パルボB19や風疹などウイルス感染症），sexual activity（反応性関節炎，淋菌感染，急性HBV感染，急性HIV感染），下痢・血便（炎症性腸疾患関連），口内炎・皮疹（ベーチェット病，全身性エリテマトーデス），他の膠原病に関するROSについて聴取が必要である．また中年女性であれば月経（更年期障害）について，高齢者であれば健診歴や体重減少（腫瘍随伴症候群），就寝中～起床時の筋痛（リウマチ性多発筋痛症）の有無などに関しても聴取すべきである．またDPP-4阻害薬やアロマターゼ阻害薬の副作用で関節痛を訴えることもあり，内服薬に関する聴取も必須である．

最も大事な「腫脹」関節の所見が軽微なケースや，関節診察に不慣れで自信がもてないケースでは関節エコーが有用である．全関節を描出することが理想ではあるが，痛みを訴える関節にリニア型プローブを当てて滑膜肥厚・滑液貯留・骨びらんの所見があるか，パワードプラ法で血流シグナルがあるかどうかを観察するだけでも意義はある．詳

細については日本リウマチ学会より関節エコー撮像法ガイドライン[11]が出版されており参照していただきたい．

問診と診察でRAの可能性がある症例ではRFや抗CCP抗体などを測定することになるが，若年女性であれば全身性エリテマトーデスやシェーグレン症候群の鑑別や合併の検索は必須であり，初診時には抗核抗体や特異抗体の測定を考慮すべきである．検査結果を待つ間は，安易にステロイドの投与は行わずNSAIDsの反応をみるのがよい．

Beyond the sea 〜海外のエビデンスから

関節痛を訴える患者の多くは，プライマリ・ケア医（非専門医）を最初に受診しやすく，RA診療においてわれわれが果たす役割は非常に大きい．しかし，米国におけるプライマリ・ケア医のRA診療に関する調査[12]によると，約6割のプライマリ・ケア医は大学卒業後にRA診療に関して何らかのトレーニングを受けてはいたものの，自信をもって診療ができると回答したのは約1/3程度であり，自信をもってDMARDsを開始できると回答したのは9％しかいなかった．日本では卒前・卒後とも関節診療に関するトレーニングを受ける機会はさらに少なく，おそらくこれらの数値よりも低いことが予想される．

またACR/EULAR改定分類基準[9]でのRA診断のゴールドスタンダードはリウマチ専門医による診療において「12カ月以内にMTX投与が必要となった症例」とされている．すなわち，この基準は**膠原病の鑑別および画像診断ができMTXを使用できる専門医が用いることを前提としている**ため，現状において非専門医がRAをどのように診断していくかについては，まだまだ問題が残っていることも認識しておきたい．

新基準については国内での検証結果[13]が日本リウマチ学会より報告されており，早期・進行期・治療中いずれの症例コホートにおいても，以前用いられていた1987年基準よりも感度が上昇していたが，特異度はやや低下しており，他疾患の鑑別が重要であることが改めて示唆されている．海外での文献調査[14]でも同様な結果が示されており，両基準を異なる参照基準を用いてさまざまな集団において行った比較で，新分類基準は前基準よりも感度は上昇（＋11％）したが，特異度は低下（−4％）していた．

治療のアプローチ

治療の最初の目標は寛解もしくは低疾患活動性を維持することである．さらには，関節破壊の進行防止，日常生活機能の維持，生命予後の改善をめざす．治療方針については患者と情報を共有し，協働的意思決定を行う．関節リウマチ診療ガイドライン2014[1]の治療推奨を表2に，治療アルゴリズムを図2に示す．いずれも主要な部分は世界中でほぼ合意を得た内容であり，日本独自のものは作成せず作成時点で最も新しい治療推奨であったEULAR治療推奨2013改訂版[7]を日本の実臨床に合わせて一部修正したうえで応用し，日常診療における治療方針としている．

治療薬は喘息治療のように，病態を長期的に抑制するコントローラー（csDMARD，bDMARD・トファシチニブ）と，急性増悪時に炎症を短期間抑制するリリーバー（NSAIDs，ステロイド）に分けて考えると理解しやすい[15]．

表2　14の治療推奨

1. csDMARD（従来型抗リウマチ薬）の治療は，診断が下ればできるだけ早く始めるべきである．
2. すべての患者において，寛解あるいは低疾患活動性をめざして治療すべきである．
3. 高疾患活動性の患者では，患者評価を頻回（1〜3カ月ごと）に行うべきである．もし治療開始後3カ月以内に改善がみられない場合，または6カ月以内に治療目標が達成できない場合は，治療を再考すべきである．
4. MTXは，活動性RA患者に対する最初の治療手段の1つに含めるべきである．
5. MTXが禁忌であるか，早期に使えなくなった場合は，サラゾスルファピリジンなど他のcsDMARD（従来型抗リウマチ薬）を最初の治療手段の1つに含めるべきである．ただし，レフルノミドは日本人における副作用発現のリスクを十分に勘案し，慎重に投与する．
6. DMARD未使用の患者では，ステロイド使用の有無にかかわらず，csDMARD（従来型抗リウマチ薬）を単剤で開始すべきである．有効性が得られない場合は他のcsDMARD（従来型抗リウマチ薬）を追加して併用療法を考慮する．
7. 低用量ステロイドは，1つまたはそれ以上のcsDMARD（従来型抗リウマチ薬）と併用していれば，最初の治療手段の1つとして治療開始後6カ月までは考慮すべきである．ただし臨床的に可能なかぎり早期に減量すべきである．
8. 最初のcsDMARD（従来型抗リウマチ薬）治療により治療目標を達成できない場合，予後不良因子がなければ他のcsDMARD（従来型抗リウマチ薬）への変更を考慮し，予後不良因子があればbDMARD（生物学的製剤）の追加併用を考慮すべきである．
9. MTX単独または他のcsDMARD（従来型抗リウマチ薬）による治療戦略で十分な効果が得られない患者に対しては，ステロイド使用の有無にかかわらず，bDMARD（生物学的製剤）（TNF阻害薬，アバタセプト，トシリズマブ）をMTXとともに開始すべきである．
10. 最初のbDMARD（生物学的製剤）が奏効しない場合は，他のbDMARD（生物学的製剤）を使うべきである．最初のTNF阻害薬が奏効しない場合は，別のTNF阻害薬または作用機序の異なるbDMARD（生物学的製剤）を使ってもよい．
11. トファシチニブはbDMARD（生物学的製剤）治療が奏効しない場合の選択肢としてもよい．
12. bDMARD（生物学的製剤）投与中の患者でステロイドを減量後も寛解が維持できていれば，特にcsDMARD（従来型抗リウマチ薬）併用例の場合にはbDMARD（生物学的製剤）の減量を考慮できる．
13. 長期間寛解が維持できれば，患者と医師の意思共有のうえでcsDMARD（従来型抗リウマチ薬）の投与量を慎重に減量することを考慮してよい．
14. 治療を再考する場合に，疾患活動性以外の要素，構造的破壊の進行，合併症，安全性にかかわる問題なども考慮すべきである．

（文献1より引用）

薬物療法

1 csDMARD

　多数のcsDMARD（conventional synthetic disease-modifying antirheumatic drug）が存在するが**治療のアンカードラッグはMTXである**．単剤でも関節破壊抑制効果を認め，他のcsDMARDと比較しても優れており，投与禁忌（妊婦または妊娠している可能性のある婦人・授乳婦，過敏症の既往歴，骨髄抑制，慢性肝疾患，腎障害，胸水・腹水等のある患者，活動性結核など）のない症例ではphase Iの第一選択薬として使用する．

　代表的な副作用は骨髄抑制，悪性リンパ腫，肝機能・腎機能障害，結核を含めた感染症，薬剤性間質性肺炎，皮膚粘膜・消化管障害（口内炎・下痢など）などである．肝機能障害，消化管障害については葉酸で抑制できる可能性がある[16]ため併用する．MTXの投与方法・副作用・内服中の注意点などが記載された患者用パンフレット[17]が作成されており患者説明の際に参照されたい．

　MTXの投与禁忌がある症例やMTX投与では効果不十分な症例では，MTX以外の

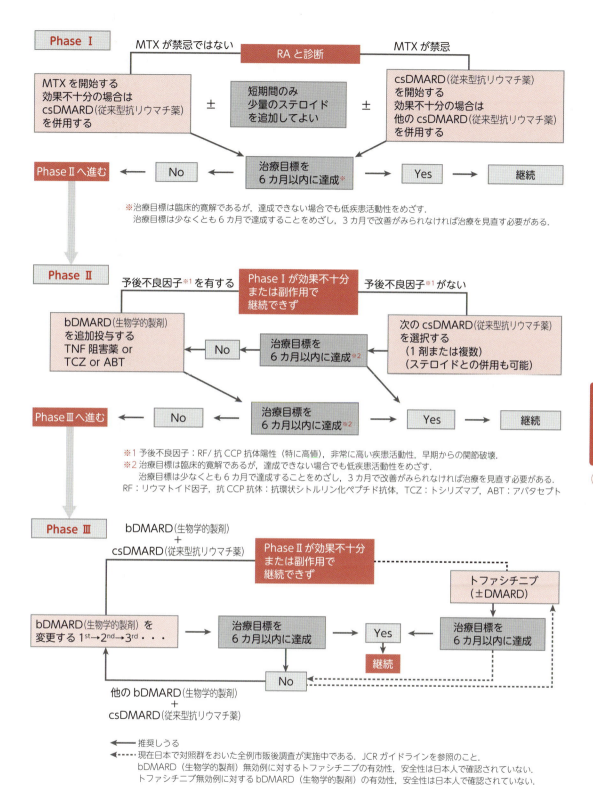

図2 治療アルゴリズム
(文献1より引用)

表3 MTX以外の代表的なcsDMARD

一般名（商品名）	特徴	用法・用量	副作用
サラゾスルファピリジン（アザルフィジン®）	・欧米を中心としたエビデンスが豊富. ・臨床症状改善および画像的関節破壊抑制効果において有効性が認められているが，日本における使用量（1,000 mg）でのエビデンスは乏しい.	1回250 mg，1日2回もしくは1回500 mg，1日1回から開始．効果や副作用をみながら1,000 mg/日まで増量.	消化器障害 皮膚粘膜障害 肝機能障害
ブシラミン（リマチル®）	・欧米では使用されていない. ・エビデンスは限定的．現在の標準的指標や画像的関節破壊抑制効果を検討されたものは乏しい.	1日1回50〜100 mgで開始．効果や副作用をみながら1回100 mg，1日2回まで増量.	皮疹 蛋白尿
タクロリムス（プログラフ®）	・用量依存性に有効性は増加し，3 mgでは有効性が示されている. ・画像的関節破壊抑制効果に関する有効性は証明されていない.	1回3 mg，1日1回夕食後に内服．高齢者では1.5 mgで開始して経過をみながら増量.	腎機能検査異常 消化管障害 耐糖能異常

（文献1，14より）

csDMARDを選択・併用する．またこの時点で少量短期間のステロイド投与を考慮してもよい．よく使用されるMTX以外のcsDMARDについて表3に示す．MTX単剤では効果不十分な患者に対してMTX以外のcsDMARDを併用すると，有効性，効果の消失および毒性による中止に有意な差は認めず，副作用が増加することが示されている．

> **処方例**
> ①メトトレキサート（リウマトレックス® カプセル）（2 mg）：
> 　1回3〜4錠，1日1回，週1回内服
> 　　※高齢者など肝機能・腎機能に予備能が少ない症例では1回2錠から開始し，副作用を慎重にフォローする．
> ②葉酸（フォリアミン®）（5 mg）：
> 　1回1錠，1日1回，週1回（リウマトレックス® 内服の24〜48時間後）

2 bDMARD，トファシチニブ

　MTXを含むcsDMARDで治療目標を達成できない症例では，phase IIでbDMARD（biologic disease-modifying antirheumatic drug）の使用を検討する．現在本邦で使用可能な製剤にはTNF阻害薬5剤（レミケード®，エンブレル®，ヒュミラ®，シンポニー®，シムジア®），IL-6受容体拮抗薬アクテムラ®，T細胞活性化を調整するオレンシア®の計7剤があり，それぞれの薬剤の用法・用量などについて表4に，その対象患者・投与禁忌について表5に示す．どのbDMARDをどの症例に用いるかについては，いまだ検討中の課題であり実臨床では個々の患者のリスクとベネフィットを勘案して慎重に決定する．また有効性に関するエビデンスと比較して，安全性に関するエビデンスはまだ十分とは言えない．

　TNF阻害薬投与中に発熱・咳・呼吸困難などの症状が出現した場合は，細菌性肺炎・結核・ニューモシスチス肺炎・薬剤性肺障害・原疾患に伴う肺病変などを鑑別する必要があり専門医への紹介が望ましい．「生物学的製剤と呼吸器疾患 診療の手引き」[18]等を参照されたい．

表4 bDMARD製剤一覧

一般名（商品名）	用法・用量
インフリキシマブ（レミケード®）	通院で点滴（自己注射なし），MTX併用必須 ・体重1 kgあたり3 mgを生理食塩水に溶解し緩徐に（2時間以上かけて）点滴．初回投与後，2週後，6週後に投与し，以後8週間隔． ・6週の投与以後，効果不十分または効果が減弱した場合には段階的に10 mg/kgまでの増量，最短4週間隔まで投与間隔を短縮（6 mg/kgが上限）可．
エタネルセプト（エンブレル®）	週に1〜2回皮下注射（自己注射） ・10〜25 mgを1日1回，週に2回，または25〜50 mgを1日1回，週に1回．
アダリムマブ（ヒュミラ®）	2週に1回皮下注射（自己注射） ・1日1回40 mg，2週間隔．効果不十分の場合，1回80 mgまで増量できるが，MTXなどの抗リウマチ薬を併用する場合には増量不可．
ゴリムマブ（シンポニー®）	4週に1回通院で皮下注射（自己注射なし） ・MTXを併用する場合：50 mgを1日1回，4週間隔，患者の症状に応じて1回100 mg使用可． ・MTXを併用しない場合：100 mgを1日1回，4週間隔．
セルトリズマブペゴル（シムジア®）	皮下注射（自己注射） ・1回400 mgを初回，2週後，4週後に皮下注射．以後1回200 mgを2週間隔． ・症状安定後には1回400 mgを4週間隔に変更可．
トシリズマブ（アクテムラ®）	4週に1回通院で点滴 もしくは 2週に1回皮下注射（自己注射） ・点滴静注：体重1 kgあたり8 mgを100〜250 mLの生理食塩水に希釈し，4週間隔． ・皮下注射：162 mgを1日1回，2週間隔．
アバタセプト（オレンシア®）	通院で点滴 もしくは 皮下注射（自己注射） ・点滴静注：体重別の用量（<60 kgで500 mg，60〜100 kgで750 mg，>100 kgで1,000 mg）を1バイアルあたり10 mLの注射用水（生理食塩液も使用可）で溶解後，生理食塩液（100 mL）で希釈し30分かけて点滴静注．初回投与後，2週後，4週後に投与し，以後4週間隔． ・皮下注射：投与初日に負荷投与として上記に記載の投与量を点滴静注を行った後，同日中に125 mgの皮下注射を行い，その後週1回皮下注射．また125 mgを1日1回，週1回皮下注射から開始することもできる．

（文献3〜5より）

bDMARDで治療目標を達成できない場合はphase IIIで，bDMARDの変更やトファシチニブの使用を検討する．トファシチニブ（ゼルヤンツ®）は，ヤヌスキナーゼファミリーの分子を阻害することでサイトカインシグナル伝達抑制をはじめとする免疫抑制作用を介して効果を示す内服薬であり，本邦および米国でRAの適応承認を得ているが，欧州では専門委員会で承認に対して否定的な見解が表明されている．市販後全例調査中の薬剤であり，使用ガイドライン[6]でも「リウマチ専門医等の生物学的製剤治療の経験を十分に有する医師が勤務し，重篤な副作用が出現した際に，緊急かつ十分な対応が可能な施設で投与を行うこと」と記載されており，総合診療医として処方せず，専門医への紹介を考慮すべきである．

3 NSAIDs，ステロイド，関節注射

NSAIDs：疼痛などの臨床症状改善には有効であるが画像的な関節破壊の抑制効果に関するエビデンスはない．セレコキシブ（セレコックス®）については非選択性NSAIDと同様の鎮痛効果を有しながら，消化管障害の頻度は低いことが示されている．疾患活動性がコントロールされるまで，あるいはコントロール後に関節構造の破壊に伴う痛みに対して使用する．

ステロイド：全身投与に関するエビデンスは限られているが，画像所見・疼痛の改善に一定の

表5 bDMARDの対象患者・投与禁忌

対象患者
① 既存の抗リウマチ薬 (DMARD) 通常量を3カ月以上継続して使用してもコントロール不良のRA患者．コントロール不良の目安として以下の3項目を満たす者． 　・圧痛関節数 6 関節以上 　・腫脹関節数 6 関節以上 　・CRP 2.0 mg/dL 以上あるいは ESR 28 mm/時間 以上 これらの基準を満たさない患者においても，画像検査における進行性の骨びらんを認める場合や，中等度疾患活動性以上の場合も使用を考慮する．
② 日和見感染症の危険性が低い患者として以下の3項目も満たすことが望ましい． 　・末梢血白血球数 4,000/mm³ 以上 　・末梢血リンパ球数 1,000/mm³ 以上 　・血中βD-グルカン陰性
③ (TNF阻害薬のみ)：既存の抗リウマチ薬による治療歴のない場合でも，罹病期間が6カ月未満の患者では，高疾患活動性で，さらに予後不良因子 (RF陽性，抗CCP抗体陽性または画像検査における骨びらんを認める) を有する場合には，MTXとの併用による使用を考慮する．

投与禁忌
① 活動性結核を含む重篤な感染症を有している．
② 悪性腫瘍，脱髄疾患を有する．
③ (TNF阻害薬のみ)NYHA分類Ⅲ度以上のうっ血性心不全を有する．Ⅱ度以下は慎重な経過観察を行う．

(文献3～5より)

効果を認めている．一方，有害事象・合併症を勘案して個々の患者においてリスクとベネフィットを慎重に考慮する必要がある．

関節注射：効果はごく短期的な疼痛軽減に限られ，疾患コントロールはできず，長期の継続使用も推奨されない．十分な薬物療法の後，炎症が残存した関節への一時的なステロイド関節注射は推奨されている．

ビヨンド・ザ・ガイドライン
Beyond the Guideline

総合診療医の視点

わが国の診療ガイドライン[1]では臨床的な寛解もしくは低疾患活動性の維持を目指した治療が推奨されているが，一方で「治療方針」「治療原則」の項では，治療における患者と医師の協働的意思決定 (shared decision making) も強調されている．高齢者，肝機能・腎機能に余力がない，経済的問題・コンプライアンスの問題，などのために薬剤使用に制限のある患者では，患者の日常生活のなかでの具体的な治療目標について相談し，副作用・コストなども勘案し治療目標を下げることも考慮されるべきである．

また，上記のごとくRA治療のためにはMTXを中心としたcsDMARD，NSAIDsやステロイド，副作用対策のためのST合剤・胃薬・骨粗鬆症治療薬など多数の薬剤を内服することが多い．さらに基礎疾患に対する投薬やbDMARDの自己注射が加わることもありpolypharmacyの問題が起きやすい．患者としてはアドヒアランスを守ることが難しく，医師としても薬剤の副作用や相互作用のチェックが困難となることが多い．

訪問診療などで管理している場合，治療効果や副作用のチェックのために頻回の血液検査を行うことも困難である．疾患活動性がコントロールされた状態では，薬剤の整理や，副作用・服薬状況のチェックなどを中心にフォローし，ADLの低下などのために患者の治療目標が下がった場合は，漫然と投薬を継続するのではなく，投薬の減量や中止について専門医と連絡をとりあいながらフォローする必要がある．

Beyond the sea ～海外のエビデンスから

わが国の診療ガイドライン[1]はEULARリコメンデーション2013改訂版[7]を参考にし，日本の実臨床にあわせて一部修正したものである．診療ガイドライン作成後，2015年に米国リウマチ学会より診療ガイドライン[8]が発表されており，異なる点・新たに述べられた点としては，① 発症からの時間でearly RA（発症6カ月以内）とestablished RA（発症6カ月以降）に分けて治療推奨を記載，②early, establishedいずれにおいてもcsDMARDやbDMARDで疾患活動性がコントロールできない場合は少量（10 mg/日以下）のステロイドを短期間（3カ月以内）追加してもよい，③established RA症例でcsDMARD使用でも疾患活動性が高い症例では，トファシチニブが生物学的製剤と同レベルで選択肢になる，④ 寛解を維持できている場合はcsDMARD，bDMARD，トファシチニブの減量を検討してもよいが，すべての治療を中止することは勧められない，⑤HBV，HCV陽性で有効な抗ウイルス薬で治療を受けている患者にはウイルス陰性の患者と同様のRA治療を行う，⑥csDMARD，bDMARDを使用するもしくはすでに使用している患者では肺炎球菌・インフルエンザ・HBVのワクチン接種を勧める，などがある．

紹介のタイミング

紹介先 リウマチ科のほか，各科専門医

RAそのもので致死的な事態を招くことは稀であり，RAではない症例にRAに対する薬剤を投与したり，薬剤の副作用で生命にかかわるような事態を招いたりすることは絶対に避けなければいけない．多臓器障害を起こす疾患であることも忘れず，各専門医への紹介のハードルは低く設定したい．診断・治療に悩む症例，肝機能・腎機能障害を有する症例，妊婦・授乳婦などについては一度リウマチ科へ，治療開始前のスクリーニングでのHBV陽性例，結核の既感染・非結核性抗酸菌症を有する症例は，それぞれ肝臓内科，感染症科・呼吸器内科へ，治療中に悪性リンパ腫を含め悪性腫瘍を合併した場合は各科専門医へ，また手術療法で患者のQOLを改善することができる症例は整形外科への紹介も検討する．

■ 文献

1）「関節リウマチ診療ガイドライン2014」（日本リウマチ学会/編），メディカルレビュー社，2014
　▶ 有料 GRADEシステムを用いた診療ガイドライン．主に治療に関して記載．
2）「関節リウマチ治療におけるメトトレキサート（MTX）診療ガイドライン2016年改訂版」（日本リウマチ学会MTX診療ガイドライン策定小委員会/編），羊土社，2016
　▶ 有料 MTXの使用方法・副作用などに関する診療ガイドライン．

3)「関節リウマチ（RA）に対するTNF阻害薬使用ガイドライン」（日本リウマチ学会）
http://www.ryumachi-jp.com/info/guideline_tnf.pdf
▶ 無料 TNF阻害薬の対象患者・投与禁忌・注意点などについて記載．

4)「関節リウマチ（RA）に対するトシリズマブ使用ガイドライン」（日本リウマチ学会）
http://www.ryumachi-jp.com/info/guideline_tcz.pdf
▶ 無料 トシリズマブの対象患者・投与禁忌・注意点などについて記載．

5)「関節リウマチ（RA）に対するアバタセプト使用ガイドライン」（日本リウマチ学会）
http://www.ryumachi-jp.com/info/guideline_abt.pdf
▶ 無料 アバタセプトの対象患者・投与禁忌・注意点などについて記載．

6)「全例市販後調査のためのトファシチニブ使用ガイドライン」（日本リウマチ学会）
http://www.ryumachi-jp.com/info/guideline_tofacitinib.pdf
▶ 無料 トファシチニブの対象患者・投与禁忌・注意点などについて記載．

7) Smolen JS, et al：EULAR recommendations for the management of rheumatoid arthritis with synthetic and biological disease-modifying antirheumatic drugs: 2013 update. Ann Rheum Dis, 73：492-509, 2014
▶ 無料 欧州リウマチ学会の治療ガイドライン．文献1のアルゴリズムや治療推奨は主にこの診療ガイドラインを参考にして作成されている．

8) Singh JA, et al：2015 American College of Rheumatology guideline for the treatment of rheumatoid arthritis. Arthritis Rheumatol, 68：1-26, 2016
▶ 無料 最新の米国リウマチ学会の治療ガイドライン．

9) Daniel Aletaha, et al：2010 Rheumatoid arthritis classification criteria：an American College of Rheumatology/European League Against Rheumatism collaborative initiative. Arthritis Rheum, 62：2569-81, 2010
▶ 無料 米国・欧州リウマチ学会合同で発表した関節リウマチ新分類基準．

10)「新基準使用時のRA鑑別疾患難易度別リスト」（日本リウマチ学会）
http://ryumachi-jp.com/info/120115_table1.pdf
▶ 無料 RA診断時に鑑別すべき多発性関節痛や関節炎をきたす疾患を表記．

11)「リウマチ診療のための関節エコー撮像法ガイドライン」（日本リウマチ学会関節リウマチ超音波標準化委員会/編），羊土社，2011
▶ 有料 関節リウマチ診療におけるエコー撮像法に関するガイドライン．

12) Garneau KL, et al：Primary care physicians' perspectives towards managing rheumatoid arthritis: room for improvement. Arthritis Res Ther, 13：R189, 2011
▶ 無料 アメリカのプライマリ・ケア医のRA診療および関節診察のトレーニングに関する調査結果．

13)「2010年 ACR/EULAR 新分類基準の検証結果」（日本リウマチ学会）
http://www.ryumachi-jp.com/info/news110913.pdf
▶ 無料 新分類基準の診断精度について日本の大規模コホートでの検証結果．

14) Radner H, et al：Performance of the 2010 ACR/EULAR classification criteria for rheumatoid arthritis: a systematic literature review. Ann Rheum Dis, 73：114-23, 2014
▶ 有料 ACR/EULAR改定分類基準と前基準の診断特性に関して比較した，海外での文献調査結果．

15)「関節リウマチの診かた，考えかた ver2」（岸本暢将，岡田正人/編著），中外医学社，2015
▶ 有料 RAの診断から治療まで最新のデータを用いて解説．薬剤の説明や実際の診療も具体的に掲載されており1冊で現在のRA診療について知ることができる．RAを診療する可能性のある総合診療医には通読・購入を強く勧める．

16) Shea B, et al：Folic acid and folinic acid for reducing side effects in patients receiving methotrexate for rheumatoid arthritis. Cochrane Database Syst Rev, 5：CD000951, 2013
▶ 無料 MTXの副作用に対する葉酸の予防効果に関するシステマティック・レビュー．

17)「メトトレキサートを内服する患者さんへ」（日本リウマチ学会）
http://www.ryumachi-jp.com/pdf/mtx.pdf
▶ 無料 MTXの内服方法・副作用・内服中の注意点などについて患者説明用のパンフレット．

18)「生物学的製剤と呼吸器疾患・診療の手引き」（日本呼吸器学会生物学的製剤と呼吸器疾患・診療の手引き作成委員会/編），日本呼吸器学会，2014
http://fa.jrs.or.jp/guidelines/guidance_respiratory-disease.pdf
▶ 無料 日本呼吸器学会ホームページよりダウンロード可．

精神・神経疾患

20 頭痛

茂木恒俊，横須賀公三

> **要チェック**　頭痛に対してとりあえずNSAIDs処方をすることをもうやめよう．二次性頭痛の可能性を必ず確認し，慢性化した頭痛に対応できるようになろう．

該当診療ガイドライン

わが国における頭痛に対する診療ガイドラインとしては，2013年に発刊された
- 慢性頭痛の診療ガイドライン2013[1)]

が存在する（Mindsに収載済）．
海外の診療ガイドラインは片頭痛に対してのものが多く，本稿ではわが国の「慢性頭痛の診療ガイドライン2013」を主に参考にし，成人慢性頭痛の診断と治療について解説する．

診療ガイドラインのPoint

- 二次性頭痛を疑うポイントをすばやく確認する．
- "片頭痛"をきちんと片頭痛と診断する．
- 片頭痛に対する急性期治療と予防療法を意識して適切に対応する．

診断のアプローチ

　まずはじめに，**二次性頭痛を疑うような患者背景や病歴がないか**確認する．
　外来に歩いてくる頭痛患者のなかで最も緊急性を要する頭痛の代名詞といえば"くも膜下出血"と言っても過言ではない．また見逃せば訴訟になりやすい疾患[2)]でもあるため，くも膜下出血についてよく知っておく必要がある．
　くも膜下出血の典型的な症状といえば**「今まで経験したことがない突然の激しい頭痛」**というのを多くの人は知っているであろう．この症状は大出血を起こす前のマイナーリークという少量出血の際にも認めることがわかっている（くも膜下出血の20％で認められる）．その他に悪心・嘔吐・めまいなどを認めることもあり，一見症状が激しくなくても，突然発症を疑わせるエピソード（例えば，"引き出しを開けたとき"など発症が時点として捉えられる病歴）が

表1　二次性頭痛を疑う病歴

オタワSAHルール	慢性頭痛の診療ガイドライン2013
① 40歳以上	① 突然の頭痛
② 頸部痛か項部硬直がある	② 今まで経験したことがない頭痛
③ 意識消失の目撃がある	③ いつもと様子の異なる頭痛
④ 労作時に発症した	④ 頻度と程度が増していく頭痛
⑤ 直ちに最大となる雷鳴様頭痛※	⑤ 50歳以降に初発の頭痛
⑥ 顎を胸につけることや臥位で8 cm以上頭を上げることができない	⑥ 神経脱落症状を有する頭痛
	⑦ がんや免疫不全の病態を有する患者の頭痛
	⑧ 精神症状を有する患者の頭痛
	⑨ 発熱・項部硬直・髄膜刺激症状を有する頭痛

※：雷鳴様頭痛（thunder clap headache）とは，突然発症で，1分未満に痛みの強さがピークに達する頭痛のこと．くも膜下出血を発症した患者のなかで，頭痛の発症様式が突然の発症は50％，2～60秒：24％，1～5分：19％，徐々：8％であり，雷鳴様頭痛の定義にある1分以内の頭痛は3/4程度であった[4)5)]．
（文献1，3を参考に作成）

あれば，くも膜下出血が否定できるまで疑う．2013年に発表されたオタワSAHルール[3)]をご存知だろうか？ このルールのなかで危険な病歴があげられている．慢性頭痛の診療ガイドラインのなかでも似たような病歴が述べられているので，これら両者を合わせた表を示す（表1）．どちらも，いずれか1つを満たす場合には，二次性頭痛を疑う．

このオタワルールは**非外傷性**，発症から**1時間以内**に頭痛のため救急外来を受診した患者を対象としている．1項目でも該当すれば，感度100％（95％CI：97.2-100），特異度15.3％（95％CI：13.8-16.9）と報告されている．

最後に，痛みに対して鎮痛薬（NSAIDsなど）を内服してから外来を受診する患者も多いが，内服によって頭痛が軽減していたとしても，くも膜下出血を除外することはできない[6)]．

一次性頭痛の鑑別（片頭痛・緊張型頭痛）

報告によると，米国の救急外来を受診した急性一次性頭痛（n＝57）のうち95％は片頭痛の診断基準を満たしていた．しかし，そのうち32％しか片頭痛と正しく診断されていなかった．また片頭痛の治療（特にトリプタン製剤）を受けた患者は7％しかいなかった[7)]．

- 片頭痛の診断をする際に必ず確認すべき病歴（2つ）
  ① 日常生活（仕事や家事など）に支障が出るぐらい痛みがひどいかどうか．
  ② 頭痛が起きると悪心・嘔吐の症状のため食欲がなくなったことがあるか．
  ※：外来で簡単に使える，片頭痛を疑うときの問診と尤度比[8)]について表2に載せている．

一次性頭痛のなかで最も多い緊張型頭痛の場合，痛みの程度は比較的軽く，国際頭痛分類第2版（ICHD-Ⅱ）の診断基準（表3）のなかに"歩行や階段の昇降のような日常的な動作により増悪しない"と明記されている[9)]．

※：ICHD-3β[10)]が2014年に発表されているが，本稿では診療ガイドライン2013に使用されているICHD-Ⅱの片頭痛と緊張性頭痛の診断基準を表3に載せている

表2 片頭痛を疑うときの問診と尤度比

① 拍動性ですか？
② 4〜72時間持続していますか？
③ 痛みが頭の片方に偏在していますか？
④ 嘔気はありますか？
⑤ 痛みのために日常生活に支障が出ていますか？

該当項目数	尤度比
4〜5/5	24（95％CI：1.5-388）
3/5	3.5（95％CI：1.3-9.2）
0〜2/5	0.41（95％CI：0.32-0.52）

（文献9を参考に作成）

表3 一次性頭痛の診断基準（国際頭痛分類第2版：ICHD-Ⅱ）

「稀発反復性緊張型頭痛」の診断基準

A）平均して1カ月に1日未満（年間12日未満）の頻度で発現する頭痛が10回以上あり，かつB〜Dを満たす
B）頭痛は30分〜7日間持続する
C）頭痛は以下の特徴の少なくとも2項目を満たす
　① 両側性
　② 性状は圧迫感または締め付け感（非拍動性）
　③ 強さは軽度〜中等度
　④ 歩行や階段の昇降のような日常的な動作により増悪しない
D）以下の両方を満たす
　① 悪心や嘔吐はない（食欲不振を伴うことはある）
　② 光過敏や音過敏はあってもどちらか一方のみ

「前兆のない片頭痛」の診断基準

A）B〜Dを満たす頭痛発作が5回以上ある
B）頭痛の持続時間は4〜72時間（未治療もしくは治療が無効の場合）
C）頭痛は次のうち少なくとも2項目を満たす
　① 片側性
　② 拍動性
　③ 中等度〜重度の頭痛
　④ 日常的な動作（歩行や階段昇降などの）により頭痛が増悪する，あるいは頭痛のために日常的な動作を避ける
D）頭痛発作中に少なくとも以下の1項目を満たす
　① 悪心または嘔吐（あるいはその両方）
　② 光過敏および音過敏

「典型的前兆に片頭痛を伴うもの」の診断基準

A）B〜Dを満たす頭痛発作が2回以上ある
B）少なくとも以下の1項目を満たす前兆があるが，脱力は伴わない
　① 陽性徴候（例えばきらきらした光・点・線）および・または陰性徴候（視覚消失）を含む完全可逆性の視覚症状
　② 陽性徴候（チクチク感）および・または陰性徴候（感覚鈍麻）を含む完全可逆性の感覚症状
　③ 完全可逆性の失語性言語障害
C）少なくとも以下の2項目を満たす
　① 同名性の視覚症状または片側性の感覚症状（あるいはその両方）
　② 少なくとも1つの前兆は5分以上かけて徐々に進展するかおよび・または異なる複数の前兆が引き続き5分以上かけて進展する
　③ それぞれの前兆の持続時間は5分以上60分以内
D）「前兆のない片頭痛」の診断基準B〜Dを満たす頭痛が，前兆の出現中もしくは前兆後60分以内に生じる

（文献9より引用）

実際には片頭痛と緊張型頭痛を合併しているケースも少なくないと思われるが，それでも，救急外来を受診しないといけなくなるような頭痛ということを考えると，頭痛を訴える患者のなかに片頭痛は多く含まれていることが十分考えられる．
　しかし，よく以下の3つのキーワードで「緊張型頭痛です」とプレゼンテーションされることがよくある．

> ① 肩こり　② 両側性　③ しめつけられる頭痛

　おそらく，旧分類にあたる筋収縮性頭痛の「筋」というイメージから由来していることが多く，正しく評価できていない．現在の分類では，筋収縮性以外の心因性・ストレスなども誘因となり，非片頭痛的な頭痛を「緊張型頭痛」という分類をするようになった．したがって「緊張型頭痛」と診断する際には，診療ガイドライン上の診断基準（表3）と上記誘因，さらに「片頭痛ではない」ということを説明できる必要がある．
　じつは，さきほどあげられていた3つのキーワードのなかに，片頭痛でもよくみられる症状が隠れている．

① 肩こり：緊張型頭痛・片頭痛それぞれの診断基準にも除外にもあげられておらず，肩こりの有無だけでは何も言えない．
② 両側性：片頭痛の患者の40％で両側性の頭痛を示している．
③ しめつけられる頭痛：片頭痛患者のうち，よく知っている拍動性の頭痛を訴えるのは50％程度で，しめつけられる頭痛を訴えることもある．

　その他に，じつは片頭痛においてもストレスは頻度の高い誘因の1つであり，約60％はストレスのあるとき，約25％はストレスから解放されたときに頭痛が起こると感じている．
　ここまで読むと，もしかして緊張型頭痛と考えていた頭痛のなかに片頭痛ではないかと思い出すケースもあるのではないだろうか？

ビヨンド・ザ・ガイドライン
Beyond the Guideline

総合診療医の視点

　総合診療医の視点としては，頭痛を訴える患者のなかに抑うつ状態・睡眠障害で悩んでいる患者も多く，頭痛の問診をしていくなかで頭痛だけではなく，その背景についてもきちんと聞きとれるようになってほしい．なかでも，もともとはわれわれがよく知っているような片頭痛であったが，誰からも適切に治療してもらえなかったために"ほぼ毎日頭痛がする""頭痛薬があまり効かない"といって病院から処方された薬をこっそりと倍の量飲んでいたり，さまざまな市販の鎮痛薬に手を出しているような患者のなかに「薬物乱用頭痛」（medication-overuse headache：MOH）で悩んでいる患者がいる．ICHD-Ⅱの診断基準を用いた疫学調査[11]では，諸外国での一般住民におけるMOHの有病率は0.5〜7％とされている．MOHは40〜50代に最も多くみられ，女性が約70％を占める．市販薬を含めた鎮痛剤の使用状況を確認し，薬物乱用頭痛の診断基準と照らし合わせてみよう．診断基準は表4に載せている．

表4 薬物乱用頭痛の診断基準（ICHD-3 β）

A) 以前から頭痛疾患をもつ患者において，頭痛は1カ月に15日以上存在する
B) 1種類以上の急性期または対症的頭痛治療薬を3カ月を超えて定期的に乱用している
C) ほかに最適なICHD-3の診断がない

(文献8より引用)

治療のアプローチ

片頭痛に対する**急性期治療**と**予防療法**を意識して適切に対応する．

急性期の治療に求められることは，片頭痛発作を確実にすみやかに消失させ，患者の機能を回復させること．

片頭痛の急性期治療薬

片頭痛の急性期治療薬には以下のものがある．

① アセトアミノフェン
② NSAIDs
③ トリプタン製剤
④ 制吐薬

頭痛は重症度と生活支障度により，

軽症：生活に対する支障がない
中等症：日常生活や仕事に影響がある
重症：日常生活や仕事が不可能，寝込む

の3段階に区分される．最近の治療戦略としては，従来のように薬が効かないようであれば徐々に治療薬が特異的治療に進んでいくといったスタイルの治療方法ではなく，頭痛による生活支障度に応じた"stratified care"というのが一般的で有効性があることがわかっている．軽度～中等度の頭痛にはNSAIDsを使用する．次に中等度～重度の頭痛，または軽度～中等度の頭痛でも過去にNSAIDsの効果がなかった場合にはトリプタンが推奨される[1]．

1 アセトアミノフェン

安全性が高く安価であり，妊婦でも使用できる．外来通院を必要としない程度の軽度～中等度の片頭痛発作には効果あり．アセトアミノフェン0.3～0.5 g/回（保険適用内）使用する．

2 NSAIDs

これも安全性が高く安価であり軽度～中等度の片頭痛発作には効果あり．ジクロフェナク（ボルタレン®）の50 mgは急性期の片頭痛発作，およびその随伴症状の軽減効果を認め，その副作用も軽微か治療可能なものであった[12]．

3 トリプタン製剤

いずれのトリプタン製剤も片頭痛発作期の特異的治療薬として有効であることがわかっている．中等度～重度であったり，軽度～中等度でも過去にNSAIDsの効果のなかった場合には推

表5　トリプタンの種類別の特徴（すべて成人使用量）

一般名（商品名）	剤形	用量・用法	T_{max}（時間）
スマトリプタン（イミグラン®）	(50 mg) 錠	1回50 mg，200 mg/日以内，追加投与間隔2時間以上　50 mgで効果不十分のとき，次回より100 mg投与可	1.8
	(20 mg) 点鼻液	1回20 mg，40 mg/日以内，追加投与間隔2時間以上	1.3
	(3 mg) 注射	1回3 mg，6 mg/日以内，追加投与間隔1時間以上	約0.2
ゾルミトリプタン（ゾーミッグ®）	(2.5 mg) 錠	1回2.5 mg，10 mg/日以内，追加投与間隔2時間以上	3.0
	(2.5 mg) RM錠	1回2.5 mg，10 mg/日以内，追加投与間隔2時間以上	2.98
エレトリプタン（レルパックス®）	(20 mg) 錠	1回20 mg，40 mg/日以内，追加投与間隔2時間以上　次回発作以降1回40 mg投与可	1.0
リザトリプタン（マクサルト®）	(10 mg) 錠	1回10 mg，20 mg/日以内，追加投与間隔2時間以上	1.0
	(10 mg) RPD錠	1回10 mg，20 mg/日以内，追加投与上記と同様	1.3
ナラトリプタン（アマージ®）	(2.5 mg) 錠	1回2.5 mg，5 mg/日以内，追加投与間隔4時間以上	2.68

奨されている．それぞれの薬剤ごとに効果の差があり，また患者により差もあることがわかっていることから1種類ではなく，効果をみて種類を変更してみる．経口薬〔口腔内速溶錠（RM）や崩壊錠（RPD）〕，点鼻液，皮下注射薬など剤形に富んでおり，悪心・嘔吐がある場合などには利用しやすい．

表5に日本で処方できるトリプタンの一覧を載せている．

4 制吐薬

片頭痛の随伴症状である悪心・嘔吐に効果があるだけではなく，鎮痛剤と併用することにより，頭痛の軽減効果もある[9]．経口・静注・筋注・坐剤など選択肢も多く，副作用も少ないことから積極的な併用が勧められている．アセトアミノフェン，NSAIDsやトリプタン製剤との併用が勧められる．

ビヨンド・ザ・ガイドライン
Beyond the Guideline

総合診療医の視点

トリプタン製剤の使い分けとして筆者は悪心・嘔吐があっても内服しやすく，最高血漿中濃度到達時間（T_{max}）が約1時間であるリザトリプタン（マクサルト®）崩壊錠を第一選択薬としていることが多い．

片頭痛の予防治療

診療ガイドライン上では"片頭痛発作が月に2回以上あるいは6日以上ある患者では，予防療法の実施について検討してみることが推奨されている．また急性期治療のみでは，片頭痛による生活上の支障を十分に治療できない場合も予防療法が必要である"となっているが，頭痛

日数，服薬日数，月経との関連などの頭痛情報は患者自身が正確に覚えていないことが多く，病歴聴取だけでは直近に起きた頭痛の影響を強く受けてしまうため正確な頭痛情報が得られないことが多いと言われている．そこで，頭痛ダイアリー[13]や最近ではAndroid端末を使用したアプリ「頭痛ろぐ」[14]を用いることによって，頭痛の回数や服薬状況，治療効果などを記録してもらうことで正確に多くの情報を得ることができる．これらの記録を患者と一緒に振り返ることで患者自身も頭痛がどのようなときに出現しやすいのか，頭痛が改善してきているのかなど視覚的に捉えることができるため，ぜひとも問診と組合わせて使用してほしい．また，患者・医師間コミュニケーションの向上をはかる意味でも有用である．

予防の薬剤使用のポイント（推奨と実際）

頻用される薬剤は推奨度Aの薬剤ではバルプロ酸，プロプラノロール，アミトリプチリン，推奨度Bでは塩酸ロメリジンがある（表6）．

- **推奨度A**

バルプロ酸は片頭痛の予防療法として海外でも第一選択薬とされている．しかし**妊娠中および妊娠の可能性がある女性には，催奇形性や児の精神発育障害の危険性があり禁忌である**．妊娠可能年齢の若年女性へ投与する場合には，副作用や催奇形性について説明しておく必要がある．また血中濃度測定などクリニックでは使用しづらいかもしれない．

プロプラノロールは片頭痛発作予防効果が高く，海外でも第一選択薬の1つとして使われており，本邦では2013年3月に保険適用が認められた．**気管支喘息など禁忌となる既往がない限り積極的に使用できる**．妊娠中には片頭痛発作は減少あるいは消失することが多いが，予防療法が必要な場合，比較的安全性の高いプロプラノロールが勧められる．

アミトリプチリンは緊張型頭痛の予防療法としても効果があり，緊張型頭痛が合併している症例や，抑うつ気分，睡眠障害があるような症例では使用しやすい．

プロプラノロールとアミトリプチリンの比較では，ほぼ同等の片頭痛予防効果があり，緊張型頭痛を合併している片頭痛患者ではアミトリプチリンの方が高い有効率を示したとの報告もある[15]．

- **推奨度B**

塩酸ロメリジンは他の薬剤と比較すると推奨度はBであるが，本邦において保険適用が早くから得られていたため，使われることが多い．有害事象はプラセボと同程度で安全な薬剤と考えられている．

予防を始めるにあたっていずれの薬剤も少量より開始し，有害事象がないことを確認しながら効果発現まで増量する．

いずれの予防薬も効果がみられるまでに2〜3カ月を要するため，患者にはすぐに効果が出るのではという間違った期待をさせないようにきちんと説明する必要がある．

予防薬の投与は有害事象がなければ，少なくとも3〜6カ月継続するのが望ましい．頭痛が月に1〜2回以下の状態が2カ月以上続く場合は，徐々に減量して可能なら中止する．

表6 予防治療に使用される薬剤

一般名（商品名）	初期投与量	維持量	注意点	妊婦への安全性
塩酸ロメリジン（ミグシス®）	5 mg錠を朝夕各1錠	10〜20 mg/日		禁忌（ラットでの催奇形性のみ．ヒトでは報告なし．FDAカテゴリー：X）
アミトリプチリン（トリプタノール）	10 mg錠を眠前に1/4〜1/2錠	30〜60 mg/日	副作用：眠気，口渇 禁忌：緑内障，排尿障害	回避すべき（FDAカテゴリー：D）
プロプラノロール（インデラル®）	1日20〜30 mgより開始し，60 mgまで漸増可（保険適用内）		副作用：徐脈，低血圧	比較的安全（FDAカテゴリー：C）
バルプロ酸（デパケン®）	200 mg錠を夕1錠	400〜800 mg/日（保険適用内）		回避すべき（ヒト胎児で催奇形性．FDAカテゴリー：D）

ビヨンド・ザ・ガイドライン
Beyond the Guideline

総合診療医の視点

- 筆者は，片頭痛の予防療法としてアミトリプチリンをよく処方している．ただし，副作用の眠気やふらつきなどのため内服を自己中断されてしまうと薬自体にネガティブな印象をもってしまい，アミトリプチリンの服用を拒否されてしまうケースもあるので，半錠の5 mgなどの少量から始めて経過をみながら増量をしている．
- 筆者の経験では，予防を始めてから2〜3週間程度で頭痛の頻度は減らないが，今まで効かなかった鎮痛薬の効果がみられるようになり，2カ月までには頭痛の頻度が少なくなってくる印象がある．

紹介のタイミング

紹介先　頭痛外来：神経内科or脳神経外科

緊急性の高い二次性頭痛を疑う場合には検査機器（頭部CT，MRI）を備えた施設の神経内科専門医，脳外科専門医に紹介する[1]．

一次性頭痛でも，症状が典型的でない場合，標準的な治療に対する反応が不良の場合，連日性頭痛で適切な治療を実施しても3カ月以上改善がみられない場合は頭痛を専門に診ている医師に紹介する[1]．

文献

1) 「慢性頭痛の診療ガイドライン2013」（日本神経学会，日本頭痛学会/監，慢性頭痛の診療ガイドライン作成委員会/編），医学書院，2013
　▶無料　書籍版は有料．日本頭痛学会のホームページより無料でダウンロードできる．
2) 本多ゆみえ，他：本邦における救急領域の医療訴訟の実態と分析．日本救急医学会雑誌，24：847-56, 2013
　▶無料

3）Perry JJ, et al：Clinical decision rules to rule out subarachnoid hemorrhage for acute headache. JAMA, 310：1248-55, 2013
　▶ 無料 くも膜下出血の除外を目的としたオタワ SAH ルールの説明．

4）van Gijn J & Rinkel GJ：Subarachnoid haemorrhage: diagnosis, causes and management. Brain, 124：249-78, 2001
　▶ 無料 リスク因子や治療方針をまとめたレビュー．若干古いが，よくまとまっている．

5）Weir B：Headaches from aneurysms. Cephalalgia, 14：79-87, 1994
　▶ 有料

6）Seymour JJ, et al：Response of headaches to nonnarcotic analgesics resulting in missed intracranial hemorrhage. Am J Emerg Med, 13：43-5, 1995
　▶ 有料 鎮痛薬によりマスクされた SAH 症例のケースレポート．

7）Blumenthal HJ, et al：Treatment of primary headache in the emergency department. Headache, 43：1026-31, 2003
　▶ 有料

8）Detsky ME, et al：Does this patient with headache have a migraine or need neuroimaging? JAMA, 296：1274-83, 2006
　▶ 無料

9）「国際頭痛分類 第2版」〔国際頭痛学会，頭痛分類委員会/著，日本頭痛学会（新国際分類普及委員会），厚生労働科学研究（慢性頭痛の診療ガイドラインに関する研究班）/共訳〕，日本頭痛学会，2004
　▶ 無料

10）「国際頭痛分類 第3版 beta版」（国際頭痛学会，頭痛分類委員会/著，日本頭痛学会，国際頭痛分類委員会/訳），医学書院，2014
　▶ 無料 書籍版は有料

11）Westergaard ML, et al：Definitions of medication-overuse headache in population-based studies and their implications on prevalence estimates: a systematic review. Cephalalgia, 34：409-25, 2014
　▶ 有料

12）Derry S, et al：Diclofenac with or without an antiemetic for acute migraine headaches in adults. Cochrane Database Syst Rev, 4：CD008783, 2013
　▶ 無料

13）頭痛ダイアリー（坂井文彦/監）
　https://www.jhsnet.org/pdf/headachediary.pdf
　▶ 無料

14）頭痛ろぐ（Healint 社）
　https://play.google.com/store/apps/details?id=com.healint.migraineapp&hl=ja
　▶ 無料

15）Mathew NT：Prophylaxis of migraine and mixed headache. A randomized controlled study. Headache, 21：105-9, 1981
　▶ 有料

精神・神経疾患

21 うつ病

森屋淳子

> **要チェック**　「不定愁訴・多愁訴 → とりあえずベンゾ」という診療はもうやめる.

該当診療ガイドライン

わが国におけるうつ病に関する診療ガイドラインで近年発行されたものとしては,
① **大うつ病性障害・双極性障害治療ガイドライン**[1]
② **気分障害治療ガイドライン第2版**[2]

がある（いずれもMinds未収載）. ①は日本ではじめて学会が作成したうつ病の治療指針で, 重症度別に推奨される治療が載っている. 書籍版とオンライン版があり, オンライン版は無料で参照できる. ②は2010年に第2版が出版され, ①に比べ精神療法に関する内容がより濃密に掲載されている.

海外の診療ガイドラインでは
- APAの **Practice guideline for the treatment of patients with major depressive disorder. 3rd ed**[3]（米国）
- NICEの **Depression in adults: recognition and management**[4]（英国）
- WESBPの **The World Federation of Societies of Biological Psychiatry (WFSBP) guidelines for biological treatment of unipolar depressive disorders**[5]

が有用である. 本稿では主に①②を中心に概説する.

診療ガイドラインのPoint

- 抑うつ気分, もしくは興味・喜びの喪失が「2週間以上ほぼ毎日, ほぼ1日中」続いている場合にうつ病を疑う.
- 重症度・病期に応じて, 休養・薬物療法・精神療法を組合わせる.
- 症状が寛解した後も, 4〜9カ月間は同用量の抗うつ薬を内服継続する.

診断のアプローチ

うつ病患者は，不眠や食欲不振・頭痛・倦怠感などの身体症状を訴えて受診する場合も多い．訴えが多彩な場合や，身体所見や検査結果に比べて症状が強い場合にはうつ病も疑い，下記に示す2質問法によるスクリーニングを行う．

① **抑うつ気分**：この1カ月，気分が沈んだり，憂うつな気持ちになったりすることがありましたか？
② **興味・喜びの喪失**：この1カ月，どうも物事に対して興味がわかない，あるいは心から楽しめない感じがありましたか？

2つともNoであればうつ病は否定的（感度96％，特異度57％）[6]だが，どちらかがYesである場合には，DSM-5[7]の診断基準（表1）に則って病歴を詳しく聴取する．その際は**各症状が「2週間以上ほぼ毎日，ほぼ1日中」続いているか否かがポイント**である．明らかなストレス因に反応して抑うつ症状が生じており抑うつエピソードの基準を満たさない場合は「抑うつ気分を伴う適応障害」となる．また，診断の際には物質依存や双極性障害，統合失調症などその他の精神疾患が除外されることが必要である．うつ病とその他の精神疾患の鑑別のためのツールとしては，簡易構造化面接法M.I.N.I.（mini international neuropsychiatric interview）[8]が使用しやすい．

うつ病患者ではアルコールや規制薬物の乱用・依存が併存しやすく，治療に影響することが多いので，飲酒歴，薬物使用歴も確認する．抑うつ症状の原因になる薬剤（降圧薬，ステロイ

表1　うつ病（DSM-5）診断基準

以下の症状のうち，少なくとも1つがある
1. 抑うつ気分
2. 興味または喜びの消失
さらに以下の症状を併せて，合計5つ（またはそれ以上）が認められる
3. 食欲の減退あるいは増加，体重の減少あるいは増加
4. 不眠または過眠
5. 精神運動焦燥または制止
6. 易疲労感または気力の減退
7. 無価値観または過剰（不適切）な罪責感
8. 思考力や集中力の減退または決断困難
9. 死についての反復思考，自殺念慮，自殺企図

- 上記の症状が過去2週間以上にわたって，ほとんど毎日，ほとんど1日中ある
- 症状のために著しい苦痛，または社会的・職業的またはほかの重要な領域における機能の障害を引き起こしている
- これらの症状はほかの医学的疾患や物質依存（薬物またはアルコールなど）では説明できない

（文献7を参考に作成）

ド，インターフェロン製剤など）を内服している場合は，原因薬剤の中止や変更を検討する．また，症状（精神症状，身体症状，過去のエピソード，日内変動，自殺企図）の有無だけでなく，患者の心理・社会的背景を把握するために，生活歴，家族背景，職業，性格特徴，ソーシャルサポートの確認も行う．

抑うつ症状の評価として自己記入式のSDS（self-rating depression scale）や高齢者を対象としたGDS（geriatric depression scale）などの質問紙を利用するのもよい．SDSは40点未満では抑うつ性は乏しく，40点台は軽度の抑うつ状態，50点以上あると抑うつ感情が高いと判定する．一方，GDSは完全版（30項目）では11点以上をうつ状態と判定し，短縮版（15項目）では，5点以上をうつ傾向あり，11点以上で明らかなうつ状態と判定する．また短縮版（5項目）では，2点以上をうつ傾向と判定する．ただし，これらはあくまで症状評価ツールであり，これで診断となるわけではないことに留意する．

ビヨンド・ザ・ガイドライン　Beyond the Guideline

総合診療医の視点

- 最近，マスコミ用語である「新型うつ」などが医学的知見の明確な裏打ちなく広まっており混乱を生じているが，まだ考察や仮説の段階にある概念であり，今後の検討が必要である．
- うつ病は身体症状を主訴に受診することも多く，身体的疾患の除外（甲状腺疾患，貧血など）は必須である．また，身体疾患（糖尿病，心筋梗塞，脳卒中，悪性腫瘍など）にうつ病が合併することも多く，心身両面からのアプローチが重要である．
- 総合診療医を受診するうつ病者は精神科を訪れるうつ病者に比べて，重症例が少なく，生活機能レベルが相対的に高いこと，うつ病治療歴が少ないこと，発症前に重大な心因が存在する割合が高いことが示されている[2]．そのため「原因があるし，この程度なら病気とは言えない」と考えずに，積極的にうつ病を疑っていくことが大切である．
- 問診の際には，① 不眠や食欲不振の有無から入って，直接的な感情面の質問（2質問法）を行うこと，② 朝悪く，夕方軽快する日内変動に着目すること，③ 早朝覚醒や体重減少に留意すること，が有用である[2]．

Beyond the sea ～海外のエビデンスから

うつ病の重症度評価尺度で軽症を規定している診療ガイドラインもある．英国のNICE診療ガイドライン[4]では，ハミルトンうつ病評価尺度において8～13点を診断閾値下抑うつ状態，14～18点を軽症うつ病として，両者への治療をほぼ同等に論じている．一方，米国のAPA診療ガイドライン[3]では軽症を8～13点，中等症を14～18点とし，診断閾値下抑うつ状態には触れていない．なお，診断閾値下抑うつ状態は3カ月以内に自然治癒することがある一方，大うつ病の危険因子ともなりえるため，ストレスや症状への介入が望ましいとされている．

治療のアプローチ

うつ病治療の目標は，① うつ症状の軽減・消失，② 社会的機能の回復，③ 再燃・再発の防止，④ 自殺の防止である[9]．

そのためにまず良好な患者・医師関係の構築を心がけ，**休養・薬物療法・精神療法・その他の治療法（修正型電気痙攣療法など）を，重症度や治療の反応性に応じて適宜組合わせる**[1]．うつ病治療のフローチャートを図1に示す．

急性期・導入期の治療

1 治療導入時の心理教育

患者がうつ病，およびその治療について理解できるように適切な情報を伝え，説明すること，すなわち「心理教育」（psychoeducation）が大切である．表2と図2に，日本うつ病学会治療ガイドライン[1]に紹介されているポイントを示す．

2 休養

治療の基本は心身の休養であることを理解してもらい，可能な限り仕事を休み，十分な休養をとってもらう．休養が保障されない家庭や職場環境の場合は，入院加療を考慮する[1,3]．

3 薬物療法

軽症うつ病に対する薬物療法の効果はコンセンサスが得られていない一方，中等症・重症のうつ病では薬物療法が治療の中心であり，表3に示す新規抗うつ薬が第一選択薬として推奨される[1,3]．ただし，抗うつ薬の使用に伴ってアクチベーション（症候群）と呼ばれる，焦燥感や不安感の増大，不眠，パニック発作，アカシジア，敵意・易刺激性・衝動性の亢進，躁・軽躁状態などの出現には留意する必要がある[1]．2剤以上の抗うつ薬併用の効果は十分に検討されていないため，単剤で十分な用量を十分期間使用することを原則とする[1〜3]．薬剤を選択する際には，その薬剤の副作用プロファイル（鎮静や消化器症状など）やその他の特徴（半減期や薬物相互作用）を考慮する必要があるが，各種新規抗うつ薬の許容性・有効性を比較したMANGA study[10]の結果に鑑みると，プライマリ・ケアの現場では，エスシタロプラム（レクサプロ®）・セルトラリン（ジェイゾロフト®）が使いやすいであろう．どの薬剤も初期投与量より開始し，1〜2週間ごとに効果・副作用を確認しながら漸増していく．うつ病の不眠に対しては，まずその重症度を臨床的に評価し，これに応じて睡眠衛生指導を行う．効果がみられないときは，刺激制御法，睡眠制限法といった不眠に対する認知行動療法や，トラゾドン（レスリン®・デジレル®），ミアンセリン（テトラミド®），ミルタザピン（リフレックス®・レメロン®）といった鎮静系の抗うつ薬を使用する[1]．ベンゾジアゼピン系薬剤は，依存性，認知機能障害，閉塞性睡眠時無呼吸症状の悪化，奇異反応などの可能性がある点に留意し，漫然処方は避けるべきである[1]．抗うつ薬の効果の判定は，十分量かつ十分期間（8〜12週）の使用後に行う[1〜5]．

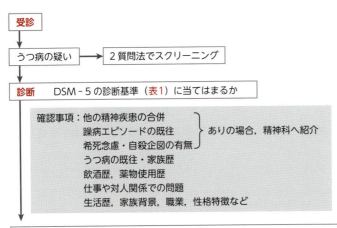

図1　うつ病治療のフローチャート

(文献1～3, 9をもとに作成)

表2　うつ病治療導入期の心理教育のポイント

a)「うつ病」という診断を伝える
今の状態は現代社会において有病率の高い「うつ病」により引き起こされているものであり，病気であって単なる疲れではないし，ましてや，決して怠けているのではない

b)「うつ病とは何か」を伝える
「心身ともにエネルギーが低下した状態」あるいは「ガソリン欠乏になった自動車と同じ状況」である

c)「うつ病の治療はどのように行うか」を伝える
悪循環を形成している要素を1つずつ消していくことで，悪循環を断ち切ることが治療であり，休養・薬物療法・精神療法について説明する

d) 重要な決定はしないことを約束する
うつ状態では自分に自信がもてず悲観的になっており，物事の判断も消極的で，否定的になりがちである．重要な事柄（婚姻関係，転退職，財産の処分など）に関する判断は延期するように伝える．また「自殺行為」をしないことを約束してもらう

e) 患者の周囲の家族・関係者に，うつ病の急性期は「励まし」と「気晴らしの誘い」が逆効果になることを理解してもらう

f) 生活習慣の改善など，患者側での治療的対処行動を適宜要請する
生活リズムを整える，飲酒は控える，朝の光を浴びる，など

（文献1を参考に作成）

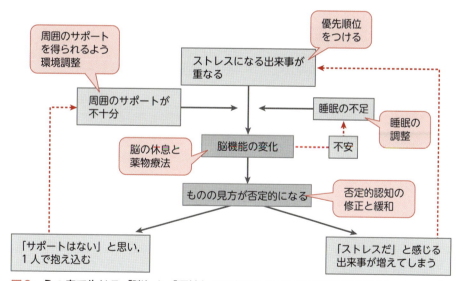

図2　うつ病で生じる「脳」と「環境」の悪循環，ならびに悪循環を遮断するための介入法
🟧：介入法
（文献1より引用）

表3 現在日本で発売されている新規抗うつ薬（SSRI，SNRI，NaSSA）一覧

分類	一般名	商品名	剤形	初期投与量/日	最大投与量/日	内服方法	主な副作用
SSRI	フルボキサミン	デプロメール®，ルボックス®	錠：25 mg，50 mg，75 mg	50 mg	150 mg	1日2回分服	消化器症状（嘔気・嘔吐，下痢，便秘），性機能障害，アクチベーション症候群
	パロキセチン	パキシル®	錠：5 mg，10 mg，20 mg	10 mg	40 mg	1日1回夕食後	
		パキシル®CR	錠：12.5 mg，25 mg	12.5 mg	50 mg	1日1回夕食後	
	セルトラリン	ジェイゾロフト®	錠：25 mg，50 mg，100 mg OD錠：25 mg，50 mg，100 mg	25 mg	100 mg	1日1回（時間の記載はなし）	
	エスシタロプラム	レクサプロ®	錠：10 mg	10 mg	20 mg	1日1回夕食後	
SNRI	ミルナシプラン	トレドミン®	錠：12.5 mg，15 mg，25 mg，50 mg	25 mg	100 mg（高齢者は60 mg）	1日2〜3回分服	血圧上昇，頻脈，排尿障害
	デュロキセチン	サインバルタ®	カプセル：20 mg，30 mg	20 mg	60 mg	1日1回朝食前	
	ベンラファキシン	イフェクサー®SR	徐放カプセル：37.5 mg，75 mg	37.5 mg	225 mg	1日1回食後	
NaSSA	ミルタザピン	リフレックス®，レメロン®	錠：15 mg，30 mg	15 mg	45 mg	1日1回就寝前	眠気，体重増加，めまい

SSRI：selective serotonin reuptake inhibitor
SNRI：serotonin noradrenaline reuptake inhibitor
NaSSA：noradrenergic and specific serotonergic antidepressant
（各添付文書をもとに作成）

継続期・維持期の治療

1 薬物療法

早期に抗うつ薬を中止・減量することは再燃・再発の危険性を高めるため，副作用の問題がなければ，寛解後4〜9カ月またはそれ以上の期間，急性期と同用量で維持すべきである[1〜5]．内服を終了する場合は，再燃や断薬症候群の予防のために，数週間かけて3/4，1/2，1/4量と漸減する[9]．内服終了後も数カ月は外来フォローを行い，症状再燃・再発の場合は急性期の治療を行う[1〜5]．

2 精神療法

軽症〜中等症のうつ病に対して，精神療法は単独で薬物療法と同等の効果を示している[1]．なかでも認知行動療法（認知や行動に働きかけて気持ちや症状を楽にする精神療法の一種）はうつ病に対する治療効果，特に再発予防効果に優れていることが立証されており[1〜5]，保険点数の算定も認められている（精神保健指定医以外だと420点）．認知行動療法の具体的な方法に関しては「うつ病の認知療法・認知行動療法治療者用マニュアル」[11]を参照されたい．

ビヨンド・ザ・ガイドライン

総合診療医の視点

- うつ病診療においては「患者-医師関係の構築」がとりわけ重要であるが，それには「患者中心の医療の方法」[12] が役立つであろう．すなわち，① 健康，疾患，病いの経験を探り，② 個人・近位コンテキスト・遠位コンテキストの視点で全人的に理解し，③ 共通の理解基盤を見出すことで，患者-医師関係を強化することができる．

- 身体疾患を合併したうつ病患者へ抗うつ薬を使用する際には，① 抗うつ薬の作用と副作用，薬物動態学的および薬力学的特徴，② 抗うつ薬が身体疾患に与える影響，③ 身体疾患による抗うつ薬の作用と副作用の変化，④ 抗うつ薬と身体疾患治療薬との相互作用〔特にCYP（cytochrome P450．薬物の作用強度や作用時間を決定する薬物代謝酵素の代表的なもの）〕に留意する必要がある[2]．

Beyond the sea 〜海外のエビデンスから

- 軽症のうつ病エピソードに対しては，中等症から重症のうつ病に対して有効な心理教育または精神療法が，抗うつ薬に代わる治療選択肢となる[3)〜5)]．

- 最初の治療を適切に行ったとしても，どの抗うつ薬を用いたかにかかわらず，少なくとも30％のうつ病エピソードは十分に反応しない，とされている[5]．その際は，診断の正確性や薬剤用量とアドヒアランスが十分か否かを慎重に再検証したうえで，① 抗うつ薬の増量，② 他の抗うつ薬への切り替え，③ 抗うつ薬の有効性を増強する他の薬剤（例：リチウム，甲状腺ホルモン，非定型抗精神病薬）との併用，④ 非薬理学的な生物学的治療（例：断眠療法，光療法，修正型電気痙攣療法）との併用などを検討する[5]．

紹介のタイミング

紹介先　精神科

希死念慮・自殺企図のある患者，ほかの精神疾患や躁病エピソードのある患者，標準的な抗うつ薬治療への反応がみられなかった患者は精神科医へ紹介する．紹介する際は，今の主治医と精神科医が協力して心身両面を支えるという姿勢を示し，「見捨てられた」という感覚を患者にもたせないことが大切である．

■ 文献

1) 「大うつ病性障害・双極性障害 治療ガイドライン」（日本うつ病学会/監，気分障害の治療ガイドライン作成委員会/編），医学書院，2013
　http://www.secretariat.ne.jp/jsmd/mood_disorder/img/160731.pdf
　▶ 無料 書籍版は有料．日本の診療ガイドライン（学会が発表する診療ガイドラインとしては日本ではじめてのもの）．オ

ンライン版は2016年に改訂．

2)「気分障害治療ガイドライン 第2版」（精神医学講座担当者会議/監，上島国利 他/編），医学書院，2010
   ▶ 有料 精神療法に関する内容が濃密に記載されている．

3)「Practice guideline for the treatment of patients with major depressive disorder. 3rd ed」〔American Psychiatric Association（APA）〕，2010
   http://www.medpagetoday.com/upload/2010/9/30/depguide.pdf
   ▶ 無料 APAの診療ガイドライン．短縮版（quick reference guide）もある．

4)「Depression in adults: recognition and management」〔The National Institute for Health and Care Excellence（NICE）〕，2009
   https://www.nice.org.uk/guidance/cg90?unlid＝4306996020163922547
   ▶ 無料 NICEの診療ガイドライン．

5) Bauer M, et al：The World Federation of Societies of Biological Psychiatry（WFSBP）guidelines for biological treatment of unipolar depressive disorders, part1：update 2013 on the acute and continuation treatment of unipolar depressive disorders. World J Biol Psychiatry, 14：334-85, 2013
   ▶ 無料 WFSBPのホームページ（http://www.wfsbp.org/）でも閲覧可能．日本語訳本もある（下記）．
   ▶ 有料 「単極性うつ病の生物学的治療ガイドライン第1部 大うつ病性障害の急性期と継続期の治療 2013年改訂版」（山田和男/訳），星和書店，2014

6) Whooley MA, et al：Case-finding instruments for depression. Two questions are as good as many. J Gen Intern Med, 12：439-45, 1997
   ▶ 無料

7)「DSM-5 精神疾患の診断・統計マニュアル」（American Psychiatric Association/著，日本精神神経学会/日本語版用語監修，髙橋三郎 他/監訳），pp90-1，医学書院，2014
   ▶ 有料 すべての精神疾患の診断基準が載っている．

8)「M. I. N. I. ―精神疾患簡易構造化面接法日本語版5.0.0」（Sheehan DV & Lecrubier Y/著，大坪天平 他/訳），星和書店，2003
   ▶ 有料 精神疾患を診断するために作成されたもの．

9)「うつ病診療の要点-10」〔一般診療科におけるうつ病の予防と治療のための委員会（JCPTD）〕
   http://www.jcptd.jp/medical/point_10.pdf
   ▶ 無料 具体的な説明のしかたなどが非専門医にもわかりやすく解説されている．

10) Cipriani A, et al：Comparative efficacy and acceptability of 12 new-generation antidepressants: a multiple-treatments meta-analysis. Lancet, 373：746-58, 2009
    ▶ 有料 新世代抗うつ薬12種の許容性/有効性を比較したメタアナリシス．

11)「うつ病の認知療法・認知行動療法治療者用マニュアル」（厚生労働科学研究費補助金こころの健康科学研究事業「精神療法の実施方法と有効性に関する研究」）
    http://www.mhlw.go.jp/bunya/shougaihoken/kokoro/dl/01.pdf
    ▶ 無料 認知行動療法の進め方について具体的に記載されている．

12)「Patient-centered clinical method 3rd ed：Transforming the Clinical Method（Patient-Centered Care Series）」（Stewart M, et al），CRC Press, 2013
    ▶ 有料 患者中心の医療を行うための方法やモデルがわかりやすく解説されている．

精神・神経疾患

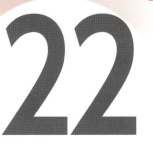

22 不安障害

木村一紀, 井出広幸

> **要チェック**
> 「不定愁訴」と判断し, 場当たり的な処方でやり過ごすのをやめる. MAPSO問診システムを使い,「不定愁訴」に対し苦手意識をなくす.

▶ 該当診療ガイドライン

わが国では不安障害に対する診療ガイドラインで明確に定めているものは残念ながら存在せず, Mindsにも収載されていない. 米国精神医学会 (American psychiatric association) の

- Diagnostic and Statistical Manual of Mental Disorders (DSM)

を診療ガイドラインとして使用する施設が多い. 現在のものは2013年に作成された**DSM-5**を標準としており, 日本語訳版[1]も手に入りやすい.
海外では

- World Federation of Societies of Biological Psychiatry (WFSBP) のホームページ
  (http://www.wfsbp.org/educational-activities/wfsbp-treatment-guidelines-and-consensus-papers.html)

で不安障害の治療ガイドライン[2]が無料で閲覧可能である. 治療ガイドラインが主だが, 診断についても端的に解説してある箇所もある.

- 英国国立医療技術評価機構 (National Institute for Health and Clinical Excellence : NICE) のホームページ (https://www.nice.org.uk)

では各種疾患の診療ガイドライン検索が可能. NICEのコメントも閲覧できる.
以上のものが主な診療ガイドラインとなりうるが, プライマリ・ケアの現場でこのまま適応するには煩雑, 複雑で非精神科医からすると非常に敷居が高い.
2003年に米国内科学会 (ACP) 総会においてRobert K. Schneider博士により「**プライマリ・ケア医のための精神医学 (psychiatry in primary care : PIPC)**」が教育プログラムとして開催され, わが国でも2007年にPIPC研究会が発足され, 全国各地で教育プログラムが開催されている. PIPCではMAPSO (mood-anxiety-psychoses-substances-organicの頭文字) という問診システムを採用し, 心療患者の診察を行っている.
本稿では実際のPIPCを紹介しながら, 最新のDSM-5に則り外来で不安障害の患者を実践的にどう診るかを解説したい.

診療ガイドラインのPoint

- プライマリ・ケアの現場では不安障害にはMAPSO問診を！
- 精神疾患だと思っても必ず器質的疾患は鑑別する．
- 自分の対応能力外であれば迷わず専門医へ紹介してOK！

診断のアプローチ

不安症の正確な罹患率は不明であるが，遺伝的因子と環境的因子の両方があるとされ，慢性的で持続的な治療を必要とする疾患群である．DSM-5では不安症群を，① パニック症，② 広場恐怖症，③ 限局性恐怖症，④ 社交不安障害，⑤ 全般性不安症の大きく5つに分けている（物質関連性，身体疾患性の不安症はここでは取り扱わないとする）．PIPCでは不安症群として，全般性不安障害（general anxiety disorder：GAD），パニック障害（panic disorder：PD），強迫性障害（obsessive compulsion disorder：OCD），心的外傷後ストレス（post traumatic stress disorder：PTSD），社交不安障害（social anxiety disorder：SAD）をあげており，それぞれの頭文字をとった「GPOPS」の鑑別を行い不安症群の患者を体系的に診断している．DSM-5ではOCD，PTSDは不安症群には分類されていないが，これらの症状が根底となって不安症状を呈していることが臨床現場では多く診られる．本稿ではこれらOCD，PTSDも取り扱って解説を行う．

不安障害とは何か？を一言で表わすのは非常に難しいが，不安障害の患者は以下のような症状でプライマリ・ケア外来を受診する傾向が強い．

- 動悸，発汗，震え，呼吸困難感，胸部不快感，胸痛，めまい，前失神感，漠然とした不安感や恐怖感，感覚異常　など

まずは不安の原因を探ることが重要である．

不安とは「恐怖」と「こだわり」である．「恐怖」が前面に出た不安障害では「自分は病気でないか心配でたまらない」という心気症状を呈することが多い．何度も頻回に外来を受診し，この不安を取り除いてほしいと訴えるようであれば全般性不安障害（GAD）が強いと判断できる．また「恐怖」が増悪してパニック発作を起こしたり，そのパニック発作がまた起こるのではないか？という不安に悩まされる状態の患者はパニック障害（PD）と診断できる．

「こだわり」が前面に出た患者は不安が増悪し「何度も戸締まりやガスの元栓を確認しないと不安で外出できない」「何度も手を洗わないと清潔ではないようで気持ちが悪い」という症状まで発展し，強迫性障害（OCD）を呈することがある．

不安の原因が自分でもよくわからないと訴える症例ではPTSDが基礎にあることも多い．「侵入的想起」いわゆるフラッシュバックが症状として特徴的である．フラッシュバックから逃れるための回避行動（交通事故に会った交差点をどうしても避けてしまう，パートナーから暴力

を受けてから交際することを避けてしまう，など）があるのが特徴的である．「あの日以来，自分の人生は変わってしまったという出来事がありますか？」「そのトラウマがふとした際に突然，何度も襲ってきて気分が落ち込むことがありますか？」の2つの質問で「はい」ならばPTSDである可能性が高い．

また，**極端に自己愛や自己評価が低い患者**では「他人と接触することでダメな自分がバレてしまうのではないか？」という不安から他人や社会から距離を置こうとすることが多い．社会との接触をきわめて少なくしようとする状態は社交不安障害（SAD）と診断できる．

PIPCでのMAPSO問診を行ううえで重要な前提は以下の3つである．

① 診療可能な範囲で診療を行う．明らかに自分の能力外の精神疾患であれば，一人で抱え込む必要はない．専門科へ紹介すればよい．
② 患者の精神状態や背景をすべて治そうとする必要はない．
③ 相づちなどを上手く使って問診の主導権をこちらが握る．「それは辛かったですね．ところで，食事は食べられていますか？」など．

1回の受診ですべての生育歴，プライベート，人格などを聞く必要はない．何回か受診を分けることで少しずつ患者の背景を探っていく．また，何度か受診するだけで患者としては不安が和らぎ，徐々に精神状態が安定していく症例も多い．

また，不安症の可能性が高いと考えていた患者でも鉄欠乏性貧血，甲状腺機能異常，反応性低血糖によるうつ状態などが隠れており，これらの内科的疾患を治療しただけで不安症状が驚くほどなくなったという症例も多い．**不定愁訴＝精神疾患と決めつけて内科的検索を行わないのは後で痛い目をみるので注意が必要である．**

PIPCにおけるMAPSO問診フォーマット

不安症状でプライマリ・ケア外来を受診した患者に対して，MAPSO問診フォーマット（**表**）を使用して患者の不安症状をより詳細に，より明らかにしていく．不定愁訴と思われる患者のなかにも内科的疾患が隠れている可能性は高いので，まずは器質的疾患と背景についての問診が先である．

主訴を聞く際は，多愁訴の患者では訴えが次々と出てくることが多いので，まずはコミュニケーションという意味も込めてわざとclosed questionを最初から使うことも**テクニックの1つ**である．

なお，Mood問診において，希死念慮にチェックが付くなら「希死念慮（＋）」として，また躁エピソードにチェックが付くなら躁病エピソードを考え，どちらの場合も専門科紹介を考える．さらに，「Psychoses」「Substances」「Other」の3項目に当てはまる場合も専門科紹介でOKである．

不安障害を疑った場合には
① 全般性不安障害：GAD
② パニック障害：PD
③ 強迫性障害：OCD
④ 心的外傷後ストレス障害：PTSD
⑤ 社交不安障害：SAD

の5つの症状（GPOPS）を問診して患者の抱えている症状を明らかにする．

表 PIPCにおけるMAPSO問診フォーマット

器質的疾患と背景についての問診

- □ **既往歴**：特に糖尿病には注意．使用禁忌となる抗精神病薬があるため必ず聞く
- □ **入院歴・手術歴**：精神科などの入院歴がないか，今回が初発か
- □ **心療内科**にかかったことはあるか？ Yesの場合は過去に何の薬を飲んでいたか
- □ 現在の**内服薬**
- □ **薬物アレルギー**の確認
- □ **嗜好**：精神状態が悪くなると飲酒量と喫煙量は増加しやすい
- □ **家族歴**：精神疾患は非常に遺伝要素が強い
- □ **主訴**：PIPCでは「今日はどうされました？」とは聞かない！

Mood（気分障害）についての問診

- □ **不眠**：寝れない理由は何か？
  - □ 入眠障害，□ 中途覚醒，□ 早朝覚醒，□ 熟睡感
- □ **食思不振**：3食おいしく食べられているか
- □ **体重減少**：どれくらいのペースで体重が減ったか
- □ **抑うつ気分**：気分が滅入ることが多いか，場面によって抑うつ気分がひどくなるか
- □ **興味の消失**：喜びの感情が減ったか
- □ **倦怠感**：身体がだるくなったり疲れやすくなったか
- □ **集中力低下**：仕事や家事のパフォーマンスが下がったか，物事へ集中できないか
- □ **判断力低下**：自分で物事を決めるのが難しくなったか
- □ **自責感**：自分を責めることが多くなったか
- □ **苛立ち**：理由がわからずイライラしたり他人や物事にいらつくことが多くないか
- □ **希死念慮**：1st 逃げ出したいか
  - 2nd 死んだ方が楽だと思うことがあるか
  - 3rd 具体的に包丁やロープを準備したりしたか，遺書を書いたりしたか
- □ **躁エピソード**：D（Distractibility，注意散漫） 話題が次々と飛ぶ
  - I（Insomnia，不眠） 寝なくても平気，寝る必要性を感じない
  - G（Grandiosity，誇大観念） 自分が非常に大きく感じる
  - F（Flight of ideas，観念奔逸） アイデアや構想が次々と沸いてくる
  - A（Activity，活動性亢進） じっとしていられない
  - S（Speech，多弁） こちらが制止するのが難しくなるくらいしゃべる
  - T（Thoughtlessness，軽率） 遂行不可能な行動をとろうとする

Anxiety（不安障害）についての問診

- ● GAD
  - □ 朝から不安がおそってくるか，□ いろいろなことが不安で仕方がないか
- ● PD
  - □ 過呼吸になったことがあるか，□ 電車やバスが苦手か
  - □ 動悸や冷や汗が出て死にそうな感覚（パニック発作）になったことがあるか
  - □ パニック発作に対する予期不安（また発作が起きたらどうしよう）があるか
- ● OCD
  - □ 出かける前の確認行為が多くないか（ガス，水道，戸締まり）
  - □ 手洗いを決められた回数ですることがないか
  - □ 頭の中に強迫的にこびりついて離れない考えがないか
- ● PTSD
  - □ 人生のなかでトラウマになるような出来事がなかったか
  - □ また，その出来事以来，自分という人間が変わってしまったような感覚があるか
  - □ トラウマとなった出来事がフラッシュバックすることがあるか
- ● SAD
  - □ あがり症で人前に出るのが苦手か
  - □ できれば目立ちたくないという意思が強いか

Psychoses（精神病群）についての問診

- □ 被注察感，□ 考想化声，□ 考想伝播

Substances（物質関連性）についての問診

- □ アルコール依存，□ 薬物依存

Other（その他）についての問診

- □ 人格障害　など

ビヨンド・ザ・ガイドライン

総合診療医の視点

不安障害を疑う患者にも必ず以下の採血は行う！

- 血算，血糖，HbA1c，蛋白，アルブミン，肝機能，脂質，電解質，血清鉄，UIBC，フェリチン，甲状腺機能
- 可能ならば　亜鉛，ビタミンB_1，B_{12}も計測

鉄は体内で多くの生化学反応の触媒的な働きをもつ．体内貯蔵鉄が欠乏するとうつ症状になることが知られている．単にHbが少ない，血清鉄が少ないかを判断するだけなく，フェリチンも測定し低値であれば「潜在性鉄欠乏性貧血」と診断する．経験的にはフェリチンが正常化するまでは経口の鉄剤＋ビタミンC製剤の内服を継続する．ビタミンCは鉄の吸収率を上げる作用がある．

亜鉛も同様に低値であれば不定愁訴に多い味覚障害，舌痛症，しびれなどの症状を呈しやすいため，低値であれば積極的に補充する．

現代人に多い「朝食抜き」が習慣化している患者では反応性低血糖によるうつ症状も多い．また，間食摂取が多い患者，炭水化物摂取が多い患者などでは反応性低血糖（75g OGTT 180分試験などが有効）によるうつ状態もある．筆者はHbA1c＜5.0％であれば朝食を抜いてないか？など食事内容について詳細な問診を行っている．

独身男性ではビタミンB，ビタミンC欠乏などによるうつ症状も比較的多い．ビタミンが脳内物質形成の生化学反応において重要であることは知られており，ビタミン剤補充のみでうつ症状が軽快する症例もある．基本的には食生活の改善が必要である[3]．

詳細は他の文献に譲るが，基礎疾患のない患者では息が切れるくらいの激しい運動（キックボクシングなど）でうつ状態の完治をめざす治療法を紹介する文献もある[4]．筆者も基礎疾患のない社交不安障害患者には運動を勧めている．運動して動悸を定期的に体感させることで「動悸は気持ちいい」という錯覚を身体に覚えさせる意味もある．

現代社会では心身を病む患者は今後も増加し，不安障害患者をプライマリ・ケア外来で診察する機会は増えていくことが予想される．現状としては精神科や心療内科へ紹介して終了ということが多いと思われる．筆者も以前はそういった診療を行っていた．しかし，PIPCのMAPSOシステムを習得してからは外来で不安障害の患者を診断，治療できるようになった．ぜひ，興味がある医師にはPIPCセミナーなどに参加いただき不安障害患者の診断，治療法をマスターしていただくことを推奨したい．

治療のアプローチ

薬物治療の基本はSSRIやSNRIである．SSRI〔エスシタロプラム（レクサプロ®）10 mgな

ど〕を開始して不安，不眠に対応しながらアルプラゾラム（ソラナックス®）0.4 mg頓服にて日中の不安をとる方法が有効である．

　SSRIは「抗うつ薬」に分類されるが，実は不安や不眠に対して効果を発揮する．ただし効果が出るまでに2～4週間程度は要するため，その間のみ緊急回避的にアルプラゾラムを頓用で使用するという戦略である．SSRIの効果が出るまで時間がかかることを患者に説明し，「何かあれば外来できちんと対応する」と安心させ，来週に再診させるなどして細かく診ることでかなり軽快することが多い．これはSSRIの作用ではなく，医師患者関係による安心感が大きいと思われる．**不眠に対して安易にベンゾジアゼピン系を処方すると，ベンゾジアゼピン依存症を誘発し，薬剤減量が困難となる症例が非常に多い．**ベンゾジアゼピン系の処方は極力最小限にするよう心がける．非ベンゾジアゼピン系のゾルピデム（マイスリー®），ゾピクロン（アモバン®），エスゾピクロン（ルネスタ®）などは耐性や依存性は低いとされるが，薬剤中止により不眠症状が増悪する「反跳性不眠」を誘発するため注意して使用する．

全般性不安障害：GAD

　「急に胸が痛くなることがある」「喉頭に異物があるような感じがしてたまらない」「通勤電車に乗っているときや，会社での重要な会議などの前になると腹が痛くなって下痢をする」などの訴えが多い．検査をしても異常がなく機能的な問題として心臓神経症，喉頭神経症，過敏性腸症候群（IBS）と診断される症例は多い．特に喉頭神経症は海外では「Globus」「梅核気」とも呼ばれており世界的に罹患率が高いことがわかる．これらの疾患はPIPCでは全般性不安障害（GAD）に分類される．「器質的疾患ではなく，精神的な不安を根拠とした疾患である」ことを十分に患者に納得させる．患者を安心させることで内服コンプライアンスは向上する．

処方例

●心臓神経症

アルプラゾラム（ソラナックス®）0.4 mg＋アロチノロール5 mg：頓服（動悸時，不安時），1日3回まで

（上記処方をpresentation setと呼んでいる）

●喉頭神経症

半夏厚朴湯：1回1包，1日3回　毎食前

無効例や不安が強い場合はSSRIを少量で開始し1～2週間かけて維持量へ

屯用でpresentation setを加えることもある

●過敏性腸症候群

ポリカルボフィルカルシウム（コロネル®，ポリフル®）500 mg：1回1錠，1日3回　毎食後

（無効ならば下記に切り替える）

トリメブチン（セレキノン®）100 mg：1回1～2錠，1日3回　毎食後

不安が強い場合はやはりSSRI開始

パニック障害：PD

　　DSM-5ではパニック発作，パニック障害，広場恐怖を別々に分けているが，これらの疾患は非常に深いつながりをもっている．**パニック障害とは「パニック発作に対する予期不安が持続している状態」**であり，そのため患者は社会生活に不便を感じている．パニック発作とは「気が発狂してしまいそうな」「死んでしまいそうな」恐怖感で過呼吸となった状態である．発作は電車，バス，映画館，劇場などの閉鎖空間で起こりやすい．「この閉じ込められた状況で地震や火事が起こり，脱出できなければどうしよう？」と考えると，徐々に動悸や呼吸が激しくなり過呼吸発作へとつながる．「広場恐怖（agoraphobia）」は誤解が多いが，広い場所が苦手なのではなく，広場のような他人が多い状況が苦手ということである．つまり**「広場恐怖」とは「脱出不能恐怖症」と訳するのが正しいと言える．過呼吸発作に至る過程を理解し発作の予防に観点をおけば患者が頻回に救急要請するのを減らすことができる．**

　　「死にそうな気がしたのですね」「気がおかしくなってしまいそうな感じがしたのですね」「もう病院だから大丈夫ですよ」と患者に理解を示すことで発作からの回復は有意に早い．外来通院で診れる余裕があるならば**十分な安心感を与えてpresentation set屯用＋SSRI開始して帰宅し1週間後に再診とする．**信頼できる主治医がいるというだけでPD患者の発作回数は目に見えて減少する．

強迫性障害：OCD

　　血圧や血糖を詳細に記載し，「1日だけ血圧が高い日があったが本当に大丈夫か？」「前回の採血では少しだけこの項目が異常だったので検査してほしい」など訴える患者は多い．これらの患者の本質にOCDがあるとも判断できる．この「こだわり」に対する「確認行為」のため社会生活が不自由となっているならば治療介入が必要となる．症状が進行すると「10回確認しないと外出できない」「5回手を洗わないと清潔にならない」と回数にこだわるようになる．不安の原因を問診で突き詰めるのが治療の原則である．

　　薬物治療はpresentation set屯用＋SSRI開始だが，SSRIのみでは「こだわり」に対する作用は弱い．**抗精神病薬のアリピプラゾール（エビリファイ®）3 mg（1日1回，朝食後）を加えると奏効することがある．**通院を重ねて確認行為を少しずつ制限させて我慢してもらう．「確認行為が減少しても何も悪いことは起こらない」という認知をさせることで，確認行為も減ってくる．

心的外傷後ストレス障害：PTSD

　　PTSDの診断基準については最新のDSM[1]を参考にしていただきたい．

　　重症PTSDにはSSRIは無効とされており専門的治療が必要となる．問診内容を記入し専門医へ紹介する方がよいと思われる．

社交不安障害：SAD

　　PIPCでは「あがり症で困る」「人前でうまく発表できない」という症状はSADの可能性が高い．「自己評価が低い」「自己愛が低い」という根本があり，そのため「ダメな自分がバレてしまったらどうしよう」という不安からあがり症になっているという構図がある．**処方としてはpresentation setが奏効しやすい．**薬効により症状が緩和し，人前に立つことに自信がつけば

SADは軽快しやすい．

ビヨンド・ザ・ガイドライン　Beyond the Guideline

総合診療医の視点

心療内科の分野では診断書を求められることもあるため，筆者もそれぞれの不安障害の診断には診断基準に適合するか毎回確認をしている．

紹介のタイミング

紹介先　精神科，心療内科

- 自分の能力範囲外と判断した場合
- 気分障害（うつ病，躁うつ病→SSRI使用で躁転することがある），精神病群（統合失調症など），人格障害などが基礎にある場合
- PTSDなどが合併している複雑な症例（幼少期のトラウマなどが背景にあり不安症状が重症など）

以上の場合に専門医へ紹介するが，プライマリ・ケア外来で行った問診，治療が全くの無駄となることはない．これまでの経過，薬物療法の効果などを記載して紹介することで紹介先は非常に助かる．「不安障害を診る」ことにぜひチャレンジしていただきたい．

文献

1) 「DSM-5 精神疾患の診断・統計マニュアル」（American Psychiatric Association / 編，日本精神神経学会 / 日本語版用語監修，髙橋三郎・大野 裕 / 監訳，染矢俊幸 他 / 訳），pp187-288，医学書院，2014
   ▶ 有料 米国精神医学会（APA）の精神疾患の診断分類．改訂第5版．DSM-IVが発表された1994年以来，19年ぶりの改訂．

2) Bandelow B, et al：World Federation of Societies of Biological Psychiatry (WFSBP) guidelines for the pharmacological treatment of anxiety, obsessive-compulsive and post-traumatic stress disorders – first revision. World J Biol Psychiatry, 9：248-312, 2008
   http://www.tandfonline.com/doi/full/10.1080/15622970802465807
   ▶ 無料 WFSBP（世界生物学的精神医学）のホームページには臨床診療で活用できる診療ガイドラインや治療などの掲載が多い．

3) 『「うつ」は食べ物が原因だった！：図解でわかる最新栄養医学』（溝口 徹 / 著），青春出版社，2011
   ▶ 有料 患者にも勧められる．SADがどのような疾患なのか認知してもらうには有用．

4) 「完全復職率9割の医師が教えるうつが治る食べ方，考え方，すごし方」（廣瀬久益 / 著），CCCメディアハウス，2015
   ▶ 有料 食事と精神症状について臨床レベルでの新しい見解．

5) 「カプラン臨床精神医学テキスト：DSM-5診断基準の臨床への展開 第3版」（ベンジャミン J. サドック 他 / 編著，井上令一 / 監修，四宮滋子 他 / 監訳），メディカル・サイエンス・インターナショナル，pp436-63，2016
   ▶ 有料 臨床精神医学におけるメジャーな参考書．精神疾患のほぼすべてを網羅している．DSM-5に準拠し全面的に改訂された．治療薬は薬理活性と作用機序に従って分類されており，治療薬選択においては特に有用．

6) 井上 猛：不安障害の薬物療法．精神神経学雑誌，114：1085-91，2012
   http://journal.jspn.or.jp/jspn/openpdf/1140091085.pdf

▶[無料] 本稿で取り上げた処方以外にも参考となる処方などが掲載されている．

7）『ACP 内科医のための「こころの診かた」ここから始める！あなたの心療』(Robert K Schneider 他／著，井出広幸 他／監訳，PIPC 研究会／訳)，pp134-97，丸善，2009
▶[有料] これから外来で不安障害を扱うことに興味のある医師には一読いただきたい書籍．PIPC の概要，MAPSO による診断アプローチなどを記載．購入を勧める．

8）「社会不安障害のすべてがわかる本」(貝谷久宣／監)，講談社，2006
▶[有料] 患者にも勧められる．SAD がどのような疾患なのか認知してもらうには有用．

精神・神経疾患

23 慢性期の脳卒中

臺野 巧

> **要チェック**
> 漫然と抗血小板薬が投与されていることがあるが，過去の病歴を積極的に情報収集して，投与の必要があるかどうかも含めて投薬内容を再検討することから始めよう．

該当診療ガイドライン

わが国における脳卒中の診療ガイドラインは，
- **脳卒中治療ガイドライン2015**[1]（以下治療ガイドライン2015）

が存在する（Minds未収載）．
海外の診療ガイドラインでは，
- **AHA（American Heart Association）/ ASA（American Stroke Association）による診療ガイドライン**[2]（以下AHA/ASA診療ガイドライン）

が有名である．
本稿では，日本の「治療ガイドライン2015」を中心に，AHA/ASAの診療ガイドラインも参考にしながら概説する．また，「治療ガイドライン2015」は急性期も含めた脳卒中治療についてまとめられているが，本稿では慢性期の脳卒中，特に慢性期脳梗塞の再発予防を目的とした治療を中心に解説する．

脳卒中治療ガイドライン2015におけるグレード
- グレードA ：行うように強く勧められる．
- グレードB ：行うように勧められる．
- グレードC1：行うことを考慮してもよいが，十分な科学的根拠がない．
- グレードC2：科学的根拠がないので勧められない．
- グレードD ：行わないように勧められる．

診療ガイドラインのPoint

- 脳梗塞再発予防の管理として，降圧目標は少なくとも140/90 mmHg未満を目標とし，喫煙者には禁煙を推奨する．

- 非心原性脳梗塞の再発予防には，シロスタゾール・クロピドグレルないしアスピリンによる抗血小板薬の投与を行う．
- 非弁膜症性心房細動（NVAF）のある脳梗塞または一過性脳虚血発作（TIA）患者の再発予防には，ダビガトラン・リバーロキサバン・アピキサバン・エドキサバンないしワルファリンによる抗凝固療法を行う．

診断のアプローチ

　総合診療医が脳卒中の診断を一人で請け負うことは比較的稀であると考える．専門医療機関で急性期の診断・治療がなされ，その後慢性期の外来治療でかかわることが大多数だろう．そのため，急性期の診断や画像診断についてここでは割愛する．

ビヨンド・ザ・ガイドライン
Beyond the Guideline

総合診療医の視点

　一般臨床でよくみられるのは，脳梗塞という診断が過去にされており，抗血栓薬が投与されているが，その診断根拠が不明確で，抗血栓薬の必要性がはっきりしないまま前医からの処方を継続されている例である．無症候性脳梗塞や深部白質病変など通常抗血栓薬の投与が不要なケースで処方されていることもしばしばみられるので注意が必要である．

　したがって，自分が担当している患者が脳梗塞という診断がついている場合，以下のことをチェックする．

① 症候性だったのか無症候性だったのか
② 心原性脳塞栓症か非心原性脳梗塞（アテローム血栓性脳梗塞，ラクナ梗塞など）か
　患者家族への病歴聴取のみでこれらを判断するのはきわめて困難なので，**前医（または前々医）などに問い合わせて情報収集を十分に行うことが慢性期の管理における最重要ポイントと言っても言い過ぎではない**．もし患者が無症候性脳梗塞や深部白質病変であることが判明した場合，抗血栓療法は不要であり，高血圧などのリスクファクターの治療を優先すべきである．

治療のアプローチ

　再発予防のための一般的な管理を行うと同時に，どのタイプの脳梗塞かをしっかり把握したうえで，適切な二次予防を行うことが重要である．

脳梗塞再発予防のための管理

1 高血圧症

降圧療法が勧められる．降圧目標は**少なくとも140/90 mmHg未満を目標**とするよう強く勧められている（グレードA）．

- 両側内頸動脈狭窄や主幹動脈閉塞例では，過度の降圧で脳血流量が減少し症状増悪の危険があるので注意が必要である．
- ラクナ梗塞，抗血栓薬内服中では，可能であればより低い130/80 mmHg未満をめざすことを考慮してもよい（グレードC1），となっている．

脳梗塞再発予防において特定のクラスの降圧薬の優位を示すエビデンスは十分ではない．再発予防ではなく，危険因子の一般的な管理としては以下のことが推奨されている[1]．

- 糖尿病や蛋白尿合併例では130/80 mmHg未満，後期高齢者では降圧目標をやや緩めて150/90 mmHgとしてもよいとされている．
- 降圧薬の種類としては，カルシウム拮抗薬，利尿薬，アンジオテンシン変換酵素（ACE）阻害薬，アンジオテンシンⅡ受容体拮抗薬（ARB）が推奨されている．
- 糖尿病・慢性腎臓病・発作性心房細動・心不全合併症例・左室肥大や左房肥大の症例では，ACE阻害薬・ARBが推奨されている．

ビヨンド・ザ・ガイドライン
Beyond the Guideline

Beyond the sea 〜海外のエビデンスから

ラクナ梗塞の目標血圧を通常よりもより低い130/80 mmHg未満にするかどうかについては議論が分かれる．AHA/ASAの診療ガイドラインでは140/90 mmHg未満を目標とし，糖尿病や腎臓病のある高血圧の患者のみ130/80 mmHgが目標値となっている．

---

2 糖尿病

糖尿病は脳梗塞発症のリスクを高める危険因子だが，血糖のコントロールによる脳卒中予防効果について十分な科学的根拠がない．治療ガイドライン2015では，血糖コントロールを考慮してもよい（グレードC1），と記載されている．また，PROactive（PROspective pioglitAzone Clinical Trial In macroVascular Events）研究[3]を根拠に，インスリン抵抗性改善薬のピオグリタゾンによる糖尿病治療を考慮してもよい（グレードC1），との記載がある．

ビヨンド・ザ・ガイドライン
Beyond the Guideline

Beyond the sea 〜海外のエビデンスから

PROactiveはピオグリタゾンとプラセボを比較したランダム化比較試験（RCT）であ

る．脳卒中全体では有意差がなく，脳卒中既往例のサブ解析で有意差が出た．しかし，ピオグリタゾン群全体では有意に心不全の発生が増加し，number needed to harm（NNH）は30であった．ピオグリタゾンの適用は慎重に行うべきであろう．

3 脂質異常症

脳梗塞再発予防のために，高用量のスタチン系薬剤（グレードB）および低用量スタチン系投与中の患者におけるエイコサペンタエン酸（EPA製剤）の併用（グレードB），が勧められている．

ビヨンド・ザ・ガイドライン
Beyond the Guideline

Beyond the sea 〜海外のエビデンスから

- 高用量スタチンの根拠となっているSPARCL（Stroke Prevention by Aggressive Reduction of Cholesterol Levels）研究[4] は，アトルバスタチン80 mg/日を投与しているが，本邦の国内承認上限である20 mg/日を大幅に上回っており，この結果をそのまま外挿するには注意が必要である．

- JELIS（Japan EPA Lipid Intervention Study）[5] のサブ解析を根拠に，低用量スタチンとエイコサペンタエン酸の併用がグレードBになっているが，一次予防では差がなく，脳卒中既往例の再発率でのみ差が認められた．サブ解析でしか差が出ておらず，海外の診療ガイドラインでは触れられていない薬なので，解釈には注意が必要と思われる．

4 飲酒・喫煙

脳卒中再発予防について，飲酒・喫煙についてのデータは乏しい．治療ガイドライン2015には，脳梗塞再発予防ではなく危険因子管理のところに以下のように記載されている．

- 喫煙は脳梗塞・くも膜下出血の危険因子であり，喫煙者には禁煙が強く勧められる（グレードA）．
- 脳卒中予防のためには大量の飲酒を避けるように強く勧められる（グレードA）．

5 メタボリックシンドローム・肥満

脳卒中再発予防について，メタボリックシンドローム・肥満についてのデータは乏しい．治療ガイドライン2015には以下のように記載されている．

- メタボリックシンドロームは脳梗塞の危険因子であり，再発予防にもその管理を考慮してもよい（グレードC1）．

6 心房細動

非弁膜症性心房細動（NVAF）患者の脳卒中発症予防は，治療ガイドライン2015で，以下のようになっている．ただし，これは再発予防ではなくNVAF患者の一次予防に関する記載で

ある（再発予防は後述「**再発予防のための抗凝固療法**」で述べる．CHADS₂スコアについては「07 心房細動」を参照）．

- **CHADS₂スコア2点以上**
  直接経口抗凝固薬（direct oral anticoagulant：DOAC）もしくはワルファリンによる抗凝固療法の実施が**強く勧められる**（グレードA）．
- **CHADS₂スコア1点の場合**
  DOACによる抗凝固療法が**勧められる**（グレードB）．
- **CHADS₂スコア0点で心筋症，年齢65歳以上，血管疾患合併の場合**
  抗凝固療法を考慮してもよい（グレードC1）．
- **危険因子のない60歳未満のNVAF患者**
  抗血栓療法を検討してもよい（グレードC1）．

ワルファリン療法の強度は，PT-INR（prothrombin time-international normalized ratio，以下INR）で，2.0〜3.0が強く勧められているが，高齢者（70歳以上）のNVAFでは，1.6〜2.6にとどめることが勧められている．

再発予防のための抗血小板療法

1 非心原性脳梗塞（アテローム血栓性脳梗塞，ラクナ梗塞など）

治療ガイドライン2015では，**非心原性脳梗塞の再発予防には抗凝固薬よりも抗血小板薬の投与を行うように強く勧められる**（グレードA），と記載されている．以下に治療ガイドライン2015の概要を記載する．

- 現段階で非心原性脳梗塞の再発予防上，最も有効な抗血小板療法（本邦で使用可能なもの）は以下のとおりである．

> **処方例**
> グレードA
> シロスタゾール200 mg/日（プレタール®：1回100 mg，1日2回）
> クロピドグレル75 mg/日（プラビックス®：1回75 mg，1日1回）
> アスピリン75〜150 mg/日（バイアスピリン®：1回100 mg，1日1回）
>
> グレードB
> チクロピジン200 mg/日（パナルジン®：1回100 mg，1日2回）

- ラクナ梗塞の再発予防にも抗血小板薬の使用が勧められる（グレードB）．
- アスピリン（50 mg/日）とジピリダモール（400 mg/日）の併用は，わが国では**行わないよう勧められる**（グレードD）．
- 1年以上の抗血小板薬2剤の使用は，抗血小板薬単剤と比較して，有意な脳梗塞再発抑制効果は実証されておらず，むしろ出血合併症を増加させるため，**行わないよう勧められる**（グレードD）．
- 出血時の対処が容易な処置・小手術（抜歯，白内障手術など）の施行時は，抗血小板薬の内

服続行が勧められる（グレードC1）．

ビヨンド・ザ・ガイドライン
Beyond the Guideline

Beyond the sea 〜海外のエビデンスから

- AHA/ASA診療ガイドラインでは二次予防のための抗血小板薬について，個々の患者に最適なものを選択するべきとしながらも，アスピリン単剤（50 mg〜325 mg/日）またはアスピリンとジピリダモール徐放剤の併用（1回アスピリン25 mg＋ジピリダモール徐放剤200 mg，1日2回）が最初に行う治療として推奨されている．クロピドグレル単剤（75 mg/日）は，これらに代わる次のオプションとして記載されている．

- 本邦ではジピリダモール徐放剤が認可されていないので，治療ガイドライン2015では，「アスピリンとジピリダモールの併用は，わが国では**行わないよう勧められる**」となっている．海外との大きな違いであり，注意が必要である．

- 海外の診療ガイドラインではシロスタゾールの位置づけが低くなっている．おそらく，アジア人を対象とした研究が中心となっていることが理由の1つだと考えられる．2011年のCochrane Reviewによるメタアナリシスでは，アスピリンと比較してシロスタゾールの優位性が示された[6]．消化管出血もシロスタゾール群で少ない傾向にあったが，頭痛や頻脈などの比較的軽微な合併症は増える．

- ジピリダモール徐放剤が認可されていない本邦では，アスピリン・クロピドグレル・シロスタゾールが選択肢となる．

- 脳梗塞再発予防効果を考えると，アスピリンよりもクロピドグレルやシロスタゾールに優位性がありそうだが，薬剤コストという面ではアスピリンの方が安い．アスピリンとクロピドグレルで合併症は同等である．前述の通り，シロスタゾールでは重大な出血は少ないが，軽微な合併症（頭痛，頻脈など）が多いため飲み続けられない例もある．

- 個々の患者の状況を把握したうえで適切な薬剤を選択することが重要である．

再発予防のための抗凝固療法

治療ガイドライン2015では非弁膜症性心房細動（NVAF）のある脳梗塞または一過性脳虚血発作（TIA）患者の再発予防には，DOACであるダビガトラン・リバーロキサバン・アピキサバン・エドキサバン，ないしワルファリンによる抗凝固療法が勧められている（グレードB）．以下に詳細を記載する．

- 頭蓋内出血を含め重篤な出血合併症は，ワルファリンに比較して，ダビガトラン，リバーロキサバン，アピキサバン，エドキサバンで明らかに少ないので，これらの薬剤の選択をまず考慮するように勧められる（グレードB）．

- ダビガトラン，リバーロキサバン，アピキサバン，エドキサバンのいずれかによる抗凝固療

- 法時は，腎機能，年齢，体重を考慮し，各薬剤の選択と用量調整を行うように勧められる（グレードB）．
- ワルファリン療法時は，INRを2.0～3.0に維持するように強く勧められる（グレードA）．70歳以上の場合は，INR 1.6～2.6が勧められる（グレードB）．出血合併症はINR 2.6を超えると急増する（グレードB）．
- リウマチ性心臓病，拡張型心筋症などの器質的心疾患を有する症例はワルファリンが第一選択薬であり，INR 2.0～3.0に維持するように強く勧められる（グレードA）．
- 機械人工弁をもつ患者では，ワルファリンが第一選択であり，INR 2.0～3.0以下にならないようにコントロールすることが強く勧められる（グレードA）．本患者では**DOACは使用しないよう**，勧められる（グレードD）．
- 出血時の対処が容易な処置・小手術（抜歯，白内障手術など）の施行時は，ダビガトラン，リバーロキサバン，アピキサバン，エドキサバンあるいは至適治療域INRをコントロールしたワルファリンの内服続行が望ましい．出血高危険度の消化管内視鏡治療や大手術の場合は，ワルファリン，DOACは中止してヘパリンに置換することを考慮する（グレードC1）．

ビヨンド・ザ・ガイドライン
Beyond the Guideline

総合診療医の視点

- DOACはワルファリンに比較して，心房細動患者の脳卒中や全身の塞栓症を減らし，かつ頭蓋内出血を減らすという，複数のメタアナリシスの結果がある．そのため，治療ガイドライン2015ではワルファリンよりもDOACを第一選択とする内容となっているが，両者の差はそれほど大きくはない．
- その他に，DOACは食事制限や用量調整が不要であるというメリットがある一方，薬価や中和薬の問題もあり，今でもワルファリンは有力な選択肢の1つである．
- 患者のおかれている状況や，患者の好みなど，全体を考慮したうえで，最適な薬剤を選択することが重要である．

DOACの使い分けについて

【総論】

- DOACはワルファリンと違い，効果発現は早く，半減期が短く，定期的な血液検査による作用効果のモニタリングは不要である．食品との相互作用に気をつけなくてもよい．
- DOACはワルファリンに比べ，非弁膜性心房細動患者の脳卒中・全身塞栓症および出血合併症をやや減らすが，NNT（number needed to treat）は脳卒中・全身塞栓症で108-231，頭蓋内出血で127-175，臨床的に意義のある出血で84-238であり，その差をどう解釈するかについては意見が分かれる．
- DOACはワルファリンに比べ薬価が高い．
- 機械人工弁や高度腎機能低下例〔クレアチニン・クリアランス（Ccr）15 mL/分未満〕では，DOACが禁忌になっているため，ワルファリンを選択する．

- DOACは腎機能により投与量を調整する必要があるので，腎機能の定期的なチェックが必要になる．
  - ダビガトラン・リバーロキサバン・エドキサバンは，Ccrが30〜50 mL/分[※1]の場合，用量調整が必要になる．
  - アピキサバンは血清クレアチニン（Cr）が1.5 mg/dL以上のとき，用量調整が必要になる．
  - Ccrが30 mL/分未満の場合，ダビガトランは投与できない．
  - Ccrが15〜30 mL/分[※1]の場合，基本的にDOACの投与は推奨されないが，リバーロキサバン・エドキサバンは，適否を慎重に検討したうえで処方することが可能な場合もある．詳細は各論を参考にされたい．
  - Ccr 15 mL/分未満の場合，すべてのDOACは禁忌となっている．
  - ※1：Ccr値の表現は薬剤によって微妙に異なるので，各論を参照されたい．
- 腎機能以外にも年齢や併用薬で減量が必要な場合がある．詳細は各論を参考にされたい．
- ダビガトランとアピキサバンは1日2回投与だが，リバーロキサバン・エドキサバンは1日1回投与である．
- 出血リスクが高い場合は，アピキサバン・エドキサバン・ダビガトラン110 mg，1日2回を選択する．
- 消化管出血のリスクが高い場合は，アピキサバンを選択するのが無難かもしれない．
  - アピキサバン以外のDOACはワルファリンに比べて，major bleeding[※2]は減らすものの消化管出血増加との関連を示す研究結果がある．
  - ※2　major bleeding：研究によってmajor bleedingの定義は若干異なるが，おおむね，①ヘモグロビン濃度が2 g/dL以上低下する出血，②2単位以上の輸血を必要とする出血，③重要臓器の症候性出血または出血死，のいずれかを満たすものと定義される．

【各論】

ダビガトラン（プラザキサ®）

- 1回150 mgを1日2回
- 以下の場合は，1回110 mgを1日2回
  - ▶ 中等度の腎障害（Ccr 30〜50 mL/分）
  - ▶ p-糖蛋白阻害剤内服中
  - ▶ 70歳以上
  - ▶ 消化管出血の既往
- RE-LY試験では，心房細動の患者でダビガトラン1回150 mgを1日2回投与はワルファリンに比べて，major bleedingを増やさずに脳卒中のリスクをより下げることが証明さ

れた．しかし，同時に消化管出血と心筋梗塞はわずかに増える可能性がある[7]．したがって，これらのリスクよりも脳卒中リスクを減少させることに重きをおく場合，選択肢となる．

- 逆にワルファリンよりも出血リスクを減らしたい場合は1回110 mgを1日2回にする．その場合，脳卒中発生リスクはワルファリンと同等になる．

リバーロキサバン（イグザレルト®）

- 15 mgを1日1回
- 以下の場合は，10 mgを1日1回
    - ▶ Ccr 30〜49 mL/分
    - ▶ Ccr 15〜29 mL/分の患者では，本剤の血中濃度が上昇することが示唆されており，これらの患者における有効性および安全性は確立していないので，本剤投与の適否を慎重に検討したうえで，投与する場合は，10 mgを1日1回投与する．

- ROCKET AF試験によって，非弁膜性心房細動の患者の脳卒中・全身塞栓症の予防において，リバーロキサバンはワルファリンと同様に効果があることが示唆された．出血合併症に関しても，major bleedingとminor bleedingを合わせると差がなかった[8]．

アピキサバン（エリキュース®）

- 1回5 mgを1日2回
- 以下の場合は，1回2.5 mgを1日2回
    - ▶ 80歳以上
    - ▶ 体重60 kg以下
    - ▶ 血清Cr 1.5 mg/dL以上

- ARISTOTLE試験によって，アピキサバンはワルファリンと比較し，心房細動の患者の脳卒中・major bleeding・全死亡を減らす可能性が示唆された．全脳卒中と全身塞栓症の年間発生率は，アピキサバン群が1.27％でワルファリン群が1.6％，NNTは435だった．major bleedingの年間発生率は，2.13％と3.09％でNNTは105，全死亡は3.52％と3.94％（ハザード比0.89, 信頼区間0.80-0.99）だった[9]．消化管出血は0.76％と0.86％/年で，有意差がなかった．

エドキサバン（リクシアナ®）

エドキサバンとして次の用量を1日1回経口投与する．

- 体重60 kg以下：30 mg
- 体重60 kg超　：60 mg（腎機能，併用薬に応じて1日1回30 mgに減量）
    - ▶ 体重60 kgを超える患者のうち，次のいずれかに該当する患者には，30 mgを1日1回経口投与する

- キニジン硫酸塩水和物併用，ベラパミル塩酸塩併用，エリスロマイシン併用，シクロスポリン併用
- Ccr 30 mL/分以上，50 mL/分以下
  ▶ Ccrが15 mL/分以上，30 mL/分未満の患者では，本剤の血中濃度が上昇することが示唆されており，これらの患者における有効性および安全性は確立していないので，本剤投与の適否を慎重に判断し，投与する場合は，30 mgを1日1回経口投与する．

● ENGAGE AF-TIMI48試験によって，中等度から高リスク（$CHADS_2$ スコア2以上）心房細動の患者において，エドキサバン60 mgを1日1回投与はワルファリンと比較して，脳卒中や全身塞栓症のリスクを減らし，major bleedingのリスクを減らすが，消化管出血のリスクを増やすことが示唆された．エドキサバン30 mgの場合，脳卒中・全身塞栓症のリスクはワルファリンと同等で，major bleedingと消化管出血はともに減少することが示唆された[10]．

紹介のタイミング

紹介先 神経内科，脳神経外科

　総合診療医が脳卒中慢性期の診療を単独で完結することは稀で，専門科または専門医療機関との連携のもとで診療することが多く，またそれが望ましい．冒頭に述べたように，脳梗塞という診断の中身（症候性か無症候性か，脳梗塞のタイプは何か，など）を確認するために，専門科または専門医療機関に情報提供を求めるところから連携をスタートするのがよいだろう．新しい神経症状が出現し，脳卒中の発生が疑われるときは，急いで専門科・専門医療機関に紹介することが求められる．症状が安定している患者であっても，年に1回程度でもよいので，専門科または専門医療機関に受診してもらい，併診という形をとることが望ましい．二次予防も連携している専門医療機関とコンセンサスを共有したうえで行っていく．

　総合診療医は近隣の専門科医師と普段から連携していることが大切で，いわゆる「顔の見える」関係をつくるべきである．スタンダードな診療を行っていて，連携しやすい近隣の神経内科・脳神経外科の医師・医療機関との関係づくりを普段から行っておくことが望ましい．

文献

1）「脳卒中治療ガイドライン 2015」（日本脳卒中学会），協和企画，2015
　▶ **有料** 日本の診療ガイドラインであり，これが基本になる．専門医向けの内容になっているが，多くの専門医がこの診療ガイドラインを基準にしているので，手元に置いておくと便利かもしれない．GRADEシステムには準拠していない．

2）Kernan WN, et al：Guidelines for the prevention of stroke in patients with stroke and transient ischemic attack：a guideline for healthcare professionals from the American Heart Association/American Stroke Association. Stroke, 45：2160-236, 2014
　▶ **無料** 米国AHA/ASAの診療ガイドライン．

3）Dormandy JA, et al：Secondary prevention of macrovascular events in patients with type 2 diabetes in the PROactive Study（PROspective pioglitAzone Clinical Trial In macroVascular Events）：a randomised

controlled trial. Lancet, 366：1279-89, 2005
- ▶[有料] ピオグリタゾンとプラセボを比較した研究．ビヨンド・ザ・ガイドラインにも記載したが解釈には注意が必要．

4) Amarenco P, et al：High-dose atorvastatin after stroke or transient ischemic attack. N Engl J Med, 355：549-59, 2006
- ▶[無料] 別名SPARCL研究．高用量スタチンが脳梗塞再発予防に効果があったとする研究．ビヨンド・ザ・ガイドラインにも記載したが，本邦の承認上限をはるかに超えた量での研究であることに注意．

5) Yokoyama M, et al：Effects of eicosapentaenoic acid on major coronary events in hypercholesterolaemic patients（JELIS）：a randomised open-label, blinded endpoint analysis. Lancet, 369：1090-8, 2007
- ▶[無料] 低用量スタチンとエイコサペンタエン酸の併用した研究．一次予防では差がなく，サブ解析である脳卒中既往例の再発でのみ差が認められた．これも解釈に注意が必要．

6) Kamal AK, et al：Cilostazol versus aspirin for secondary prevention of vascular events after stroke of arterial origin. Cochrane Database Syst Rev, 1：CD008076, 2011
- ▶[有料]

7) Connolly SJ, et al：Dabigatran versus warfarin in patients with atrial fibrillation. N Engl J Med, 361：1139-51, 2009
- ▶[無料] 心房細動で脳卒中のリスクがある18,113患者を，低用量ダビガトラン群・高用量ダビガトラン群・ワルファリン群にランダムに割り付けて平均2年間追跡した．塞栓予防に関してDOACがワルファリンを上回った唯一の試験．

8) Patel MR, et al：Rivaroxaban versus warfarin in nonvalvular atrial fibrillation. N Engl J Med, 365：883-91, 2011
- ▶[無料] 非弁膜性心房細動で脳卒中のリスクがある14,264の患者を，リバロキサバン群とワルファリン群に割り付けて，平均707日追跡した．intention to treat（ITT）解析だと，脳卒中／全身塞栓症の発生がリバロキサバン2.1％／年，ワルファリン2.4％／年で有意差はなく，非劣性は証明されたが優位性は証明されなかった．

9) Granger CB, et al：Apixaban versus warfarin in patients with atrial fibrillation. N Engl J Med, 365：981-92, 2011
- ▶[無料] 心房細動に加えて1つ以上の脳卒中危険因子のある18,201名の患者を，アピキサバン群とワルファリン群に振り分けて，追跡した試験．

10) Giugliano RP, et al：Edoxaban versus warfarin in patients with atrial fibrillation. N Engl J Med, 369：2093-104, 2013
- ▶[無料] 中等度から高リスクの21,105名の心房細動患者を，低用量エドキサバン群・高用量エドキサバン群・ワルファリン群に振り分けて，追跡した試験．

精神・神経疾患

24 睡眠障害

横林賢一

> **要チェック**　「眠れない訴え → 睡眠薬を漫然と処方」という診療は，もうやめる．

該当診療ガイドライン

わが国における睡眠障害に関する診療ガイドラインには，
① 睡眠障害の対応と治療ガイドライン第2版[1]
② 睡眠障害診療ガイド[2]
③ 睡眠薬の適正な使用と休薬のためのガイドライン[3]

が存在する（いずれもMinds未収載）．①②は睡眠障害を専門としない医療関係者が対象で，臨床現場で遭遇するあらゆる睡眠障害につきわかりやすくまとめられている．③は患者および治療者が対象となっており，Q＆A方式で記載されている．オンライン版と書籍版があり，オンライン版は無料で参照できる．
海外の診療ガイドラインでは
- Clinical Guideline for the Evaluation and Management of Chronic Insomnia in Adults（米国）[4]
- British Association for Psychopharmacology consensus statement on evidence-based treatment of insomnia, parasomnias and circadian rhythm disorders（英国）[5]

が有用である．
本稿では主に①②を中心に概説する．

診療ガイドラインのPoint

- 成人の約3割が悩まされている「眠れない」訴えをよく聞くのが第一歩．
- 「睡眠障害対処の12の指針」は，すべての不眠患者と共有する．
- 必要であれば必要最低限の睡眠薬を処方し，適切に離脱する．

診断のアプローチ

成人の約3割が悩まされている[3]不眠の訴えに適切に対応するには，「眠れない」という訴えをより具体的に把握することが重要である．問診により，寝つきが悪い（入眠障害），夜中に目が覚める（中途覚醒），朝早く目が覚めてしまう（早朝覚醒），朝覚醒しにくい（覚醒困難），睡眠をとっても熟眠感が得られない（熟眠障害）など，睡眠の量と質の問題を具体的に明らかにする[1)2)]．同居している者に病歴を聞くことも重要であり，患者の睡眠習慣や日中の様子，アルコール・タバコ・カフェインなどの摂取の有無，夜間のいびき・無呼吸・不随意運動の有無を聴取する[2]．

睡眠日誌を患者に書いてもらうことも有用である．最低限必要な事項は，毎日の起床時刻と就寝時刻の記載である．目的に応じ，より詳細な睡眠に関する情報（睡眠時間，中途覚醒，熟眠感など），服薬の有無，食事時間などを追加する[1]．

上記の情報を収集したうえで睡眠障害の診断を進める（図1）[2]．うつ病，睡眠時無呼吸症候群，薬剤性不眠等を見逃さないよう注意する．

ビヨンド・ザ・ガイドライン
Beyond the Guideline

総合診療医の視点

不眠を訴える患者は多愁訴である印象をもっている医師が多く睡眠に関する問診は避けられがちであるが，問診されないと眠れない訴えをしない患者も少なくない[6]．**定期的に「眠れていますか」と確認することが重要**である．

診療ガイドラインに睡眠日誌が掲載されているがそれ以外のものを使っても問題はない（診療ガイドラインにも書式は自由に設定してよいと書かれている[1]）．「睡眠日誌」等のキーワードでインターネット検索して複数の睡眠日誌をダウンロードしておき，使用目的に応じて使い分けることをお勧めする．例えば，初期評価では比較的詳細なものがよいが，治療の一環（認知療法）として使う場合は長期間継続してもらうために患者の負担の少ない記載しやすいものを選ぶとよい．

Beyond the sea 〜海外のエビデンスから

上記日本の診療ガイドラインはDSM-Ⅳ（精神疾患の診断・統計マニュアル-Ⅳ）を基準としてつくられている．2013年に第5版（DSM-5）が公開されたため主な変更点を述べる．DSM-5では，不眠症を原発性，二次性（続発性）で分類するのをやめ，両者を一括して不眠障害として取り扱うこととなった（表1）．理由として，① 従来，不眠症状はうつ病の1つの症状と捉えられていたが，さまざまな研究によりうつ病から二次性に不眠症状が生じると考えるよりも，うつ病に不眠症状が併発しやすく，併存症としての不眠症を積極的に治療すべき，② 不眠症の治療に有効な認知行動療法は原発性不眠症にも二次性不眠症にも有効であるため2つに分類する意義が少ない，ことがあげられている[7]．

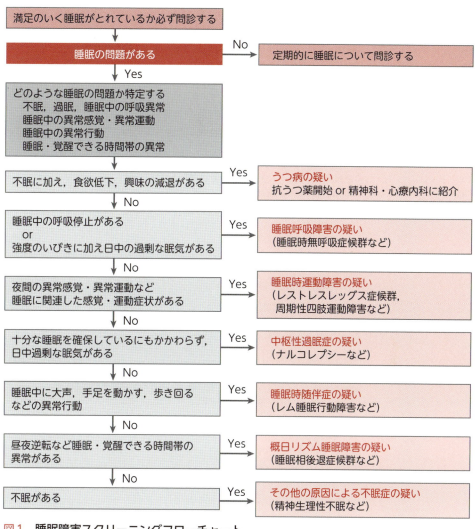

図1　睡眠障害スクリーニングフローチャート

睡眠障害は複数合併していることがあるので、1つの睡眠障害を治療しても症状が改善しない場合は、再度この手順で鑑別を行う．
（文献2より引用）

表1　不眠障害の診断基準（DSM-5）

A．睡眠の量または質の不満に関する顕著な訴えが，以下の症状のうち1つ（またはそれ以上）を伴っている． 　①入眠困難 　②頻回の覚醒，または覚醒後に再入眠できないことによって特徴づけられる，睡眠維持困難 　③早朝覚醒があり，再入眠できない． B．その睡眠の障害は，臨床的に意味のある苦痛，または社会的，職業的，教育的，学業上，行動上，または他の重要な領域における機能の障害を引き起こしている． C．その睡眠困難は，少なくとも1週間に3夜で起こる． D．その睡眠困難は，少なくとも3カ月間持続する． E．その睡眠困難は，睡眠の適切な機会があるにもかかわらず起こる． F．その不眠は，他の睡眠－覚醒障害（例：ナルコレプシー，呼吸関連睡眠障害，概日リズム睡眠－覚醒障害，睡眠時随伴症）では十分に説明されず，またはその経過中にのみ起こるものではない． G．その不眠は，物質（例：乱用薬物，医薬品）の生理学的作用によるものではない． H．併存する精神疾患および医学的疾患では，顕著な不眠の訴えを十分に説明できない．

表2 睡眠障害対処の12の指針

1. 睡眠時間は人それぞれ，日中の眠気で困らなければ十分
   - 睡眠の長い人，短い人，季節でも変化，8時間にこだわらない
   - 歳をとると必要な睡眠時間は短くなる
2. 刺激物を避け，眠る前には自分なりのリラックス法
   - 就床前4時間のカフェイン摂取，就床前1時間の喫煙は避ける
   - 軽い読書，音楽，ぬるめの入浴，香り，筋弛緩トレーニング
3. 眠たくなってから床に就く，就床時刻にこだわりすぎない
   - 眠ろうとする意気込みが頭をさえさせ寝つきを悪くする
4. 同じ時刻に毎日起床
   - 早寝早起きでなく，早起きが早寝に通じる
   - 日曜に遅くまで床で過ごすと，月曜の朝がつらくなる
5. 光の利用でよい睡眠
   - 目が覚めたら日光をとり入れ，体内時計をスイッチオン
   - 夜は明るすぎない照明を
6. 規則正しい3度の食事，規則的な運動習慣
   - 朝食は心と体の目覚めに重要，夜食はごく軽く
   - 運動習慣は熟睡を促進
7. 昼寝をするなら，15時前の20〜30分
   - 長い昼寝はかえってぼんやりのもと
   - 夕方以降の昼寝は夜の睡眠に悪影響
8. 眠りが浅いときは，むしろ積極的に遅寝・早起きに
   - 寝床で長く過ごしすぎると熟睡感が減る
9. 睡眠中の激しいイビキ・呼吸停止や足のぴくつき・むずむず感は要注意
   - 背景に睡眠の病気，専門治療が必要
10. 十分眠っても日中の眠気が強いときは専門医に
    - 長時間眠っても日中の眠気で仕事・学業に支障がある場合は専門医に相談
    - 車の運転に注意
11. 睡眠薬代わりの寝酒は不眠のもと
    - 睡眠薬代わりの寝酒は，深い睡眠を減らし，夜中に目覚める原因となる
12. 睡眠薬は医師の指示で正しく使えば安全
    - 一定時刻に服用し就床
    - アルコールとの併用をしない

（文献1より引用）

治療のアプローチ

「眠れない」ことに対する治療のゴールは，眠れないことにより生じる疲労，不調感，注意・集中力低下など，日中のQOLを改善することである．睡眠障害診療ガイドによると「心理学的要因を契機として発症する不眠症の**治療原則は，睡眠について正しい理解をもつように指導する**ことであり，睡眠衛生指導（表2：睡眠障害対処の12の指針）を通じて，学習された睡眠妨害連想に関する認知の再構成を治療目標とする」とある[2]．不眠症が疑われた場合，睡眠衛生指導を主として，適切な薬物療法を施行する（図2）．難治例・慢性例に対しては，認知行動療法（cognitive behavioral therapy for insomnia：CBTI）を行う．認知行動療法とは慢性的な不眠に陥った患者が，例えば寝室に行くだけで苦痛に感じるような認知のゆがみを正常化し，寝室に行って眠るという本来の目的に沿うように，行動を制御するという治療法である[1]．認知行動療法は睡眠医療認定医へ紹介のうえ，行うべきである[2]．

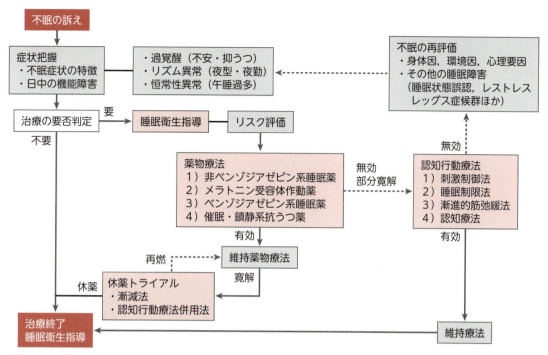

図2　不眠症の治療アルゴリズム
(文献3より引用)

薬物療法

一般医が行う薬物療法としては，睡眠薬の眠前単剤常用量投与を原則とする[2]．**必要最低限の量とし，適切に離脱する．**

1 ベンゾジアゼピン受容体作動薬

ベンゾジアゼピン系睡眠薬と，脱力や転倒などの副作用が少ない非ベンゾジアゼピン系睡眠薬がある．作用と副作用（表3）を説明したうえ，就寝30分前までに服用させる[2]．入眠困難には超短時間型あるいは短時間型の睡眠薬が有効であり，中途覚醒や早朝覚醒には中間型や長時間作用型が効果的である（表4）．

> **処方例**　入眠障害が主体の場合
>
> ゾルピデム（マイスリー®）：1回5 mg，1日1回　就寝前

- **効果判定について**

診断時に不眠がどの程度の頻度で起こるかを確認しておく．次に目標とする睡眠時間を適切に決め（成人であれば6〜7時間），就寝・起床時間を設定する．治療開始時からよく眠れない日の頻度を少しずつ減らすことを目標とし，効果判定も主として頻度の低下を指標とする[1]．

- **離脱について**

離脱開始の判定基準：① 不眠およびその原因がほぼ消失している
　　　　　　　　　　② 不眠に対する恐怖感が消失している

表3 ベンゾジアゼピン受容体作動薬の副作用

副作用	内容	起こしやすい薬剤/状態	対応
持ち越し効果	睡眠薬の効果が翌朝以降も持続	中間型，長時間型 高齢者	睡眠薬減量 短時間型へ変更
記憶障害	内服後～翌朝の出来事を忘れる	超短時間型，短時間型 アルコールと併用	睡眠薬減量 内服後すみやかに就寝
早朝覚醒・日中不安	朝早く目が覚める 日中の不安が増強	超短時間型，短時間型	作用時間の長い睡眠薬に変更
反跳性不眠・退薬症候	内服の突然の中止で以前より強い不眠が出現	超短時間型，短時間型	少しずつ減薬
筋弛緩作用	筋弛緩によりふらつきや転倒の原因になる	作用時間の長い睡眠薬	非ベンゾジアゼピン系睡眠薬やラメルテオン（ロゼレム®）に変更

(文献1を参考に作成)

表4 わが国で使用されているベンゾジアゼピン受容体作動薬

作用時間	一般名	商品名	臨床用量（mg）	消失半減期（時間）
超短時間作用型	ゾルピデム	マイスリー※	5〜10	2
	トリアゾラム	ハルシオン	0.125〜0.5	2〜4
	ゾピクロン	アモバン※	7.5〜10	4
	エスゾピクロン	ルネスタ※	1〜3	5
短時間作用型	エチゾラム	デパス	1〜3	6
	ブロチゾラム	レンドルミン	0.25	7
	リルマザホン	リスミー	1〜2	10
	ロルメタゼパム	エバミール，ロラメット	1〜2	10
中間作用型	フルニトラゼパム	ロヒプノール，サイレース	0.5〜2	20
	エスタゾラム	ユーロジン	1〜4	24
	ニトラゼパム	ベンザリン，ネルボン	5〜10	28
長時間作用型	クアゼパム	ドラール	20〜30	36
	フルラゼパム	ダルメート	10〜30	65
	ハロキサゾラム	ソメリン	5〜10	85

※：非ベンゾジアゼピン系睡眠薬
(添付文書を参考に作成)

離脱方法：睡眠薬の用量を2～4週おきに3/4，1/2次いで1/4に減量する（漸減法）[1)3)]．減量により再び不眠が出現すれば，その前の用量に戻す．漸減法がうまくいかない場合はいったん作用時間の長い睡眠薬に置き換えた後，漸減法を試みる[1)]．

2 メラトニン受容体作動薬〔ラメルテオン（ロゼレム®）〕

不眠症患者の就寝前投与で，入眠潜時の短縮，総睡眠時間の増加効果がみられる[1)]．ベンゾジアゼピン受容体作動薬と異なり，催眠作用は1，2週間服薬を継続しているうちに現れる．ベンゾジアゼピン受容体作動薬より催眠作用はやや弱いが，安全性が高い（記憶障害，反跳現

象，筋弛緩作用，依存が起きない）[1]．

3 高齢者の不眠

高齢者は睡眠薬の体内への蓄積が起こりやすく，睡眠薬に対する感受性自体が亢進している[1]．したがって，ベンゾジアゼピン受容体作動薬のなかでは半減期が短く，かつ筋弛緩作用の少ない非ベンゾジアゼピン系（マイスリー®，アモバン®，ルネスタ® など）を常用量の半分程度から開始する．メラトニン受容体作動薬は副作用が少ない点で高齢者に使いやすい．

ビヨンド・ザ・ガイドライン　Beyond the Guideline

総合診療医の視点

総合診療医は身体の状況や生活環境を全人的に把握しやすく，より具体的な指導が早期に可能であるため，**睡眠衛生指導は必ず行う**．タバコ，アルコール問題の合併も多く，他の健康危険因子の発見と介入も並行して実施したい．**しばしば多愁訴である不眠患者に漫然と睡眠薬を処方し続けるという診療スタイルは好ましくない**．

ハルシオン® は切れ味がよい（すぐに眠くなり翌朝に残らない）ため患者からの評価はよい．一方，半減期が短い睡眠薬ほど依存が形成されやすいため[8]，処方は慎重に行うべきである．副作用が増強するためベンゾジアゼピン受容体作動薬の内服期間中の飲酒も禁止する．また紛失したなど短い間隔で受診をくり返すケースにも毅然とした態度で投薬を断ることをお勧めする．処方開始時に将来の減薬スケジュールについて患者と話し合っておくことも重要である．

「睡眠薬は抵抗があるので安定剤ください」と言われデパス® を処方した経験はないだろうか．あるいは肩こりにデパス® を処方している医師を見ることもしばしばであろう．俗に言う安定剤とは抗不安薬を指し，その大部分は睡眠薬と同じベンゾジアゼピン系作動薬である．抗不安薬を睡眠薬代わりに用いることに科学的妥当性はない[3]．日本は世界有数のベンゾジアゼピン系作動薬消費国である[9]．デパス® を処方する自分にデパス® が必要なのでは？（自分の不安を解消するため，あるいは面倒な患者の診療を早く切り上げるため処方しようとしているのでは？）と常に考える必要がある．

Beyond the sea ～海外のエビデンスから

睡眠薬による治療では長期（1年以上）の使用に関するデータが不十分であることから，欧米の慢性不眠の診療ガイドラインでは非薬物療法である認知行動療法が第一選択となっている[4) 5)]．日本の診療ガイドラインでは認知行動療法は専門機関で行われるべきとの記載もあるが[2]，睡眠日誌を用いた認知行動療法は一般外来で可能であると筆者は考える．例を用いた認知行動療法の実際が書かれた他書[8] が参考になる．少なくとも睡眠衛生指導（**表2**：睡眠障害対処の12の指針）は必須であり，**この指針の共有なくして薬物療法を行うべきではない**．

紹介のタイミング

紹介先 精神科，睡眠医療認定施設など

　睡眠時無呼吸症候群，レストレスレッグス症候群，周期性四肢運動障害，概日リズム睡眠障害などの特異的睡眠障害が疑われる場合，初期治療で効果が得られない場合（不眠の原因を検索・除去し常用量の睡眠薬で効果が得られない場合），精神的疾患（中等度以上のうつ病，双極性障害，統合失調症など）が疑われる場合は，精神科，睡眠医療認定施設[10]などの不眠専門外来に紹介する[2]．

文献

1）「睡眠障害の対応と治療ガイドライン第2版」（睡眠障害の診断・治療ガイドライン研究会，内山 真/編），じほう，2012
　▶ 有料 非専門医向けに睡眠障害に関する情報が幅広く掲載されている．

2）「睡眠障害診療ガイド」（日本睡眠学会認定委員会睡眠障害診療ガイド・ワーキンググループ），文光堂，2011
　▶ 有料 文献1とほぼ同様．文献1か文献2のいずれかを購入しておきたい．

3）「睡眠薬の適正な使用と休薬のための診療ガイドライン」（厚生労働科学研究・障害者対策総合研究事業「睡眠薬の適正使用および減量・中止のための診療ガイドラインに関する研究班」および日本睡眠学会・睡眠薬使用ガイドライン作成ワーキンググループ/編），2013
　http://www.ncnp.go.jp/pdf/press_130611_2.pdf
　▶ 無料 （書籍版は 有料 ）．一部はGRADEアプローチで評価されている．よく患者から受ける睡眠薬に関する質問につき，文献に基づいた40のQ&A方式でわかりやすく記載されている．

4）Schutte-Rodin S, et al：Clinical Guideline for the Evaluation and Management of Chronic Insomnia in Adults. J Clin Sleep Med, 4：487-504, 2008
　▶ 無料 米国睡眠医学会（AASM）による成人の慢性不眠症の評価・管理に関する診療ガイドライン．

5）Wilson SJ, et al：British Association for Psychopharmacology consensus statement on evidence-based treatment of insomnia, parasomnias and circadian rhythm disorders. J Psychopharmacol, 24：1577-601, 2010
　▶ 有料 英国精神薬理学会（BAP）による不眠症に関する診療ガイドライン．

6）Ramakrishnan K & Scheid DC：Treatment Options for Insomnia. Am Fam Physician, 76：517-26, 2007
　▶ 無料 総合診療医にとって現実的な評価と治療のアプローチが書かれている．

7）「DSM-5 精神疾患の分類と診断の手引」（American Psychiatric Association/著，日本精神神経学会/日本語版用語監修，髙橋三郎 他/監訳），医学書院，2014
　▶ 有料 米国精神医学会より刊行されたDSM-5診断基準の日本語版．

8）「内科医のための不眠診療はじめの一歩～誰も教えてくれなかった対応と処方のコツ」（谷口充孝，小川朝生/編），羊土社，2013
　▶ 有料 薬物療法や認知行動療法の実際につき例を用いて一般内科医を対象に書かれている．

9）「Availability of Internationally Controlled Drugs：Ensuring Adequate Access for Medical and Scientific Purposes」（International Narcotics Control Board），Chapter III Psychotropic Substances
　http://www.incb.org/documents/Publications/AnnualReports/AR2015/English/Supp/AR15_Availability_E_Chapter_III.pdf
　▶ 無料 国際麻薬統制委員会による向精神薬の各国の状況のまとめ．

10）「睡眠医療認定医師一覧」（日本睡眠学会）
　http://jssr.jp/data/pdf/list/nintei_ishi.pdf
　▶ 無料 日本睡眠学会が認定する認定医，認定機関を確認できる．

精神・神経疾患

25 アルコール関連問題

山梨啓友，前田隆浩

> **要チェック**　アルコール関連問題を見つけたら，「お酒の量を減らしましょうね」で終わらせない．

該当診療ガイドライン

Minds等で利用可能な日本の診療ガイドラインは存在しないため，海外の診療ガイドラインとして，米国予防医療専門委員会（USPSTF）[1]，米国家庭医学会（AAFP）[2]，英国国立医療技術評価機構（NICE）[3,4]などの公刊物を中心に概説する．

診療ガイドラインのPoint

- プライマリ・ケアの現場では，アルコール関連問題を未然にキャッチできることがある．積極的にスクリーニングを行う．
- アルコールブリーフインターベンションは，アルコール使用障害以外のアルコール関連問題に有効な治療法．
- アルコール関連問題に対処する際は，糖尿病や気管支喘息といった慢性疾患と同じように行動変容と継続したケアを提供する姿勢が重要．

　アルコールに関連した健康問題や社会的問題をアルコール関連問題と呼ぶ．健康問題としては，生まれる前の母体の飲酒によって起こる胎児性アルコール症候群，急性膵炎や慢性肝炎・高血圧症などの臓器障害，睡眠障害・大うつ病・アルコール使用障害などの精神障害などがある．社会的問題としては飲酒運転や休職，職務の能率低下などの問題，家族内のストレスや離別などの問題があり，時間軸でも領域横断的にも実に幅広い問題と言える（図1）．一方で，医療者として遭遇した際には，表に出た個別の問題に対処することに力点がおかれ，根底にある飲酒の問題までは評価や介入が難しいこともある．

　プライマリ・ケアの現場では，こうした問題に接することも多く，アルコール関連問題が顕在化する前にキャッチして予防ができる可能性がある．本稿では，アルコール関連問題についてのエビデンスと各国における診療ガイドラインを参照し，総合診療医に求められる診断や治療について説明する．

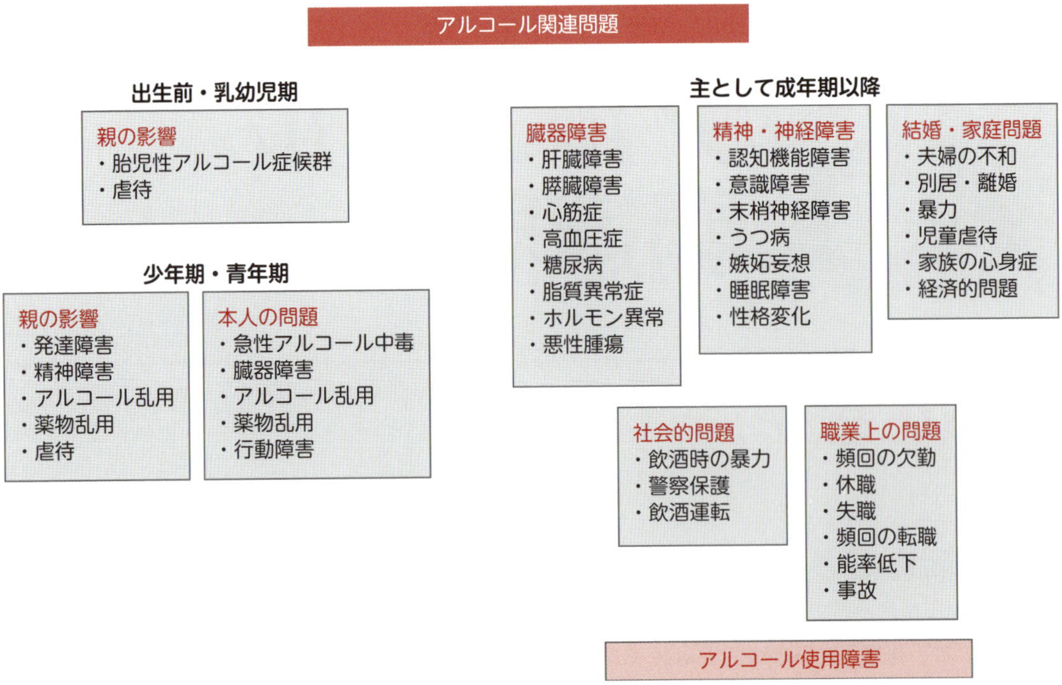

```
                        アルコール関連問題
  出生前・乳幼児期                        主として成年期以降
  ┌─────────────┐          ┌─────────┬──────────┬─────────┐
  │ 親の影響    │          │臓器障害 │精神・神経│結婚・家庭│
  │ ・胎児性ア  │          │・肝臓障害│障害     │問題     │
  │  ルコール   │          │・膵臓障害│・認知機能│・夫婦の │
  │  症候群     │          │・心筋症 │ 障害    │ 不和    │
  │ ・虐待      │          │・高血圧症│・意識障害│・別居・ │
  └─────────────┘          │・糖尿病 │・末梢神経│ 離婚    │
                            │・脂質異常│ 障害    │・暴力   │
  少年期・青年期            │ 症     │・うつ病 │・児童虐待│
  ┌──────────┬──────────┐│・ホルモン│・嫉妬妄想│・家族の │
  │ 親の影響 │本人の問題││ 異常    │・睡眠障害│ 心身症  │
  │・発達障害│・急性アル││・悪性腫瘍│・性格変化│・経済的 │
  │・精神障害│ コール中 │└─────────┴──────────┤ 問題    │
  │・アルコー│ 毒       │                     └─────────┘
  │ ル乱用   │・臓器障害│
  │・薬物乱用│・アルコー│          ┌─────────┬──────────┐
  │・虐待    │ ル乱用   │          │社会的問題│職業上の問題│
  │          │・薬物乱用│          │・飲酒時の│・頻回の欠勤│
  │          │・行動障害│          │ 暴力    │・休職     │
  └──────────┴──────────┘          │・警察保護│・失職     │
                                    │・飲酒運転│・頻回の転職│
                                    └─────────┤・能率低下 │
                                               │・事故     │
                                               └──────────┘
                            アルコール使用障害
```

図1　アルコール関連問題の広がり
(久里浜医療センター 樋口進先生のご厚意による)

診断のアプローチ

飲酒量・頻度の定義

飲酒量や飲酒頻度に関する定義については，異なった用語がいくつかあるが，日本では厚生労働省による健康日本21で「節度ある適度な飲酒（適正飲酒）」は1日に2ドリンク以下（女性ではその半量），1週間の飲酒日を5日までとしている．このドリンクという単位は，アルコール飲料を純アルコールに換算したもので，WHOでは1ドリンクは純アルコール10gと換算，米国では14gと換算し，国により換算方法が多少異なる．日本では，従来は基準飲酒量として独自の「単位」（1単位＝純アルコール20g）を用いていたが，アルコール関連問題の予防の観点から最小単位として用いるのに多すぎると考えられるようになった．現在はWHOの基準飲酒量1ドリンク（1ドリンク＝純アルコール10g）を用いるのが適切である．1ドリンクはビールでは中瓶の半分（250mL），焼酎では50mL，日本酒では0.5合，ワインではグラス1杯弱くらいに相当する．NEJMでは，健康問題を引き起こす可能性のある飲酒量もしくは頻度を「危険な飲酒（at-risk drinking）」として定義している．これは男性では1週間に15ドリンク以上，または1日に5ドリンク以上，女性や65歳以上の高齢者では1週間に8ドリンク以上，または1日に4ドリンク以上の飲酒をさす[1)5)]．

スクリーニングのエビデンス

スクリーニングには，アルコール使用障害特定テスト（alcohol use disorders identification

表1　アルコール使用障害特定テスト（AUDIT）：口頭面接

以下の質問を字句通り読むこと．注意深く答えを記入するように．
次の言葉でAUDITを開始する．
「今から，あなたの過去1年間の飲酒に関して質問をはじめます」．「アルコール飲料」の意味を，ビール，日本酒，ウォッカなど，地域に合った例をあげ説明する．
答えは飲酒単位で統一する．正しい答えの番号を，[　]の欄に入れていく．

1. どれぐらいの頻度でアルコール飲料を飲みますか？
   (0) 全く飲まない［質問9と10まで飛ぶ］　(1) 月1回以下
   (2) 月2〜4回　(3) 週2〜3回　(4) 週4回以上　　　　　　　　　　　　　　　　　　[　]

2. 飲酒時は1日平均して何ドリンク（何単位）飲みますか？
   (0) 1〜2ドリンク（0.5または1単位）　（純アルコールで10〜20 g台）
   (1) 3〜4ドリンク（1.5または2単位）　（純アルコールで30〜40 g台）
   (2) 5〜6ドリンク（2.5または3単位）　（純アルコールで50〜60 g台）
   (3) 7〜9ドリンク（3.5か4か4.5単位）　（純アルコールで70〜90 g台）
   (4) 10ドリンク（5単位）以上　　　　　（純アルコールで100 g以上）　　　　　　　[　]

3. どれぐらいの頻度で一度に3単位以上飲むことがありますか？
   (0) 1回もない　(1) 月1回未満　(2) 毎月　(3) 毎週　(4) 毎日または，ほとんど毎日
   ※質問2と3の合計スコアが0の場合は質問9と10に進む　　　　　　　　　　　　　　[　]

4. 飲みはじめたら，飲むのを止められなくなったことが，過去1年でどれくらいの頻度ありますか？
   (0) 1回もない　(1) 月1回未満　(2) 毎月　(3) 毎週　(4) 毎日または，ほとんど毎日　[　]

5. 飲酒のせいで，通常あなたが行うことになっていることを行うことができなかったことが，過去1年でどれくらいの頻度ありますか？
   (0) 1回もない　(1) 月1回未満　(2) 毎月　(3) 毎週　(4) 毎日または，ほとんど毎日　[　]

6. 飲み過ぎた翌朝，アルコールを入れないと動けなかった，ということは過去1年でどれくらいの頻度ですか？
   (0) 1回もない　(1) 月1回未満　(2) 毎月　(3) 毎週　(4) 毎日または，ほとんど毎日　[　]

7. 飲酒後に罪悪感・後ろめたさを感じたり，後悔をしたことが，過去1年でどれくらいの頻度ありますか？
   (0) 1回もない　(1) 月1回未満　(2) 毎月　(3) 毎週　(4) 毎日または，ほとんど毎日　[　]

8. 飲酒翌朝に夕べの行動を思い出せなかったことが，過去1年でどれくらいの頻度ありますか？
   (0) 1回もない　(1) 月1回未満　(2) 毎月　(3) 毎週　(4) 毎日または，ほとんど毎日　[　]

9. あなたの飲酒により，あなた自身やほかの人がケガをしたことがありますか？
   (0) ない　　(2) ある，でも1年以上前に　　(4) ある，過去1年以内に　　　　　　　[　]

10. 親戚，友人，医師，または他の保健従事者が，あなたの飲酒について心配をしたり，飲酒を控えるようにとあなたに薦めたことはありますか？
    (0) ない　　(2) ある，でも1年以上前に　　(4) ある，過去1年以内に　　　　　　　[　]

合計スコアを記入　　　　　　　　　　　　　　　　　　　　　　　　　　　　　　　　[　]
合計がカットオフ値を超えている場合，取り扱い説明書：User's Manualを参照する．

（文献6より引用）

test：AUDIT）を使用すると飲酒量やアルコール関連問題を評価しやすいのでお勧めである（表1）．国別でカットオフ値が異なると言われており，8点以上でアルコール使用障害をもつ感度が50〜80％，特異度が約80％であった[1]．日本で使用する場合は，**12点以上だと飲酒問題があり，15点以上だとアルコール使用障害が疑われるレベル**である．もし，外来などで時間がない場合は，米国国立アルコール乱用・依存症研究所（the National Institute of Alcohol Abuse and Alcoholism：NIAAA）による「ここ1年間で1回に5ドリンク（女性や65歳以上の高齢者の場合は4ドリンクとする）以上の飲酒をしたことが何回ありましたか」と聞く簡潔なスクリーニング方法がある．このスクリーニング方法は，1回以上あると答えれば

陽性と判定し，アルコール使用障害の感度が82％，特異度が79％であった[5]．なお，4項目の質問で構成されるCAGE質問法は，プライマリ・ケアの現場での感度が14～39％と低いため，あまりお勧めできない．

米国予防医療専門委員会（U.S. Preventive Services Task Force：USPSTF）は18歳以上の患者全員に飲酒についてのスクリーニングをすることを勧めている．多忙な診療現場では必ずしも現実的ではないかもしれないが，患者が多量に飲酒していると考えられるとき，処方を行う際の問診時，妊婦を診たときなどはぜひ積極的にスクリーニングを行うことが大切である．また，妊婦の飲酒による胎児性アルコール症候群（中枢神経異常，発達障害，顔面奇形）が米国では0.2～1.5/出生1,000と報告されている[1)7)]．これは，飲酒を回避することで100％予防可能な病態であるため，妊娠の可能性のある時期から授乳期までの女性には飲酒は避けるようにアドバイスする必要がある．また，小児患者を診た際には，その親や親権者がアルコール関連問題を抱えていることに気づくこともあるかもしれない．そうしたときは，小児患者の健康と安全を最優先して配慮した診療をする必要がある[8]．

アルコール使用障害（alcohol use disorders）の診断

2013年5月に米国精神医学会がDSM-5（the Diagnostic and Statistical Manual of Mental Disorders, Fifth Edition）を公表した．DSM-Ⅳでは，アルコール使用障害はアルコール乱用とアルコール依存症の2つの分類に分かれていたが，DSM-5ではアルコール使用障害の1つの分類に統合された．「依存症」という言葉のもつ蔑視的な意味合いを避けたためだそうである[9]．プライマリ・ケアの現場では，下記の定義を理解することで強い疑い症例を特定することができる．**アルコール使用障害への対応は，それ以外のアルコール関連問題への対応と異なる**ので，この定義は重要となる．

- アルコール使用障害の定義：臨床的に重大な障害や苦痛を引き起こすアルコール使用の11項目（表2）のうち，12カ月の期間内のどこかで2項目以上が当てはまる場合をアルコール使用障害とする．重症度は軽度が2～3項目，中等度が4～5項目，重度が6項目以上満たす場合となる（詳細は成書[10]を参照）．

その他（補助的検査など）

血液検査はγGTP，ALT，ASTがあるが，飲酒に特異性が高い糖鎖欠損トランスフェリン（carbohydrate deficient transferrin：CDT）は日本では保険収載されていない．

アルコール関連問題が疑われた場合，関連する疾患についても横断的に精査する必要が出てくる．アルコール関連の重要な身体疾患や精神疾患としては，Wernicke–Korsakoff症候群，睡眠時無呼吸症候群，不眠症，高血圧症，脂質異常症，不整脈疾患（QT間隔の不整），頭頸部がん，食道がん，大腸がん，乳がん，出血性胃炎，膵炎，アルコール性肝炎，骨粗鬆症などがある[11]．

表2　臨床的に重大な障害や苦痛を引き起こすアルコール使用の11項目

① アルコールを最初に思っていたより多量に，あるいは長い時間使用する
② アルコールを減らすまたはコントロールしようと思っていても成功しない
③ アルコールを得るため，使用するため，あるいは回復するための時間が長い
④ 飲酒への強い欲求
⑤ アルコールの使用により，仕事，学校，家庭での役割を果たせないことがある
⑥ アルコールによる社会的，対人関係の問題があるにもかかわらず飲酒を続ける
⑦ 重要な社会的，仕事上，あるいは余暇の活動が飲酒のために放棄または減少している
⑧ 身体的に問題がある状況でもアルコールを使用する
⑨ 精神的・身体的問題がアルコールによって起こることがわかっていても飲酒する
⑩ 耐性 　a）期待した効果を得るために著しく増加した量のアルコールが必要 　b）同じ量のアルコール使用で効果が著しく減弱する
⑪ 離脱症状 　a）アルコールに特有の離脱症状の存在 　b）離脱症状を軽減させるためにアルコールを使用する

（文献10より）

ビヨンド・ザ・ガイドライン　Beyond the Guideline

総合診療医の視点

　2010年5月のWHO総会で「アルコールの有害使用低減のための世界戦略」が決議され，アルコールの有害使用が個人や社会の発展を危険にさらし，世界の疾病負荷指標第3位の危険因子となり[12]，多くの心身の疾患や交通事故，暴力，自殺，外傷と関係が深いことが述べられた．日本でもアルコール有害使用の予防・低減対策の重要性が認識され，2013年12月にアルコール健康障害対策基本法が成立した．今後総合診療の現場では，生物心理社会モデル[13]を活かして多面的にこの問題にアプローチする重要性が増していくと思われる．

治療のアプローチ

アルコール関連問題のフローチャート

　アルコール関連問題への対応は，前述の通りアルコール使用障害があるかどうかで変わる．米国家庭医学会（American Academy of Family Physicians：AAFP）のフローチャートはDSM-IVのときのもののままだが，簡潔にマネージメントを理解できると思われる[2]（図2）．この治療の段階で重要な2つの方法が「アルコールブリーフインターベンション」と「アルコー

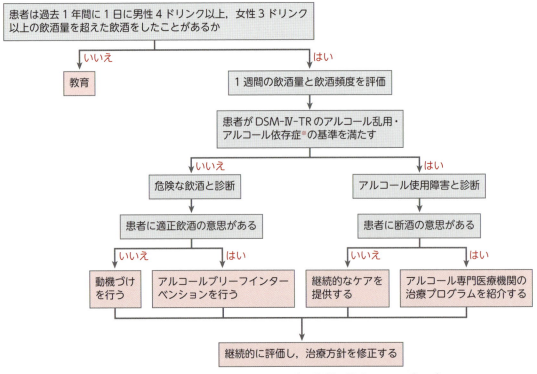

図2 危険な飲酒とアルコール使用障害のスクリーニング，診断，治療のアルゴリズム

DSM-IV-TR : Diagnostic and Statistical Manual of Mental Disorders, 4th ed., text revision.
※DSM-5では両者を統合した用語として「アルコール使用障害」を使用している（筆者注）
（文献2より引用）

ル専門医療機関への紹介」である．ただし，文献11にも記載されているが，アルコール使用障害の患者は精神科の断酒治療に紹介されることに強い抵抗感をもつことが多いため，なかなか簡単には紹介できない（後述）．

いずれであったとしても治療者のスタンスとしては，患者とコミュニケーションをよくとって自分の判断を押しつけないように留意することが重要である．患者の症状や病態について客観的に説明し，飲酒とその問題点を整理してから，「あなたは，今のお酒の飲み方を変えてみようと思いますか」と簡潔に尋ねてみるとよいだろう．

アルコールブリーフインターベンション

アルコールブリーフインターベンション（以下，ブリーフインターベンション）は，6〜15分ほどの面接を複数回行って患者が自分でアルコール摂取量をコントロールしていくように医療者が導く技法である．バリエーションがあるが，**1週間の飲酒量の低減や長期の適正飲酒につながることがすでに証明されており，アルコールの専門医でなくても実施可能な方法である**[1]．スクリーニングの際に患者がブリーフインターベンションに進めそうであれば，アルコール関連問題の問題点を共有して断酒や酒量の自分なりの目標を考えてもらう．患者があまり乗り気ではなく，難しそうであれば情報提供に留めておき，本人がその気になったらいつでも飲酒の相談に乗れることを伝えてもよい．ブリーフインターベンションを行うことでの有害性に

ついてはエビデンスが乏しいが，臨床上の有害事象はほとんどないと考えてよいだろう．ブリーフインターベンションのセッションの進め方など詳細についてはWHOの使用マニュアルが翻訳されており，無料で利用可能である（http://alhonet.jp/download.html）．

アルコール使用障害への対応

アルコール使用障害の治療の基本は，**断酒である**．これを治療目標とするため，「危険な飲酒」の場合とは対応を明確に区別する必要がある．治療は専門医療機関への紹介が必要であり，通常入院下に断酒のための薬物治療，認知行動療法，断酒会等自助グループへの参加などの複合的プログラムが行われている．プライマリ・ケアの現場では専門医療機関の断酒プログラムへの紹介が重要なプロセスであるが，患者や家族が問題を認めようとしないこと（否認），身体疾患の治療を優先しなければならない病状・離脱症状などがあるとスムーズに紹介することは困難となる．

離脱症状への対応

離脱症状は，50％のアルコール使用障害患者で認められる．アルコール血中濃度が低下して8時間ほどで出現し，2日目で症状のピークを迎え，4〜5日すると落ち着く．症状としては，軽度の不安，不眠，自律神経過活動（発汗，頻脈，血圧上昇等），精神運動興奮，振戦，痙攣発作（通常2日目），せん妄等をきたす[14]．薬物療法は，脱水補正とベンゾジアゼピン系薬剤が中心となる．

- **薬物療法の例**：ビタミンB_1は予防投与であれば，フルスルチアミン（アリナミン®F）錠を1回5 mg，1日2回の投与でよいが，Wernicke脳症の可能性が高い場合はフルスルチアミン1日1回100〜300 mgを経静脈的に投与する．加えてジアゼパム（セルシン®）錠を1回5 mg，1日3回3日間投与し，1回2 mg，1日3回に減量し4日間投与する．経口投与ができなければ，ジアゼパム注（1 A，10 mg）1回1/2〜1Aを1日3回3日間静注もしくは筋注し，その後1回1/2 A，1日2回に減量し4日間投与する．精神運動興奮が強いときは，ハロペリドール（セレネース®）注（1 A，5 mg）を1回1〜3 A/100 mL生食で15〜30分で経静脈的に投与する．

治療のモニタリング

ブリーフインターベンションを始めた患者には，毎回の診察で飲酒量と飲酒頻度について尋ねる．治療のモニタリングの指標として，月に何回飲酒したか，通常何ドリンク飲酒したか，最大何ドリンク飲酒したかなどを聞くと，継時的に評価できる．

アルコール使用障害の治療では，完全な断酒ができることもあれば，全く断酒できないことや，いったん断酒ができてもまた飲酒してしまうことがある．治療プログラムを終了した患者のうち3/4が1年以内に再飲酒を始めたと報告されている[5]．

アルコール関連問題の長期管理では，糖尿病，気管支喘息，うつ病といった慢性経過で時に悪化する疾患と似た側面があるため，こうした治療と同様に**行動変容と継続したケアが必要**となる．

ビヨンド・ザ・ガイドライン
Beyond the Guideline

総合診療医の視点

　総合診療医は飲酒以外にも患者や家族の多くの健康問題を扱わなければならないため，アルコール関連問題に対応するためにはスタッフの教育を行い，医療面接を支援してもらうシステムづくりが必要である．ブリーフインターベンションを行うには体系的なトレーニングの機会が必要であり[3]，佐賀県の肥前精神医療センターで毎年開催されているブリーフインターベンション研修会はメディカルスタッフも参加でき，たいへん実践的なのでお勧めである．

紹介のタイミング

紹介先　アルコール専門医療機関

　慢性期の紹介方法として，アルコール使用障害の専門治療プログラムをもつ近隣の医療機関を探す．患者がすぐには紹介を受け入れられない場合は，患者の意思を尊重し，短期間でのフォローアップを行いながら根気強くアプローチを続ける[7]．離脱症状があるときの入院適応判断はたいへん難しいが，あくまで参考指標として下記の要件があげられる[4]．

- コントロールできない離脱症状がある場合
- 自殺の危険がある場合
- 自宅療養でネグレクトが起きる可能性がある場合
- 患者の周囲の人の安全が保てない場合　など

　また，虚弱高齢者や認知機能障害患者，重い併存疾患をもつ患者，社会的弱者では入院の閾値を下げる必要があるとも指摘されている．

文献

1) Moyer VA：Screening and behavioral counseling interventions in primary care to reduce alcohol misuse：U.S. preventive services task force recommendation statement. Ann Intern Med, 159：210-8, 2013
   ▶ 無料　USPSTFの推奨内容．推奨するスクリーニング方法と面接について書いてある．

2) Willenbring ML, et al：Helping patients who drink too much: an evidence-based guide for primary care clinicians. Am Fam Physician, 80：44-50, 2009
   ▶ 無料　AAFPの推奨内容．

3) Stewart S & Swain S：Assessment and management of alcohol dependence and withdrawal in the acute hospital：concise guidance. Clin Med, 12：266-71, 2012
   ▶ 無料　NICEの診療ガイドラインの抜粋で，入院適応について記載がある．

4) Pilling S, et al：Diagnosis, assessment, and management of harmful drinking and alcohol dependence：summary of NICE guidance. BMJ, 342：490-8, 2011
   ▶ 有料　NICEの推奨内容．

5) Friedmann PD：Clinical practice. Alcohol use in adults. N Engl J Med, 368：365-73, 2013
   ▶ 有料　米国のアルコール関連問題の現状とマネジメント方法がまとまっている．

6) 「AUDIT-アルコール使用障害特定テスト使用マニュアル」(小松知己, 吉本 尚/監訳・監修)
   http://oki-kyo.jp/who-audit-jp.pdf
   ▶ 無料 在宅・外来・入院のいずれのセッティングでも短時間で行える便利なスクリーニングテスト.

7) American College of Obstetricians and Gynecologists:Committee opinion no.496:At-risk drinking and alcohol dependence:obstetric and gynecologic implications. Obstet Gynecol, 118:383-8, 2011
   ▶ 無料 米国産婦人科学会の推奨内容.

8) Fraser JJ Jr & McAbee GN:Dealing with the parent whose judgment is impaired by alcohol or drugs: legal and ethical considerations. Pediatrics, 114:869-73, 2004
   ▶ 無料 米国小児科学会のアルコールを含めた物質乱用への倫理的対応について書いてある.

9) Day E, et al:Assessment and management of alcohol use disorders. BMJ, 350:h715, 2015
   ▶ 有料 DSM-5に変更し, 最新のレビューとしてとてもわかりやすい内容になっている. アルコール診療の非専門家へのTipsがある.

10) 「DSM-5 精神疾患の分類と診断の手引」(American Psychiatric Association/著, 日本精神神経学会/日本語版用語監修, 髙橋三郎 他/監訳), 医学書院, 2014
    ▶ 有料

11) McCormack RP, et al:Commitment to assessment and treatment: comprehensive care for patients gravely disabled by alcohol use disorders. Lancet, 382:995-7, 2013
    ▶ 無料 アルコール関連問題の身体疾患, 精神疾患, 社会的問題のまとまった表がある.

12) Lim SS, et al:A comparative risk assessment of burden of disease and injury attributable to 67 risk factors and risk factor clusters in 21 regions, 1990-2010:a systematic analysis for the Global Burden of Disease Study 2010. Lancet, 380:2224-60, 2012
    ▶ 無料 全世界の疾病負荷を障害調整生存年であらわしたシリーズの1つ.

13) Engel GL:The need for a new medical model:a challenge for biomedicine. Science, 196:129-36, 1977
    ▶ 無料 生物心理社会モデルについてのランドマーク的文献で, 現在でも示唆に富む発見がある.

14) Schuckit MA:Alcohol-use disorders. Lancet, 373:492-501, 2009
    ▶ 有料 アルコール使用障害の離脱症状についての記載が参考になる.

精神・神経疾患

26 認知症

山口　潔

> **要チェック**
> 認知症診療は原因診断と薬物療法だけで終わってはならない．BPSDや家族のケア，リハビリテーション，身体合併症の治療や終末期医療を含む，全人的包括的医療が求められる．地域包括ケアシステムとかかりつけ医の協働が重要である．

該当診療ガイドライン

わが国における認知症に関する診療ガイドラインには，日本神経学会が中心にまとめた
- **認知症疾患治療ガイドライン2017**

が公開予定である（2017年1月現在．前版の認知症疾患治療ガイドライン2010はMindsに収載済）[1]．今回の診療ガイドラインはとても詳しく，海外の診療ガイドラインを引用して作られており，改めて海外の診療ガイドラインを参照する必要がないと判断した．
特発性正常圧水頭症については，日本正常圧水頭症学会作成の
- **特発性正常圧水頭症診療ガイドライン第2版**[2]

がある（Mindsに収載済）．
- **かかりつけ医のためのBPSDに対応する向精神薬使用ガイドライン**[3]

（厚生労働省ホームページに公表）も参考にすべきである．

診療ガイドラインのPoint

- 認知症の原因疾患の診断では，病歴，神経所見，心理検査，画像検査，血液検査の結果を総合する．
- 認知症の治療は認知機能の改善と生活の質向上を目的として，薬物治療と非薬物治療を組合わせて行う．
- 高齢者は，多剤併用されている場合があり，薬物療法の開始にあたっては必要性を十分に検討し，服薬管理が困難であることに対しても配慮する．
- 非薬物治療はBPSD（認知症に伴う心理行動症候）を軽減する．

診断のアプローチ

認知症は「獲得した複数の認知・精神機能が意識障害によらないで日常生活や社会生活に支障をきたすほどに持続的に障害された状態」とまとめられる．認知症の診断は2つのステップを要する．まず，**認知症であるか否か，すなわち後天的かつ慢性の認知機能障害により日常生活機能が障害されていることを包括的に確認する．**この過程では，問診と認知機能検査を行う．

まず，認知症の症状であるが，認知機能の障害と，それに伴う認知症の行動・心理症状（behavioral and psychological symptoms of dementia：BPSD）からなる．認知機能障害には，全般的注意障害，遂行機能障害，記憶障害，失語，視・空間認知障害，失行，社会的認知の障害があり，MMSE，HDS-Rを併用して評価される．BPSDは，活動性亢進（焦燥性興奮，易刺激性，脱抑制，異常行動），精神病症状（妄想，幻覚，夜間行動異常），感情障害（不安，うつ状態），アパシーに分類され，それぞれの症状の頻度と重症度をもとにNPI（neuropsychiatric inventory）のようにスコア化される．

問診は患者本人と家族・介護者それぞれに対して行う．具体的な症状とその経過を尋ね，日常生活で何が問題となっているのかを明らかにする．病前能力の推定，危険因子の抽出，BPSDの発現期の考察を行う．

次のステップは，**認知症の基礎疾患を見極める過程である．**この過程では，**身体所見，神経学的診察，画像検査，血液・髄液検査などの各種検査を必要に応じて行う．**治療可能な認知症を見逃さないために，認知症と診断した場合には，頭部CTもしくは頭部MRIの形態画像検査を実施することが望ましい．CTよりもMRIの方が鑑別診断に有用である．また，血算，血液生化学，甲状腺ホルモン，電解質，空腹時血糖，ビタミンB_{12}，葉酸の測定が推奨される．病歴上疑われる場合に，血清梅毒検査，HIV検査の追加が推奨される．レビー小体型認知症を他の疾患から鑑別するためには，MIBGシンチグラフィーやドパミントランスポーター・シンチグラフィが有用である．髄液検査は非典型病型など鑑別が困難な症例に実施することが推奨される．若年性認知症の鑑別診断は多岐にわたるため専門医に紹介することを考慮する．

認知症診断のフローチャートを図1に示す．

ビヨンド・ザ・ガイドライン
Beyond the Guideline

総合診療医の視点

認知症の診断は，患者本人の自尊心を侵害するのではないかと，長年継続して診察している主治医・かかりつけ医にとっては積極的になれないものである．その対策として，
① 地域の物忘れ外来に紹介する
② 自院に「物忘れ外来」という外来枠をつくり，その予約をとる
という方法がある．物忘れ外来という枠組みで受診すると，患者も比較的検査に応じる．自院に画像検査機器がなくても，病院や近くの専門所などの医療機器共同利用で検査を調整すれば，十分な物忘れ外来は可能である．

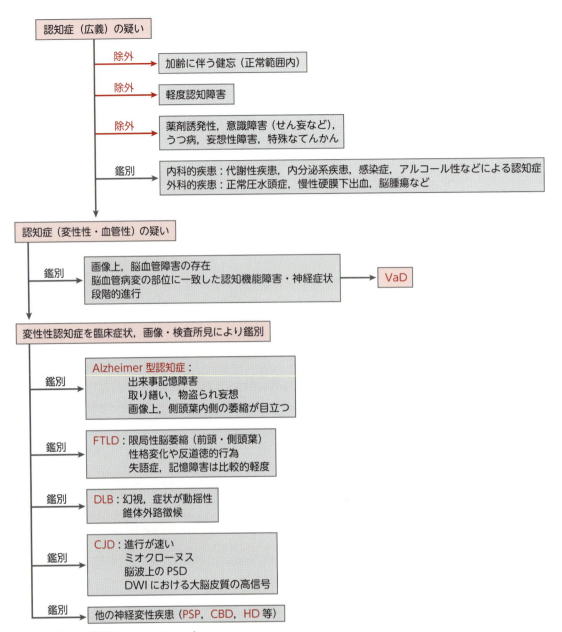

図1　認知症診断のフローチャート

VaD：vascular dementia（血管性認知症），FTLD：frontotemporal lobar degeneration（前頭側頭葉変性症），DLB：dementia with Lewy bodies（レビー小体型認知症），CJD：Creutzfeldt-Jacob disease（クロイツフェルト-ヤコブ病），PSD：periodic synchronous discharge（周期性同期性放電），DWI：diffusion weighted image（拡散強調画像），PSP：progressive supranuclear palsy（進行性核上性麻痺），CBD：corticobasal degeneration（大脳皮質基底核変性症），HD：Huntington's disease（ハンチントン病）
（文献1より引用）

治療のアプローチ

認知症の治療は認知機能の改善と生活の質（quality of life：QOL）向上を目的として，薬物治療と非薬物治療を組合わせて行う．

表1 介護者が患者に対する姿勢

- 患者の能力低下を理解し，過度に期待しない
- 急速な進行と新たな症状の出現に注意する
- 簡潔な指示や要求を心掛ける
- 患者が混乱したり怒り出したりする場合は要求を変更する
- 失敗につながるような難しい作業を避ける
- 障害に向かい合うことを強いない
- 穏やかで，安定した，支持的な態度を心掛ける
- 不必要な変化を避ける
- できる限り詳しく説明し，患者の見当識が保たれるようなヒントを与える

（文献4より）

　認知症者と家族の生活の質を高めるには，認知症と診断された早い段階から認知症を有しつつ生活する方法を伝え，社会資源へのつながりを促し，将来計画を考えるための診断後支援（post-diagnostic support）が必要となる．これには疾患教育，認知症カフェのような当事者コミュニティへの参加，本人の意思を表明する文書作成，本人の希望に基づく将来の介護計画の作成が含まれる．介護者の患者に対する姿勢として，米国精神医学会（APA）の治療ガイドラインのなかで推奨されている一般的原則を**表1**に示す．

　高齢者は，すでに他の身体疾患などを抱えているため，多剤が併用されている場合がある．認知症に対する薬物療法も，その必要性を十分に検討し，必要性があると判断される場合に開始する．認知症者は，その認知機能障害ゆえに比較的初期から服薬管理が困難になる．服薬管理ができないことで，意図せぬ過量投与などの事故も起こりうる．認知症者に対する投薬は，内服回数を極力少なくする，一包化するなどの単純化が必要である．服薬管理ボックスなどを利用して服薬管理を視覚化し，本人と介護者が共有できる環境整備が必要である．認知症の重症度によっては，介護者が全面的に管理を行う必要がある．このような準備を行い，**アドヒアランスが良好に保てる環境であることを確認したうえで，薬物療法を開始することが望ましい．**疾患特異的な薬物療法に加え，BPSD，原疾患に伴う神経症状，高齢者特有の合併症（せん妄，嚥下障害，転倒・骨折，肺炎，排尿障害，便秘など）や，身体合併症（高血圧，糖尿病，脂質異常症など）の治療も並行して行う．

　BPSDの治療に際しては，まず，その原因となりうる身体状態の変化や，ケアや環境が適切かを評価する[5]．環境調整としてデイサービス等の介護保険サービスの利用も検討する．**非薬物治療はBPSDを軽減する**[6]．在宅や施設においてはケアの基本はその人らしさを尊重するパーソンセンタードケアを基本とする[7]．介護者への適切なケアの指導は施設入所を遅らせる[8]．感覚刺激を用いる作業療法はBPSDを改善する[9]．

　BPSDに対する薬物治療は非薬物治療によってBPSDを減少させる十分な努力を行った後にのみ行われるべきである．抗精神病薬を含む向精神薬の投与が必要と判断した場合は薬物の効果と，転倒，骨折，嚥下障害，誤嚥性肺炎，死亡リスク上昇等の不利益，および適応外使用であることを十分に説明する．向精神薬を開始した場合は継続的に効果と副作用を評価し，不利益が利益を上回ると考えられる場合は，薬物中止で精神症状が再燃する可能性に注意しつつ，薬物の減量中止を検討する．BPSDの治療方針に関するフローチャートを**図2**に示す．

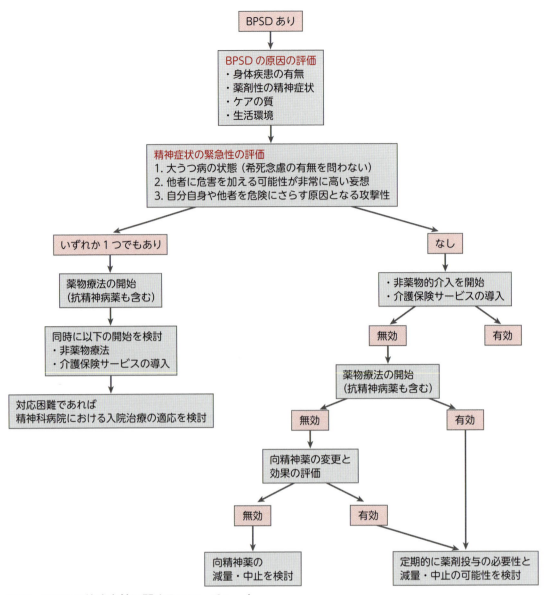

図2　BPSDの治療方針に関するフローチャート
(文献1より引用)

ビヨンド・ザ・ガイドライン
Beyond the Guideline

総合診療医の視点

　　認知症の治療において，非薬物療法は重要である．特に家族への病状説明と困った症状への対応法の指導は外来では欠かせない．その際に，患者や家族の発言や行動にばかり目がいってしまうが，その背景にある患者や家族のこころ，特に感情の動きに注目することが重要である．

アルツハイマー型認知症の診断と治療

診断について

臨床症候の特徴は，
① 潜在性に発症し，緩徐に進行する．
② 近時記憶障害で発症することが多い．
③ 進行に伴い，見当識障害や遂行機能障害，視・空間認知障害が加わる．
④ アパシーやうつ症状等の精神症状，病識の低下，取り繕い反応といった特徴的な対人行動がみられる．
⑤ 初老期発症例では，失語症状や視・空間認知障害，遂行機能障害等の記憶以外の認知機能障害が前景に立つことも多い．病初期から著明な局所神経症候を認めることは稀である．

画像所見の特徴は，
① CT-MRI検査での内側側頭葉，特に海馬の萎縮
② SPECT・FDG-PETにおける両側側頭葉，頭頂葉および帯状回後部の血流や糖代謝の低下
③ アミロイドPETにおける前頭葉，後部帯状回，楔前部のアミロイド蓄積
が認められる．

治療について

アルツハイマー型認知症（AD）患者の認知機能改善のために，臨床で現在使用可能な薬剤はコリンエステラーゼ阻害薬（ChEI）のドネペジル（アリセプト®），ガランタミン（レミニール®），リバスチグミン（イクセロン®，リバスタッチ®）の3種類とNMDA受容体拮抗薬メマンチン（メマリー®）である．いずれも有効性を示す科学的根拠があり，使用するように勧められる．治療アルゴリズムを図3に示す．

認知機能障害に対するChEI 3剤の治療効果には明らかな差はない．一方，各治療薬のBPSDに対する効果に違いが報告されている．ドネペジルでは抑うつ・アパシー・不安に効果がみられる．ガランタミンでは不安・脱抑制・異常行動・興奮/攻撃性に有意の改善を認めている．リバスチグミンではアパシー・不安・脱抑制・食欲低下・夜間異常行動に改善傾向がみられている．メマンチンは中等度から重度のADに対して，単剤あるいはChEIとの併用療法での有効性が示されている．ChEIが副作用の出現にて投与できない場合には，メマンチンの単剤投与を選択する場合もありうる．BPSDについては，12週で興奮・妄想・幻覚を，24～28週時には興奮・易刺激性・妄想を優位に減少させたことが示されている．

ADに伴う焦燥性興奮に対する薬物療法に関しては，リスペリドン（リスパダール®），アリピプラゾール（エビリファイ®）などの非定型抗精神病薬の有効性が示されている．また，抑肝散，カルバマゼピン（テグレトール®），セルトラリン（ジェイゾロフト®），エスシタロプラム（レクサプロ®），トラゾドン（レスリン®）の使用も検討する．

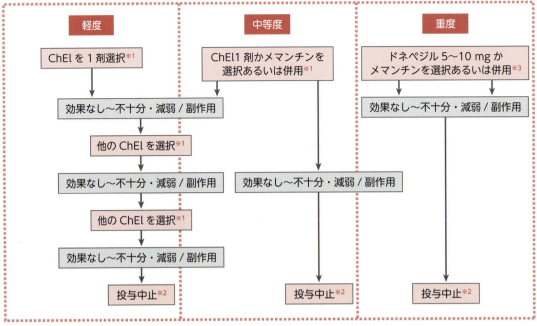

図3 アルツハイマー型認知症の病期別の治療薬剤選択のアルゴリズム

※1：投与法，用法，BPSDに対する効果を考慮して選択
※2：急速に認知機能低下進行例があり，投与中止の判断は慎重に行う
※3：BPSDに対する効果を考慮し，開始薬剤を選択
（文献1より引用）

> **処方例** 以下1）〜4）のうち1つ．もしくは1）〜3）のうち1つと4）を併用．
>
> **1）イクセロン®パッチ・リバスタッチ®パッチ：4.5 mg，1日1回貼付**
> 4週間ごとに4.5 mgずつ増量し，維持量として1日1回18 mg貼付．
>
> **2）レミニール®錠（4 mg）：1回1錠，1日2回　朝夕食後**
> 4週間後に1日16 mgに増量．その後4週間あけて，症状に応じて1日24 mgまで増量できる．
>
> **3）アリセプト®錠（3 mg）：1日1回1錠　朝食後**
> 1〜2週間後に1日5 mgに増量．高度AD患者には5 mgで4週間以上経過後1日10 mgに増量する．症状により適宜減量する．
>
> **4）メマリー®錠（5 mg）：1日1回1錠　夕食後**
> 1週間に5 mgずつ増量し，維持量として1日20 mgまで増量．腎障害があるときは1日10 mgまでとする．

ビヨンド・ザ・ガイドライン
Beyond the Guideline

総合診療医の視点

ADの初期では，身の回りのことは自立しており，会話も滞りなく行える．一見すると，患者の障害が見えにくい．これが一番問題で，本人も家族も「周りに理解されない」ことで悩むことになる．薬物療法に関しては，効果や副作用の個人差が大きいことを念頭におき，漫然とした投薬は控え，定期的に効果判定を行い，思い切った変更が必要な場合がある．長期的には，身体合併症の対応が問題となり，高齢者に多い疾患（骨粗鬆症，白内障など）をスクリーニングする視点は重要である．

レビー小体型認知症の診断と治療

診断について

変動する認知障害，パーキンソニズム，くり返す具体的な幻視の中核的特徴に加えて示唆的特徴として，レム睡眠行動異常，顕著な抗精神病薬に対する過敏性，SPECTあるいはPETイメージングによって示される大脳基底核におけるドパミントランスポーターの取り込み低下がレビー小体型認知症（DLB）の特徴である．中核的特徴の2つが該当すればprobable DLB（ほぼ確実）と診断されるほか，中核的特徴が1つしか該当しなくても，示唆的特徴が1つ以上該当すれば，やはりprobable DLBと診断される．中核的特徴を認めない場合，示唆的特徴が1つ以上該当すればpossible DLB（疑い）と診断される．

早期段階あるいは前駆段階から，DLBには，レム睡眠行動異常がしばしばみられる．このほかADの早期や前駆段階と比較した研究では，パーキンソニズム，歩行の障害，自律神経症状，嗅覚障害，幻視，せん妄，睡眠障害や精神症状などがDLBの早期により多くみられることが報告されている．MIBG心筋シンチグラフィがDLBの早期診断に有用と報告されている．また脳血流SPECT/FDG-PETにて，多くの例で後頭葉の血流・糖代謝の低下が出現する．

治療について

DLBは多彩な臨床症状を呈するため，それぞれに対する治療を行う．DLBの臨床症状に応じた治療アルゴリズムを図4に示す．認知機能障害に対してコリンエステラーゼ阻害薬やNMDA受容体拮抗薬の有効性を示す報告がある．両者とも安全性は高く全般的印象度は改善するが，認知機能改善効果はコリンエステラーゼ阻害薬のみに認められている．

BPSDに対する治療薬としては，抑肝散や非定型抗精神病薬の報告があるが安全性に対する十分な配慮が必要である．またドネペジル（アリセプト®）やリバスチグミン（イクセロン®，リバスタッチ®）が幻覚，妄想，アパシー，うつに対して効果がある場合があり，メマンチン（メマリー®）が妄想，幻覚，夜間異常行動，食欲異常に対して効果がある場合があるため，まず検討してもよい．

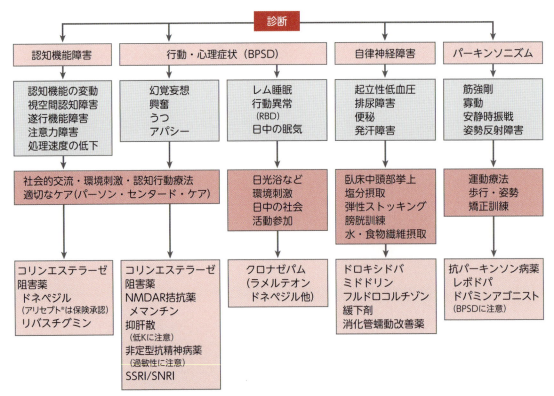

図4　レビー小体型認知症の治療方針のアルゴリズム
(文献1より引用)

　抗精神病薬については，まずハロペリドールは原則控えるべきである．また，リスペリドンもMMSEと精神病症状が悪化し65％が副作用で中止されたとの報告もあり原則控える．クエチアピン，オランザピンでは精神病症状の改善を認めたとの報告があるものの，眠気や起立性低血圧のため中止となった頻度も高く，注意しながら使用する．アリピプラゾールは錐体外路系の副作用が軽いため比較的安全と考えられるがエビデンスに乏しい．
　パーキンソニズムに対してはレボドパ（メネシット®，イーシー・ドパール®，マドパー®）が推奨されるが，精神症状の悪化や不随意運動（ジスキネジアなど）が出現しやすくなるため高用量投与は避ける．ドパミンアゴニストの使用は精神症状の悪化をきたしやすいため，特に注意を要する．

> **処方例** 1) か2) のどちらか．3) と4) は必要に応じて併用．
>
> **1) アリセプト®錠 (3 mg)：1日1回1錠　朝食後**
> 1～2週間後に1日5 mgに増量．5 mgで4週間以上経過後1日10 mgに増量できる．症状により適宜減量する．
>
> **2) イクセロン®パッチ・リバスタッチ®パッチ：4.5 mg，1日1回貼付（適応外処方）**

4週間ごとに4.5 mgずつ増量し，維持量として1日1回18 mg貼付．

3）メネシット®錠（100 mg）：1日1回1錠　朝食後
毎日または隔日に1日100〜125 mg増量し，最適投与量を定める．標準維持量は1回200〜250 mg，1日3回．

4）抑肝散：1回2.5 g，1日3回　毎食後

ビヨンド・ザ・ガイドライン　Beyond the Guideline

総合診療医の視点

ADに比較し，薬物の副作用が出現しやすいため，逆に薬物の副作用が出現したときにはレビー小体型認知症を疑い，診断を再評価するきっかけになる．CHEIの投与量についてADより少量投与を推奨する説があるが，必ずしもコンセンサスは得られておらず，ケースバイケースで検討する．レム睡眠行動異常症ばかりでなく，うつ状態や起立性低血圧がレビー小体型認知症の初期症状になることがある．

血管性認知症の診断と治療

診断について

血管性認知症（VaD）は脳血管障害が原因となる認知症であり，その病態には異質なものを含んでいる．DSM 5診断基準において，major vascular neurocognitive disorderは，

A）その基準がmajor neurocognitive disorder（認知症）に合致すること

B）臨床像は次のいずれかで示唆される血管性の特徴を有すること
　① 認知機能障害の発症が，1つ以上の脳卒中発作に時間的に関連する
　② 障害が情報処理速度を含む複合的な注意力，前頭葉性の実行機能に顕著である

C）病歴，身体所見，神経画像所見から，認知機能障害を十分に説明しうる程度の脳血管障害が存在する

D）症状は他の脳疾患や全身疾患で説明されないこと

となっている．つまり，画像上認める脳血管障害と，現在認める認知機能障害が関連しているかどうかの検討が必要である．VaDは，

① 多発梗塞性認知症（multi infarct dementia）
② 戦略的な部位の単一病変による認知症（strategic single infarct dementia）
③ 小血管病性認知症（small vessel disease with dementia）

④ 低灌流性認知症
⑤ 出血性認知症
⑥ その他

に分類されている．

治療について

　VaDの中核症状の治療には，コリンエステラーゼ阻害薬であるドネペジル（アリセプト®），ガランタミン（レミニール®），リバスチグミン（イクセロン®，リバスタッチ®），およびNMDA受容体拮抗薬であるメマンチン（メマリー®）の投与が勧められる．ニセルゴリン（サアミオン®）には複数の臨床試験で，VaDの認知機能の改善が示されている．本邦では「脳梗塞後遺症に伴う慢性脳循環障害による意欲低下の改善」に対して保険適用が認められている．アマンタジン（シンメトレル®）は脳梗塞後遺症に保険適用があり，VaDの意欲・自発性低下の改善に使用を考慮してよい．

> **処方例** 1）か2）のどちらか．別に必要に応じて抗血小板薬や降圧薬を検討する．
>
> 1）サアミオン®錠（5 mg）：1回1錠，1日3回　毎食後
> 適応：脳梗塞後遺症に伴う慢性脳循環障害による意欲低下の改善．
>
> 2）シンメトレル®錠（50 mg）：1回1錠，1日2回　朝夕食後
> 適応：脳梗塞後遺症に伴う意欲・自発性低下の改善．

ビヨンド・ザ・ガイドライン
Beyond the Guideline

総合診療医の視点

　脳血管障害があってもVaDとは限らず，それが認知症を引き起こす病変かどうかよく検討する．記憶障害が前景となれば診断は容易だが，遂行機能障害が初発症状となる場合には診断が遅れがちであり，手段的日常生活機能の低下を認めたときには，認知症を疑う癖をつける．脳血管障害の予防（高血圧，糖尿病，脂質異常症の治療）をしっかり行うと，認知症が進行しない場合がある．

紹介のタイミング

紹介先 老年精神科，老年内科，精神科，神経内科，脳神経外科

診断に迷う場合，進行が予想外に早い場合（例えばADにおいて，MMSEが1年間で3点を超えて低下した場合），精神症状が薬物療法で予想外に改善しない場合は，認知症・老年精神医学の専門医に紹介するのがよい．

また，認知症が疑われるものの，受診を拒否されている場合（多くは地域包括支援センターなどからの相談）であるが，往診してみるとよく，往診・訪問診療を行っている医療機関に紹介するのがよい．

文献

1)「認知症疾患治療ガイドライン2017」（「認知症疾患治療ガイドライン」作成合同委員会/編，日本神経学会/監）(2017年1月現在，公開予定)
   http://www.neurology-jp.org/guidelinem/nintisyo.html
   ▶無料 認知症疾患治療ガイドライン2010は無料で日本神経学会のホームページに公開されている．

2)「特発性正常圧水頭症診療ガイドライン：iNPH 第2版」（日本正常圧水頭症学会特発性正常圧水頭症診療ガイドライン作成委員会/編），メディカルレビュー社，2011
   http://minds.jcqhc.or.jp/n/med/4/med0038/G0000352/0001
   ▶無料 Mindsに公開されている．

3)「かかりつけ医のためのBPSDに対応する向精神薬使用ガイドライン」
   http://www.mhlw.go.jp/file.jsp?id=130724
   ▶無料 厚生労働省ホームページに公開されている．

4) APA Work Group on Alzheimer's Disease and other Dementias, et al：American Psychiatric Association practice guideline for the treatment of patients with Alzheimer's disease and other dementias. Second edition. Am J Psychiatry, 164 (12 Suppl)：5-56, 2007
   ▶無料

5) Kales HC, et al：Management of neuropsychiatric symptoms of dementia in clinical settings: recommendations from a multidisciplinary expert panel. J Am Geriatr Soc, 62：762-9, 2014
   ▶無料

6) Brodaty H & Arasaratnam C：Meta-analysis of nonpharmacological interventions for neuropsychiatric symptoms of dementia. Am J Psychiatry, 169：946-53, 2012
   ▶無料

7)「認知症のパーソンセンタードケア」（Kitwood T/著，高橋誠一/訳），pp5-37, 筒井書房，2005
   ▶有料

8) Olazarán J, et al：Nonpharmacological therapies in Alzheimer's disease: a systematic review of efficacy. Dement Geriatr Cogn Disord, 30：161-78, 2010
   ▶無料

9) Kim SY, et al：A systematic review of the effects of occupational therapy for persons with dementia: a meta-analysis of randomized controlled trials. NeuroRehabilitation, 31：107-15, 2012
   ▶有料

アレルギー疾患

27 アレルギー性鼻炎

加藤洋平

> **要チェック** 抗ヒスタミン薬には眠気がつきもの．職業や運転歴には常に注意を．

該当診療ガイドライン

わが国でのアレルギー性鼻炎に関する診療ガイドラインは

① **鼻アレルギー診療ガイドライン2016年版**[1]（ダイジェスト版もあり）

となる（Minds未収載）．ダイジェスト版でも定義，疫学，検査，また重症度分類や抗原除去の指導内容，病型による治療法の選択法などまとめられており，普段の診療には必要十分なものと思われるが，本編は重症の際の対応や，小児，妊婦および授乳婦への対応などに対しても記載が細かく，対応に苦慮する症例を経験した際には確認をお勧めしたい．

海外の診療ガイドラインでは

② **AAO-HNSF：Clinical practice guideline：Allergic rhinitis**[2]

③ **Allergic Rhinitis and Its Impact on Asthma（ARIA）2008 update**[3]

などは入手しやすく有用である．本稿では①②を中心に概説する．

診療ガイドラインのPoint

- アレルギー性鼻炎とその他の鼻炎（急性鼻炎，鼻副鼻腔炎）の鑑別には注意．
- 治療のベースは第二世代抗ヒスタミン薬と点鼻ステロイド．
- 薬剤の効果が不十分，鼻閉が難治性の症例は専門医受診を考慮．

診断のアプローチ

アレルギー性鼻炎の診断でまず必要なのは，原因の異なる鼻炎との鑑別である（**表1**）．鼻かぜの初期ではくしゃみ，透明鼻汁，倦怠感など共通した症状が多く鑑別しがたいことがある．かぜの場合には数日の経過で鼻汁が粘性・膿性に変化することが多く，1～2週間で治癒する点が大きく異なる．またかぜでは鼻腔粘膜の発赤，発熱，筋肉痛がみられる．倦怠感，

表1 感染症とアレルギー性鼻炎との鑑別

		病因	発症	症状	鼻漏	鼻鏡所見	全身症状	経過	随伴症
アレルギー性鼻炎	花粉症	アレルギー	花粉開花期（春，夏，秋），発作性	くしゃみ，水様性鼻漏，鼻閉，眼や鼻のかゆみ	多量，水様性	発赤，腫脹，水様性鼻漏	寒気，頭痛	開花期中	眼，咽頭，皮膚症状
	通年性		気温の変化，朝起床時など発作性			蒼白腫脹，粘膜肥厚，水様性鼻漏		通年性	気管支喘息，アトピー性皮膚炎，眼アレルギー
急性鼻炎		かぜ，感染，急性伝染病	かぜが多い，成因による	乾燥感，くしゃみ，鼻汁，鼻閉，頭痛	多量，水様性→粘膿性，脱離上皮細胞	発赤，腫脹，浮腫	発熱，頭痛，全身倦怠感，咽頭痛	1〜2週間	鼻副鼻腔炎，咽喉頭炎，下気道炎
急性・慢性鼻副鼻腔炎		急性鼻副鼻腔炎，かぜ，感染，歯カリエス	成因による	頭痛，頬部痛，歯痛（急性），鼻閉，鼻漏，嗅覚障害	粘膿性，ときに悪臭	発赤，腫脹，中鼻道浮腫状膿汁	発熱，頭痛，全身倦怠感（急性）	1〜2週間（急性）	同上，稀に眼症状，頭蓋内合併症

（文献1より引用）

咳についてはアレルギー性鼻炎においてもみられるため，鑑別点とはなりえない．

アレルギー性鼻炎の確定診断，および原因抗原の診断については，3主徴（鼻のかゆみ・くしゃみ，鼻漏，鼻閉）を認める症例で，鼻汁好酸球検査，皮膚テスト（皮内テスト・スクラッチテスト），血清特異的IgE抗体検査，誘発テストで確認が勧められている[1]．

病型・重症度について

治療上や文献上，病型・重症度についての言葉はよく使われる．治療抵抗性の患者に対し，薬剤の効果判定を行ううえで病型や重症度をふまえたQOLの確認は有用である．

- **病型**：3主徴のうち，くしゃみ・鼻漏の強いものを鼻漏型（くしゃみ・鼻漏はよく相関するため），鼻閉が強いものを鼻閉型，両者ともに同等の場合には充全型とする．
- **重症度分類**：くしゃみ，鼻汁，鼻閉，日常生活への支障で判断するアレルギー性鼻炎重症度分類し，生活への影響を細かく評価する日本アレルギー性鼻炎標準QOL調査票（JRQLQ）がよく利用される．

ビヨンド・ザ・ガイドライン
Beyond the Guideline

総合診療医の視点

一般的なクリニックの設備での対応としては，感冒・鼻副鼻腔炎（小児の場合にはアデノイド肥大による鼻閉）など考慮しつつ診察し，周囲の感冒の流行の有無，時期や家族歴，環境などでアレルギーが疑われれば治療開始で十分ではないかと考える．鼻炎悪化のリスクの高い季節の判断や，ペット・ハウスダストへの反応なども確認したいときには血清特異的IgE検査をお勧めしたい．

> **Beyond the sea ～海外のエビデンスから**
>
> 米国の診療ガイドライン[2]では，病歴聴取と診察でアレルギー性であると考えられ，鼻閉・鼻漏・瘙痒感・くしゃみのうち1つでもみられるときに診断となっている．アレルギー性鼻炎の症状としては3主徴のほかに鼻腔粘膜の蒼白，目の充血や流涙があげられている．治療に反応しないか診断が困難なとき，治療のため原因抗原を同定する必要があるときには血清特異的IgE検査が推奨されている．
>
> またアレルギー性鼻炎に合併しやすい疾患として，喘息・アトピー性皮膚炎・睡眠時呼吸障害・結膜炎・鼻副鼻腔炎・中耳炎をあげており，既往の確認，結膜の確認，鼓膜所見の確認はルーチンで行ってもよいかと思われる．
>
> 当院でも正確な診断・治療のため鼻粘膜の蒼白・発赤，腫脹の様子や鼻汁の性状の把握，鼻中隔彎曲の程度などの確認を行っている．筆者は在宅医であるが，必要時は鼻鏡のみ使用してペンライトを口にくわえて診察している．

治療のアプローチ

治療の目標としては下記3つのいずれかの状態をめざすこととなる[1]．

① 症状はない，あるいはあってもごく軽度で，日常生活に支障のない，薬もあまり必要でない状態．
② 症状が持続的に安定していて，急性増悪があっても頻度が低く，遷延しない状態．
③ 抗原誘発反応がないか，または軽度の状態．

①を目標にするには生活指導，②を目標にするには薬物，手術療法，③を目標にするには免疫療法が選択肢になるだろう．

患者とのコミュニケーション

患者に詳細な病歴聴取を行うことで，症状・ライフスタイルに合わせた薬剤の選択が容易になるだけでなく，抗原の同定の参考にもなりうる．また眠気の副作用が多い抗ヒスタミン薬，自己中断されることが多い点鼻ステロイドや舌下免疫療法薬などを適切に使用してもらうためには，患者との関係が特に重要である．

生活指導（抗原除去と回避）

自然治癒は非常に少なく，特にスギ花粉症については年数％とされている．そのため抗原回避・除去が有用となる．室内ダニの除去（表2），スギ花粉の回避（表3），ペット抗原の回避（表4）を参考に積極的に介入したい．

薬物治療

まず治療薬の一覧を示す（表5）．

表2 室内ダニの除去

① 掃除機がけは，吸引部をゆっくり動かし，1畳あたり30秒以上の時間をかけ，週に2回以上行う．
② 布張りのソファー，カーペット，畳はできるだけやめる．
③ ベッドのマット，ふとん，枕にダニを通さないカバーをかける．
④ ふとんは週に2回以上干す．困難なときは室内干しやふとん乾燥機で，ふとんの湿気を減らす．週に1回以上，掃除機をかける．
⑤ 部屋の湿度を50％，室温を20〜25℃に保つよう努力する．
⑥ フローリングなどのホコリのたちやすい場所は，拭き掃除の後に掃除機をかける．
⑦ シーツ，ふとんカバーは週1回以上洗濯する．

（文献1より引用）

表3 スギ花粉の回避

① 花粉情報に注意する．
② 飛散の多いときの外出を控える．外出時にマスク，メガネを使う．
③ 表面がけばだった毛織物などのコートの使用は避ける．
④ 帰宅時，衣服や髪をよく払ってから入室する．洗顔，うがいをし，鼻をかむ．
⑤ 飛散の多いときは窓，戸を閉めておく．換気時の窓は小さく開け，短時間にとどめる．
⑥ 飛散の多いときのふとんや洗濯物の外干しは避ける．
⑦ 掃除を励行する．特に窓際を念入りに掃除する．

（文献1より引用）

表4 ペット（特にネコ）抗原の回避

① できれば飼育をやめる．
② 屋外で飼い，寝室に入れない．
③ ペットと，ペットの飼育環境を清潔に保つ．
④ 床のカーペットをやめ，フローリングにする．
⑤ 通気をよくし，掃除を励行する．
⑥ フローリングなどのホコリのたちやすい場所は，拭き掃除をした後に掃除機をかける．

（文献1より引用）

　日本の診療ガイドラインの特徴は，治療指針が通年性と花粉症に分かれており，さらに先ほど示した鼻漏型，充全型で内服の選択肢が少しずつ異なる．通年性の場合を表6，花粉症の場合を表7に示す．

　基本的に第二世代抗ヒスタミン薬を使用し，中等症以上で点鼻ステロイド併用が最もシンプルである．また2016年版の診療ガイドラインより第二世代抗ヒスタミン薬・血管収縮薬配合剤（ディレグラ®）の使用が追加されており，鼻閉型，充全型の場合に選択肢となる．

　花粉症の初期治療や軽症例に関しては抗LTs薬，抗PGD_2・TXA_2薬，Th2サイトカイン阻害薬も推奨となっている．これらの薬物は眠気の副作用が少なく，鼻閉への効果が強いため，仕事で運転が多い症例などは試す価値はあるだろう．

　なお，抗ヒスタミン薬の添付文書上で運転制限の記載がないものは「アレグラ®」「クラリチン®」のみである．運転や危険作業の際注意させるものには「タリオン®」「エバステル®」「アレジオン®」がある．その他の第二世代抗ヒスタミン薬は危険な作業に従事させないこととなっ

表5　アレルギー性鼻炎治療薬

① ケミカルメディエーター遊離抑制薬（マスト細胞安定薬）
　クロモグリク酸ナトリウム（インタール®），トラニラスト（リザベン®），アンレキサノクス（ソルファ®），ペミロラストカリウム（アレギサール®，ペミラストン®）

② ケミカルメディエーター受容体拮抗薬
　a) ヒスタミンH_1受容体拮抗薬（抗ヒスタミン薬）
　　第一世代：d-クロルフェニラミンマレイン酸塩（ポララミン®），クレマスチンフマル酸塩（タベジール®）など
　　第二世代：ケトチフェンフマル酸塩（ザジテン®），アゼラスチン塩酸塩（アゼプチン®），オキサトミド（セルテクト®），メキタジン（ゼスラン®，ニポラジン®），エメダスチンフマル酸塩（ダレン®，レミカット®），エピナスチン塩酸塩（アレジオン®），エバスチン（エバステル®），セチリジン塩酸塩（ジルテック®），レボカバスチン塩酸塩（リボスチン®），ベポタスチンベシル酸塩（タリオン®），フェキソフェナジン塩酸塩（アレグラ®），オロパタジン塩酸塩（アレロック®），ロラタジン（クラリチン®），レボセチリジン塩酸塩（ザイザル®），フェキソフェナジン塩酸塩/塩酸プソイドエフェドリン配合剤（ディレグラ®）

　b) ロイコトリエン受容体拮抗薬（抗ロイコトリエン薬）
　　プランルカスト水和物（オノン®），モンテルカストナトリウム（シングレア®，キプレス®）

　c) プロスタグランジンD_2・トロンボキサンA_2受容体拮抗薬（抗プロスタグランジンD_2・トロンボキサンA_2薬）
　　ラマトロバン（バイナス®）

③ Th2サイトカイン阻害薬
　スプラタストトシル酸塩（アイピーディ®）

④ ステロイド薬
　a) 鼻噴霧用：ベクロメタゾンプロピオン酸エステル（リノコート®），フルチカゾンプロピオン酸エステル（フルナーゼ®），モメタゾンフランカルボン酸エステル水和物（ナゾネックス®），フルチカゾンフランカルボン酸エステル（アラミスト®），デキサメタゾンシペシル酸エステル（エリザス®）
　b) 経口用：ベタメタゾン/d-クロルフェニラミンマレイン酸塩配合剤（セレスタミン®）

⑤ その他
　非特異的変調療法薬，生物製剤，漢方薬

（2015年10月現在，文献1より引用）

ているため，投薬の際には十分注意が必要である．また運転や危険な作業について記載のない薬物であっても，1％未満で眠気の副作用はあり，投薬後十分注意が必要である．

ビヨンド・ザ・ガイドライン
Beyond the Guideline

総合診療医の視点

● 抗LTs薬の使用について

　抗LTs薬（抗ロイコトリエン薬）についてはQOLを障害しやすい鼻閉の原因に直接効果があること，鼻汁の抑制効果も認めること，眠気がほとんどないことなどから特に小児の通年性アレルギー性鼻炎などでは有用性は高いと思われる．ただし米国の診療ガイドラインではコストの割に有用ではないとの評価[2]であることは加えておく．

● 治療開始薬剤と，薬剤選択について

　花粉症に対する内服の開始時期については，3年間全国多施設共同研究にて第二世代抗ヒスタミン薬，抗LTs薬は花粉飛散開始時に内服開始と飛散1カ月前から内服開始で

表6 通年性アレルギー性鼻炎の治療

重症度	軽症	中等症		重症	
病型		くしゃみ・鼻漏型	鼻閉型または鼻閉を主とする充全型	くしゃみ・鼻漏型	鼻閉型または鼻閉を主とする充全型
治療	① 第二世代抗ヒスタミン薬 ② 遊離抑制薬 ③ Th2サイトカイン阻害薬 ④ 鼻噴霧用ステロイド薬 ①，②，③，④のいずれか1つ	① 第二世代抗ヒスタミン薬 ② 遊離抑制薬 ③ 鼻噴霧用ステロイド薬 ①，②，③のいずれか1つ 必要に応じて①または②に③を併用する	① 抗LTs薬 ② 抗PGD₂・TXA₂薬 ③ Th2サイトカイン阻害薬 ④ 第二世代抗ヒスタミン薬・血管収縮薬配合剤 ⑤ 鼻噴霧用ステロイド薬 ①，②，③，④，⑤のいずれか1つ 必要に応じて①，②，③に⑤を併用する	鼻噴霧用ステロイド薬 ＋ 第二世代抗ヒスタミン薬	鼻噴霧用ステロイド薬 ＋ 抗LTs薬または抗PGD₂・TXA₂薬 もしくは 第二世代抗ヒスタミン薬・血管収縮薬配合剤 必要に応じて点鼻用血管収縮薬を治療開始時の1～2週間に限って用いる
				鼻閉型で鼻腔形態異常を伴う症例では手術	
	アレルゲン免疫療法				
	抗原除去・回避				

症状が改善してもすぐには投与を中止せず，数カ月の安定を確かめて，ステップダウンしていく．
遊離抑制薬：ケミカルメディエーター遊離抑制薬，抗LTs薬：抗ロイコトリエン薬，抗PGD₂・TXA₂薬：抗プロスタグランジンD₂・トロンボキサンA₂薬
（文献1より引用）

効果に差がなく[1]，花粉飛散予測日か症状出現時に内服開始が推奨される．一方，抗PGD$_2$・TXA$_2$薬，Th2サイトカイン阻害薬は早い効果発現が認められず飛散開始予測日の1週間前に内服開始が推奨である．

開始薬剤については今までの最も症状の強い時期における症状と重症度をもとに選択する（表1参照）．

中止時期については飛散のピークなどを参考にしつつ表7を参考に治療をステップダウンしていく．具体的な方法としては，最重症でステロイド内服や点鼻用血管収縮薬を使用している場合には1～2週間を目処にそれを中止．その後は症状・飛散のピークを確認しながら，内服の抗ヒスタミン薬か鼻噴霧用ステロイドの単剤に減薬が妥当と考える．中止の時期については，ほとんどの場合患者が来院しなくなることが多い．症状改善後も通院される場合には，花粉症症状に不安が強い場合が多いため，筆者は頓用でも効果の期待できる抗ヒスタミン薬の有症状時の内服のみとし，その後中止としている．

免疫療法については，飛散の有無にかかわらず2年以上の治療の継続が必要なためこの限りではない．

また飛散開始初期からの噴霧ステロイド使用が症状のピークを抑えるとの報告もあり，強い症状が予想される症例には初期から噴霧ステロイド，第二世代抗ヒスタミン薬の併用でよいと考える．

表7 花粉症の治療

重症度病型	初期療法	軽症	中等症		重症・最重症	
			くしゃみ・鼻漏型	鼻閉型または鼻閉を主とする充全型	くしゃみ・鼻漏型	鼻閉型または鼻閉を主とする充全型
治療	① 第二世代抗ヒスタミン薬 ② 遊離抑制薬 ③ 抗LTs薬 ④ 抗PGD$_2$・TXA$_2$薬 ⑤ Th2サイトカイン阻害薬 ⑥ 鼻噴霧用ステロイド薬 くしゃみ・鼻漏型には①，②，⑥．鼻閉型または鼻閉を主とする充全型には③，④，⑤，⑥のいずれか1つ	① 第二世代抗ヒスタミン薬 ② 遊離抑制薬 ③ 抗LTs薬 ④ 抗PGD$_2$・TXA$_2$薬 ⑤ Th2サイトカイン阻害薬 ⑥ 鼻噴霧用ステロイド薬 ①〜⑥のいずれか1つ．①〜⑤で治療を開始したときは必要に応じて⑥を追加	第二世代抗ヒスタミン薬 ＋ 鼻噴霧用ステロイド薬	抗LTs薬または抗PGD$_2$・TXA$_2$薬 ＋ 鼻噴霧用ステロイド薬 ＋ 第二世代抗ヒスタミン薬 もしくは 第二世代抗ヒスタミン薬・血管収縮薬配合剤 ＋ 鼻噴霧用ステロイド薬	鼻噴霧用ステロイド薬 ＋ 第二世代抗ヒスタミン薬	鼻噴霧用ステロイド薬 ＋ 抗LTs薬または抗PGD$_2$・TXA$_2$薬 ＋ 第二世代抗ヒスタミン薬 もしくは 鼻噴霧用ステロイド薬 ＋ 第二世代抗ヒスタミン薬・血管収縮薬配合剤 必要に応じて点鼻用血管収縮薬を1〜2週間に限って用いる 鼻閉が特に強い症例では経口ステロイド薬を4〜7日間処方する
		点眼用抗ヒスタミン薬または遊離抑制薬		点眼用抗ヒスタミン薬，遊離抑制薬またはステロイド薬		
				鼻閉型で鼻腔形態異常を伴う症例では手術		
	アレルゲン免疫療法					
	抗原除去・回避					

初期療法は本格的花粉飛散期の導入のためなので，よほど花粉飛散の少ない年以外は重症度に応じて季節中の治療に早めに切り替える．
遊離抑制薬：ケミカルメディエーター遊離抑制薬，抗LTs薬：抗ロイコトリエン薬，抗PGD$_2$・TXA$_2$薬：抗プロスタグランジンD$_2$・トロンボキサンA$_2$薬
（文献1より引用）
筆者注：重症例の場合，1〜2週間に限っての点鼻用血管収縮薬や1週間以内のステロイド内服（プレドニン® 20〜30 mg）の使用の記載がある．点鼻用血管収縮薬の使用については鼻噴霧用ステロイド使用10〜30分前に使用する．経口ステロイドの場合も鼻噴霧用ステロイド併用が鼻閉に関しての効果が高く推奨される．

> **Beyond the sea 〜海外のエビデンスから**
>
> 米国の診療ガイドラインではQOL低下がみられる症例（鼻閉はQOL低下に相関が高いため，鼻閉が強い症例と同意と考える）には点鼻ステロイドを強く推奨，くしゃみや瘙痒感が主訴の症例には第二世代抗ヒスタミン薬を強く推奨となっている[2]．

アレルゲン免疫療法

皮下免疫療法（subcutaneous immunotherapy：SCIT）と舌下免疫療法（sublingual immunotherapy：SLIT）の方法がある．2014年にスギ花粉，2015年にダニに対してのSLITが保険適用となり，今後も発展が期待される．また長期寛解を得られる可能性のある唯一の治療法でもある．特に安全性が高く，皮下注射の手技を必要としないSLITは今後重要な治療法となっていくものと思われる．今のところの制限としては，

① 使用医師は教育講習の受講が必要
② 治療効果発現は8割前後（施行前の治療効果予測は今のところ困難）
③ 最低2年間は継続が必要
④ 12歳以上のスギ花粉症とダニ通年性アレルギー性鼻炎のみ（海外では65歳で治療を制限していることが多い）
⑤ アナフィラキシーの可能性（本邦の投薬量では重篤な副作用の報告なし）

などがある．よい適応としては，数年以上先に受験を迎える学生や，将来の妊娠の際内服を避けたい女性など，将来的に内服を避けたい症例であろう．

手術療法

手術療法には以下のものがある．

① 鼻粘膜の縮小や変調を目的としたもの：レーザー手術法，電気凝固法など
② 鼻閉の改善を目的としたもの：下鼻甲介骨切除術，鼻中隔矯正術など
③ 鼻漏の改善を目的としたもの：後鼻神経切断術など

くしゃみ，鼻漏は比較的薬物療法に反応するが，肥厚した粘膜には効果が少ないため，手術の中心的な目的は鼻閉の改善である．毎年鼻閉が強く薬物療法の効果が不十分な症例には適応になる可能性があり，専門医受診が勧められる．

紹介のタイミング

紹介先 耳鼻咽喉科

専門医（耳鼻咽喉科）受診のタイミングとしては，
① 治療抵抗性，または徐々に薬剤の効果が薄くなってきた場合
② 手術療法を考慮する場合（特に鼻閉が重篤な場合）
③ アレルゲン免疫療法を希望される場合
④ 原因の抗原をしっかり検査したい場合（皮膚テスト，誘発テスト）
があげられる．またアスピリン喘息合併の場合の鼻茸や鼻中隔彎曲の場合など腫瘍性病変や解剖学的問題によって鼻閉が起こっている可能性もあり，鼻腔内の評価を目的に紹介してもよいだろう．

文献

1) 「鼻アレルギー診療ガイドライン2016年版」（鼻アレルギー診療ガイドライン作成委員会），ライフサイエンス，2016
  ▶ [有料] 日本版診療ガイドライン．2016年版になり舌下免疫療，小児や妊娠・授乳婦への治療，治療薬の注意すべき副作用と禁忌・薬剤相互作用の一覧などが追加されている．

2) Seidmun DM, et al：AAO-HNSF：Clinical practice guideline：Allergic rhinitis. Otolaryngol Head Neck Surg,152：S1-S43, 2015
  ▶ [無料] 米国耳鼻咽喉科頭頸部外科学会（AAO-HNSF）が2015年2月に公表した診療ガイドライン．日本版との大まかな違いについては本稿にて記載しているが，治療内容がシンプルなためより活用しやすいかと思われる．

3) Bousquet J, et al：Allergic Rhinitis and its Impact on Asthma（ARIA）2008 update. Allergy, 63（suppl）：8-160, 2008
  ▶ [無料] アレルギー性鼻炎とその気管支喘息への影響というコンセンサスレポート．アレルギー性鼻炎は気管支喘息の重要な危険因子であることから，上気道・下気道疾患に対して共同の治療戦略を勧める必要性が強調されている．日本語版も作成されている．

アレルギー疾患

28 アトピー性皮膚炎

岩本修一，横林ひとみ

> **要チェック** ステロイド外用薬は漫然と使わず，適時減らすのが大事！

該当診療ガイドライン

わが国には，
① 日本皮膚科学会「**アトピー性皮膚炎ガイドライン2016年版**」[1]
② 日本アレルギー学会「**アトピー性皮膚炎診療ガイドライン2015**」[2]

の2つがある．①は皮膚科診療を専門とする医師を対象として2000年に日本ではじめて作成され，2008年からアトピー性皮膚炎の診断基準，重症度分類，治療ガイドラインを統合した現在の形になっている．日本皮膚科学会ホームページ上に無料でPDFが公開されている．②は①を骨格としてつくられており，アレルギー疾患の診断にかかわる皮膚科以外の医師への解説的な役割を果たしている．2006年以降，3年ごとに改定されている．書籍版が購入可能である．どちらの診療ガイドラインもMinds未収載である．
海外の診療ガイドラインとしては，**米国皮膚科学会（American Academy of Dermatology：AAD）**[3] や **欧州皮膚科性病学会（European Academy of Dermatology and Venereology：EADV）**[4] のものが参考になる．
本稿では①②を中心に概説する．

診療ガイドラインのPoint

- アトピー性皮膚炎は病歴聴取と皮疹所見から適切に診断する．
- アトピー性皮膚炎と診断したら，重症度評価を行う．
- アトピー性皮膚炎の治療の3本柱は，悪化因子対策，スキンケア，薬物療法である．

アトピー性皮膚炎（atopic dermatitis：AD）は発症する頻度が高く，患者のQOLを低下させると同時に，治療にあたっては患者への十分な説明やアドヒアランスを考慮すべき疾患として，近年，世界的に診療ガイドラインが整備されている．

近年，AD患者は日本を含む先進国で増加傾向にある．世界の有症率は7.4％であり[5]，日本

表1 皮疹の名称

紅斑	真皮血管の拡張・充血による赤い斑．圧迫により消退する
丘疹	限局的に隆起したもののうち，直径1 cm未満のもの
結節	丘疹と同様，限局的に隆起したもののうち，直径1〜2 cm程度のもの
局面	幅広く，ほぼ扁平に隆起する面積の広い（直径2〜3 cm以上）皮膚病変
びらん	基底膜を超えない表皮欠損．瘢痕を残すことなく治癒する
苔癬化	慢性の経過で皮膚が肥厚して硬くなった結果として，皮膚の溝など構成がはっきり見える状態
湿疹	「湿疹三角」（図1）と呼ばれる多彩な皮疹が経過により生じたもの．急性湿疹と慢性湿疹がある

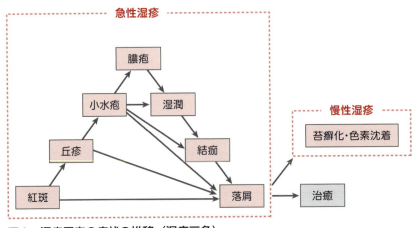

図1 湿疹反応の症状の推移（湿疹三角）
（文献9より引用）

の有症率は，乳児で6〜32％，幼児で5〜27％，学童で5〜15％，大学生で5〜9％と報告されている[6]．加齢とともに有症率は減少傾向であるが，AD患者の9.64％が46歳以上であると報告されている[7]．したがって，**ADは皮膚科医やアレルギー専門医だけでなく，総合診療医にも診療機会が多い慢性皮膚疾患である**．

なお，ADの診断の前に，まず**皮疹の名称として，紅斑，丘疹，結節，局面，びらん，苔癬化，湿疹の最低7つは確認しておきたい**[8) 9)]（表1）．皮膚科の教科書などでそれぞれの写真も見ておく方がよい．

診断のアプローチ

皮疹の確認

ADでみられる皮疹は湿疹である．湿疹は，「**バラエティに富んだ皮疹**」であることが特徴であるが，**ADは湿疹のうち，① 瘙痒（かゆみ），② 特徴的皮疹と分布，③ 慢性・反復性経過の3つを満たすものである**[1]．日本皮膚科学会の診断基準を表2に示す．なお，日本アレルギー学会も同じ診断基準を採用している．

表2 アトピー性皮膚炎の診断基準

1. 瘙痒

2. 特徴的皮疹と分布

① 皮疹は湿疹病変
　・急性病変：紅斑，湿潤性紅斑，丘疹，漿液性丘疹，鱗屑，痂皮
　・慢性病変：浸潤性紅斑・苔癬化病変，痒疹，鱗屑，痂皮
② 分布
　・左右対側性
　・好発部位：前額，眼囲，口囲・口唇，耳介周囲，頸部，四肢関節部，体幹
　・参考となる年齢による特徴
　　乳児期：頭，顔にはじまりしばしば体幹，四肢に下降
　　幼小児期：頸部，四肢関節部の病変
　　思春期・成人期：上半身（頭，頸，胸，背）に皮疹が強い傾向

3. 慢性・反復性経過（しばしば新旧の皮疹が混在する）

乳児では2カ月以上，そのほかでは6カ月以上を慢性とする

上記1，2，および3の項目を満たすものを，症状の軽重を問わずアトピー性皮膚炎と診断する．そのほかは急性あるいは慢性の湿疹とし，年齢や経過を参考にして診断する

除外すべき診断（合併することはある）

接触皮膚炎，脂漏性皮膚炎，単純性痒疹，疥癬，汗疹，魚鱗癬，皮脂欠乏性湿疹，手湿疹（アトピー性皮膚炎以外の手湿疹を除外するため），皮膚リンパ腫，乾癬，免疫不全による疾患，膠原病（SLE，皮膚筋炎）ネザートン症候群

診断の参考項目

・家族歴（気管支喘息，アレルギー性鼻炎・結膜炎，アトピー性皮膚炎）
・合併症（気管支喘息，アレルギー性鼻炎・結膜炎）
・毛孔一致性の丘疹による鳥肌様皮膚
・血清IgE値の上昇

臨床型（幼小児期以降）

四肢屈側型，四肢伸側型，小児乾燥型，頭・頸・上胸・背型，痒疹型，全身型，これらが混在する症例も多い

重要な合併症

眼症状（白内障，網膜剥離など）：特に顔面の重症例
カポジ水痘様発疹症，伝染性軟属腫，伝染性膿痂疹

（文献1，表1から診断基準について引用）

　このようにADは「かゆい慢性湿疹」である．ただし，**その鑑別として皮疹所見，つまり，皮疹の形態的特徴と分布をみることが重要である**．鑑別疾患を除外するために，以下のようなことを確認すべきである[8]．

- 左右対称か左右非対称か？（ADは左右対称）
- 皮疹部位に物理的刺激はないか？（鑑別疾患：接触皮膚炎）
- 皮疹とその分布は，頭皮やTゾーンなどの脂漏部位に鱗屑を伴う紅斑ではないか？（鑑別疾患：脂漏性皮膚炎）
- 皮疹とその分布は，指間や体幹の柔らかい部位に強いかゆみを伴う丘疹・結節ではないか？（鑑別疾患：疥癬）
- 手洗いを頻回にしていないか？ 手洗いを頻回にする職業ではないか？（鑑別疾患：手湿疹）

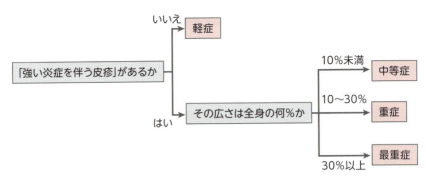

図2　アトピー性皮膚炎の重症度評価
（文献2を参考に作成）

- 乾癬の特徴的皮疹（厚い銀白色の鱗屑を伴う角化性紅斑，丘疹）ではないか？
- 免疫不全は考えなくてよいか？
- 膠原病は考えなくてよいか？

アトピー素因の評価と血清学的検査

　AD患者の多くはアトピー素因をもつ[1]．日本の診断基準の必須項目には含まれていないものの，アトピー素因の有無は診断の参考となる．具体的には，家族歴，既往歴，毛孔一致性の丘疹による鳥肌様皮膚，血清IgE高値である．**アレルギー性疾患（気管支喘息，アレルギー性鼻炎，アレルギー性結膜炎）の家族歴・既往歴と，ADの家族歴は病歴聴取で確認しておくべきである．**鳥肌様皮膚は，ADになりやすい皮膚の特徴である．診断に迷う場合，例えば，病歴聴取上アトピー素因がなく，成人発症のADが疑われる場合は，血清IgE値の測定を考慮する．

　多くの場合，皮疹所見と病歴聴取からADと診断される．病歴聴取から疑われる抗原があり，悪化因子としての関与が疑われれば，特異的IgE抗体価を測定してもよい．また，血清TARC（thymus and activation-regulated chemokine）はADの短期的病勢を反映する[10]．ただし，診断に難渋する例では皮膚科への紹介が望ましいため，プライマリ・ケア領域ではこれらのバイオマーカーの有用性は低く，補助的な位置づけである．

重症度の評価

　ADと診断したら，重症度評価が治療の方針や皮膚科への紹介を考えるうえで重要である．重症度評価にはいくつかの基準が提唱されているが，日本アレルギー学会の診療ガイドラインのものが簡潔でわかりやすく，本稿でもこれを用いる．**重症度評価のポイントは，「強い炎症を伴う皮疹」の有無と広さであり，図2のように4段階の重症度に分類される．**「強い炎症を伴う皮疹」は「紅斑，丘疹，びらん，浸潤，苔癬化などを伴う病変」と定義されており[2]，その評価には病変の詳細な視診と触診が重要である．広さの測定には，熱傷の重症度評価で使う手掌1枚分を体表面積の1％とする手掌法が有用である．重症度評価においても，プライマリ・ケア領域ではバイオマーカーは補助的である．

その他，確認・評価すること

　診断の際には，ADの合併症も確認しておくべきである．重要な合併症は，眼症状と皮膚感染症である．眼症状には白内障，網膜剥離などがあげられ，特に顔面の重症例では確認すべきである．皮膚感染症としてはカポジ水痘様発疹症，伝染性軟属腫（水いぼ），伝染性膿痂疹（とびひ）があげられる．

　ADにおける「かゆみ」は単なる随伴症状ではなく，病気そのものと捉えるべきである．かゆみによって起こる掻破行動は，皮膚の炎症を悪化させ，皮膚のバリア機能を破壊する．かゆみ自体やかゆみに伴う睡眠障害が患者のQOLを下げ，治療を阻害する最大の要因でもある[2]．臨床的には，皮疹所見とともにVAS（visual analogue scale）などを用いて，かゆみを経時的に評価することが重要である．

ビヨンド・ザ・ガイドライン　Beyond the Guideline

総合診療医の視点

　AD診療における総合診療医の強みは，専門医よりも早い段階で患者と接することができ，早期介入につなげられることである．例えばかぜや感染性腸炎などで総合診療医を受診した際に軽症のADに気づけば，重症化する前に適切な薬物治療につなげることができる．また，総合診療医のツールの1つである家族図の作成は，ADを疑う前から家族歴を得るタイミングとなる．さらに，ADの有無にかかわらず，スキンケアを啓発することもできる．特に子どもがいる人，これから子どもができる人には，乳幼児期のスキンケアについて知る機会をつくることでADのリスクが高い児への早期介入になりうる．

Beyond the sea ～海外のエビデンスから

　診断・重症度評価におけるバイオマーカーの推奨について，日本と米国の診療ガイドラインの間に差異がある．日本の診療ガイドライン[1]では，血清IgE値やTARCなどのバイオマーカーを「診断や重症度の参考になる指標」としている一方，AAD診療ガイドライン[3]では，「診断や重症度評価の際に信頼できる特異的なバイオマーカーはない」としている．血清総IgE値についての説明でも，日本では「AD患者の80％で高値を示し，診断の参考となる」とあるが，AADでは「一般集団の55％で血清総IgE値の高値が認められる」ことが強調されている．

治療のアプローチ

　AD診療における治療のゴールは，患者を次のような状態に到達させることと診療ガイドライン[1,2]に示されている．

- 症状はない，あるいはあっても軽微であり，日常生活に支障がなく，薬物療法もあまり必要

としない状態
- 上記のレベルに到達するのが困難な場合は，症状が軽微ないし軽度で，日常生活に支障をきたすような急な悪化が起こらない状態の維持

治療の3本柱は，① 悪化因子の検索と対策，② 異常な皮膚機能の補正（スキンケア），③ 薬物療法である．

悪化因子の検索と対策

悪化因子として食物，発汗，物理的刺激，特定の時期や場所，細菌・真菌，接触抗原，睡眠不足，精神的ストレスなどがあげられる．抗原の種類や曝露形態は多岐にわたるため，単一の検査でADの原因アレルゲンを特定するのは難しい．このとき筆者が重要と考えるのは，**原因アレルゲンと考えられるものへの曝露と皮疹の経過が一致しているかどうかを病歴聴取で確認することである**．病歴聴取で疑わしい抗原が存在し，負荷試験やその他の専門的な検査を行う必要があれば，皮膚科に紹介するべきである．睡眠不足や精神的ストレスなどの心身医学的な悪化因子は病歴聴取から判断できるため，必要ならその場で介入してもいいだろう．

異常な皮膚機能の補正（スキンケア）

ADによって，バリア機能の低下，かゆみ閾値の低下，易感染性などの皮膚機能異常を生じる．皮膚機能の異常を補正するためのスキンケアがADを改善させることが複数の研究で示されており[11]，重要な治療戦略の1つである．**具体的には，入浴・シャワー浴で皮膚を清潔に保つこと，保湿剤の外用（特に入浴後），掃除，洗濯，こまめな爪切りなどである**．

薬物療法

1 急性期の薬物療法

急性期の炎症コントロールに対しては，ステロイド外用薬とタクロリムス軟膏の組合わせを工夫することが基本である．ステロイド外用薬はその強さによりweak, medium, strong, very strong, strongestの5段階に分類される．皮膚症状の程度と部位に応じて，適切なランクのステロイド外用薬を使用する．小児では，成人より1ランク低いものを使用する．また，顔面には原則としてmedium以下のステロイド外用薬（またはタクロリムス軟膏）を使用する．経験的には，急性期には治療開始後1～2週間を目安として重症度の再評価を行い，ステップダウンまたはステップアップを行う．筆者の自験例で，10歳代の女児が近医から処方されたクロベタゾールプロピオン酸エステル軟膏（デルモベート®軟膏：strongestのステロイド外用薬）を顔面に使用し続け，ステロイド酒さとなって受診したケースがある．**ステロイド外用薬は適切なランクを選択し，処方後は漫然と使わず，適時，ランクや投与回数を下げることが重要であることは診療ガイドライン**[1)2)]**にも示されている**．

タクロリムス軟膏（プロトピック®）は，顔面，頸部の病変によい適応である[2)]．ステロイドとは異なる作用機序で炎症を抑制するため，ステロイドが使いにくい患者（ステロイドへの忌避がある患者や，皮膚萎縮などの副作用が出ている場合）には有用である．

タクロリムス軟膏はかつてマウスを使用した実験で皮膚悪性リンパ腫の発生が報告されたため，慎重な使用が望まれる薬剤であると言われてきた．しかし，最近の研究でタクロリムスの外用を行っても皮膚悪性リンパ腫の自然発生率を超えるものではなかった[12)]というシステマ

ティック・レビューが発表されており，添付文書に従った正しい使用方法・使用量を遵守すれば安全に使用できる薬である．使用開始時の刺激感，灼熱感を事前に患者に説明し，びらん部や粘膜部には使用せず，適切に使うことが望まれる．また，1日に使用できる量について，成人では1回5ｇ以下，1日10ｇまで，小児は小児用の0.03％プロトピック®軟膏を1回につき2～5歳は1ｇ，6～12歳は2～4ｇ，13歳以上は5ｇが上限となっている．

　抗ヒスタミン薬や抗アレルギー薬の内服は，外用療法に併用することでかゆみを抑制する[13]．

　最重症例ではステロイド内服薬やシクロスポリン製剤（ネオーラル®）の短期間の使用が考慮されるが，そのような症例は皮膚科への紹介を検討し，これらの薬剤は皮膚科医の管理下での使用を行った方がよい[2]．

処方例　中等症AD急性期の薬物療法の例：

- ベタメタゾン吉草酸エステル（リンデロン®-V）軟膏 20ｇ：1回1 FTU，1日2回，手足・体幹のかゆいところに外用

および

- ヘパリン類似物質（ヒルドイド®ソフト）50ｇ：1日2回外用，乾燥したところ（乾燥肌部位・皮疹好発部位を中心）に適量塗布

2週間後に症状の改善があればリンデロン®-V軟膏は1日1回外用にする．2週間ごとに評価と漸減を行い，1日1回～隔日外用，週3回，週2回とステロイド外用回数を減らしていき，再燃がなければステロイドを中止する．

※1 FTU：人差し指の先端から第一関節まで軟膏のチューブを押し出した量を1 FTU＝1 finger tip unitと言い，チューブの口径にもよるが大体0.2～0.5ｇにあたり，成人の手のひら1～2枚分の範囲に塗布することができる．

2 寛解維持期の薬物療法

　紅斑や丘疹のない，乾燥肌のみの軽微な皮疹に対してはステロイド外用薬を使用せず，保湿剤やスキンケア用品で対応する．1日2回の保湿剤外用はADの炎症再燃を抑制することが示されており[11]，**寛解維持期の保湿剤の継続使用が勧められる**．ただし，皮疹がすぐ再燃する場合や，乾燥肌と思っている皮疹がスキンケアのみで改善しない場合には，炎症を伴っている可能性があるので皮疹の再評価を行い，必要に応じてステロイド外用薬を再開することが重要である．

　最近では，保湿剤外用と組合わせて，週2～3回間欠的にステロイド外用薬やタクロリムス軟膏を使用する「プロアクティブ療法」[1)2)]が注目されている．

　寛解維持期のプロアクティブ療法は炎症の再燃を抑制できるだけでなく，医療経済的にも効果的であることが示されている[14)15)]．この場合，通常，顔面にはmediumのステロイド外用薬やプロトピック®軟膏，四肢・体幹にはstrongやvery strongのステロイド外用薬を使うことが多い．まず寛解導入期に，毎日ステロイド外用を行い，完全に皮疹を沈静化できた状態から，外用回数を毎日から隔日，週2日と減らしていく．

処方例　プロアクティブ療法の例：

- ベタメタゾン酪酸エステルプロピオン酸エステル（アンテベート®）軟膏：

> **1回10〜15g隔日外用，以前に皮疹が出たところ**
> ステロイド外用薬は，再燃がなければ，2〜4週おきを目安に週2回に漸減していく

ビヨンド・ザ・ガイドライン
Beyond the Guideline

総合診療医の視点

総合診療医は，AD診療において重要な役割を果たしうる．理由の第一は，通いやすいからである．ADは慢性疾患であり，患者にとっても長い付き合いになる．特に自宅や職場に近い診療所の総合診療医は通いやすく，それは通院・服薬アドヒアランスに直結する．また，ADを生物，心理，社会的な要因を含むシステムの異常として捉え，生物学的アプローチとともに，**必要に応じて環境・心身医学的要因にも取り組む必要がある**[16]．さらに，ADの治療対象は，かゆみや美容などのQOL低下も含まれる．そして悪化因子は患者のライフスタイルに密接に関係していることが多い．これらへの介入は，患者を実際の生活のなかで支援し，QOLを向上させようとする総合診療医の得意とするところである．

紹介のタイミング

紹介先 ▶ 皮膚科

下記のような状況・症例では皮膚科への紹介を考える．
- ADの診断に自信がもてないとき，特に皮膚感染症との鑑別に迷ったとき
- 悪化因子の検討で詳細な検査が必要になったとき
- 合併症を併発した症例
- 重症・最重症の症例
- 中等症のAD症例のうち，治療を1カ月間行っても改善がみられない場合
- 治療で一時的に改善してもすぐに再燃をくり返す場合

文献

1) 日本皮膚科学会アトピー性皮膚炎診療ガイドライン作成委員会：アトピー性皮膚炎ガイドライン2016年版．日皮会誌，126：121-55, 2016
 https://www.dermatol.or.jp/uploads/uploads/files/guideline/atopicdermatitis_guideline.pdf
 ▶ 無料 日本皮膚科学会の診療ガイドライン．2016年に改訂され，2009年版の大枠を踏襲しつつ，エビデンスをアップデートさせ，より簡潔になった．
2)「アトピー性皮膚炎診療ガイドライン2015」(片山一朗/監，日本アレルギー学会 アトピー性皮膚炎ガイドライン専門部会/作成)，協和企画，2015
 ▶ 有料 日本アレルギー学会の診療ガイドライン．3年ごとに改訂されている．書籍として購入可能．
3) Eichenfield LF, et al：Guideline of care for the management of atopic dermatitis: section 1. Diagnosis and assessment of atopic dermatitis. J Am Acad Dermatol, 70：338-51, 2014
 ▶ 無料 AADの診療ガイドライン．4つのセクションに分かれている．

4）Ring J, et al：Guideline for treatment of atopic eczema (atopic dermatitis) Part Ⅱ. J Eur Acad Dermatol Venereol, 26：1176-93, 2012
　▶ 無料 EADV の診療ガイドライン．

5）Williams H, et al：Is eczema really on the increase worldwide? J Allergy Clin Immunol, 121：947-54；e15, 2008
　▶ 無料 世界の湿疹の有病率の調査結果について 2008 年に発表された論文．ISAAC（International Study of Asthma and Allergies in Childhood：喘息とアレルギー疾患の国際共同疫学調査）の研究グループによる．

6）木村有子：青森県立中央病院皮膚科新患患者における最近 27 年間のアトピー性皮膚炎の統計調査．青森中病医誌，39：123-9, 1994
　▶ 有料 日本の AD 患者の疫学調査のなかでも長期間追跡したものの 1 つ．

7）古江増隆，他：本邦における皮膚科受診患者の多施設横断四季別全国調査．日皮会誌，119：1795-809, 2009
　▶ 無料 （日本皮膚科学会会員限定）．皮膚科受診患者の全国的な横断調査の報告書．日本の皮膚科疫学調査としては最大規模の統計である．

8）「宮地教授直伝 発疹のみかた 〜発疹が読めると皮膚科が面白い〜」（宮地良樹／著），メディカルレビュー社，2013
　▶ 有料 発疹の診かたがわかりやすくまとまっている．総合診療医が皮膚疾患を学ぶならまずこの 1 冊．

9）「あたらしい皮膚科学 第 2 版」（清水 宏／著），中山書店，2011
　▶ 有料 （一部 無料 ） 北海道大学皮膚科教授が執筆した臨床皮膚科学の代表的な教科書．簡潔な記述と多数の臨床・病理写真で初版より多くの医師に愛読されている．記述については，以下のリンクより無料でダウンロード可能（http://www.derm-hokudai.jp/textbook/）．写真は書籍でのみ閲覧できる．

10）玉置邦彦，他：アトピー性皮膚炎の病勢指標としての血清 TARC/CCL17 値についての臨床的検討．日皮会誌，116：27-39, 2006
　▶ 無料 （日本皮膚科学会会員限定）．血清 TARC が AD の短期的病勢を反映することを示した論文．

11）川島 眞，他：アトピー性皮膚炎の寛解維持における保湿剤の有用性の検討．日皮会誌，117：1139, 2007
　▶ 無料 （日本皮膚科学会会員限定）．AD の寛解維持期に保湿剤の継続使用が炎症再燃を抑制するか調べた RCT．

12）Legendre L, et al：Risk of lymphoma in patients with atopic dermatitis and the role of topical treatment: A systematic review and meta-analysis. J Am Acad Dermatol, 72：992-1002, 2015
　▶ 有料 AD 患者のタクロリムス軟膏外用療法とリンパ腫リスクとの関連性を評価したシステマティック・レビューとメタアナリシス．

13）岩本修一，他：アレグラとアレロックとクラリチンとジルテックとポララミンの比較．「薬のデギュスタシオン」（岩田健太郎／編），pp44-52, 金芳堂，2015
　▶ 有料 同種薬同士で臨床的にどう異なるかを論じている．抗ヒスタミン薬のほかにも，抗インフルエンザ薬や鎮咳薬の比較など，幅広い分野の薬を比較している．

14）Berth-Jones J, et al：Twice weekly fluticasone propionate added to emollient maintenance treatment to reduce risk of relapse in atopic dermatitis: randomised, double blind, parallel group study. BMJ, 326：1367, 2003
　▶ 無料 AD の寛解維持期に保湿剤に加えて，週 2 回のステロイド外用療法が再発を抑制するか調べた RCT．

15）Healy E, et al：Cost-effectiveness of tacrolimus ointment in adults and children with moderate and severe atopic dermatitis: twice-weekly maintenance treatment vs. standard twice-daily reactive treatment of exacerbations from a third party payer（U.K. National Health Service）perspective, Br J Dermatol, 164；387-95, 2011
　▶ 有料 タクロリムス軟膏を用いたプロアクティブ療法の費用対効果を調べた論文．

16）「新・総合診療医学―家庭医療学編 第 2 版」（藤沼康樹／編），カイ書林，2015
　▶ 有料 医学生から初期研修医向けの家庭医療の入門書．

アレルギー疾患

29 蕁麻疹

瀬尾卓司，横林ひとみ

> **要チェック**　「全身がかゆいんです → 蕁麻疹で抗ヒスタミン薬処方」の前に詳細な問診を．

該当診療ガイドライン

蕁麻疹診療ガイドラインは2005年に日本皮膚科学会から蕁麻疹・血管浮腫の治療ガイドラインが発表され2011年に

- 蕁麻疹診療ガイドライン[1]

として改定されている（Minds収載済）．オンライン上でも無料でPDFをダウンロードできる．チャート式に蕁麻疹の治療，フォローのされ方が載っている．
海外では

- Guidelines for evaluation and management of urticaria in adults and children（英国 2007）[2]
- The EAACI/GA^{2}LEN/EDF/WAO Guideline for the definition, classification, diagnosis, and management of urticaria : the 2013 revision and update（2013）[3]
- The diagnosis and management of acute and chronic urticaria : 2014 update（米国 2014）[4]

がオンラインで無料ダウンロードできる．
本稿では日本皮膚科学会から出されている診療ガイドラインを参照していく．

診療ガイドラインのPoint

- 蕁麻疹の原因は過敏性の亢進（内因性）＋誘因（外因性）と複雑なことが多い．
- これらを意識しながら病歴に耳を傾ける．いきなり検査には走らない．
- 蕁麻疹の4つの病型を知る（本稿では主に特発性蕁麻疹について述べていく）．
- ステロイドの立ち位置を確認する．

表1 蕁麻疹の主たる病型

Ⅰ．特発性の蕁麻疹
1. 急性蕁麻疹
2. 慢性蕁麻疹

Ⅱ．刺激誘発型の蕁麻疹（特定刺激ないし負荷により皮疹を誘発することができる蕁麻疹）
3. アレルギー性の蕁麻疹
4. 食物依存性運動誘発アナフィラキシー
5. 非アレルギー性の蕁麻疹
6. アスピリン蕁麻疹（不耐症による蕁麻疹）
7. 物理性蕁麻疹〔機械性蕁麻疹，寒冷蕁麻疹，日光蕁麻疹，温熱蕁麻疹，遅延性圧蕁麻疹，水蕁麻疹，振動蕁麻疹（振動血管性浮腫）〕
8. コリン性蕁麻疹
9. 接触蕁麻疹

Ⅲ．血管性浮腫
10. 特発性の血管性浮腫
11. 外来物質起因性の血管性浮腫
12. C1 エステラーゼ阻害因子（C1-esterase inhibitor：C1-INH）の低下による血管性浮腫〔遺伝性血管性浮腫（hereditary angioedema：HAE），自己免疫性血管性浮腫など〕

Ⅳ．蕁麻疹関連疾患
13. 蕁麻疹様血管炎
14. 色素性蕁麻疹
15. Schnitzler 症候群
16. クリオピリン関連周期熱（cryopyrin-associated periodic syndrome：CAPS）

（文献1より引用）

診断のアプローチ

　蕁麻疹は日常診療でよく出合う病態ではあるが未知な部分が多い．頻度などははっきりとわからないが，15％の人が何かしらの蕁麻疹を経験するとも言われている[5]．明らかに蕁麻疹が出現した原因が同定できるもの，原因はわからないが突然発症するもの，毎日のように出現する蕁麻疹など多岐にわたる．

　蕁麻疹は膨疹，すなわち紅斑を伴う一過性，限局性の真皮の浮腫が病的に出没する疾患であり，多くはかゆみを伴う[1,5]．蕁麻疹の原因としては皮膚マスト細胞などの血管作動性のケミカルメディエーターが関与すると考えられている．これには抗原刺激が必須条件となっている．しかし，外部刺激とは関係なく毎日のように膨疹が出現することがあり，特発性蕁麻疹と分類されている（表1）．特発性蕁麻疹は1カ月以内に収まる急性蕁麻疹と，夕方から夜間にかけて悪化するものが多く1カ月以上の治療を必要する慢性蕁麻疹に分類される．両者とも特定物質を同定できない場合が多い．慢性蕁麻疹に関してはCU-Q2oL・UAS7といった重症度評価のスコアもあるので参照していただきたい[3]．

　病歴に耳を傾け，特定の刺激ないし条件が加わったときに症状が誘発されることにたどり着くことができると，その蕁麻疹は刺激誘発型の蕁麻疹と分類される（表2）．特定の原因物質を食べた後に起こるものが一般的によく知られているが，食物アレルギーによる蕁麻疹の場合，原因の食物を摂取直後から1時間以内に蕁麻疹が生じることが多い．この時間を問診する

表2　蕁麻疹の病型と検査

病型	検査
特発性の蕁麻疹	**増悪・背景因子の検索** 　病歴，身体所見などから関連性が疑われる場合に適宜検査を行う．蕁麻疹以外に明らかな所見がなく，蕁麻疹の症状にも特別な特徴がない症例においては，むやみにあてのない検査を行うことは慎む． 　慢性蕁麻疹の一部では、自己血清皮内反応によるスクリーニングと健常人末梢血好塩基球を利用したヒスタミン遊離試験により自己免疫機序が証明されるものがある．
アレルギー性の蕁麻疹 食物依存性運動誘発アナフィラキシー	**原因アレルゲン検索** 　プリックテスト，CAP-RAST法などによる特異的IgEの存在の証明．ただし，これらの検査で過敏性が示された抗原が蕁麻疹の原因であるとは限らないので，丁寧な問診，負荷試験の結果などを総合的に判断する．
非アレルギー性の蕁麻疹	**一般的に有用な検査はない**（病歴から判断する）
アスピリン蕁麻疹	**原因薬剤の同定** 　被疑薬剤によるプリックテスト（Ⅰ型アレルギーの除外），必要に応じて少量の被疑薬剤による負荷（誘発）試験．
物理性蕁麻疹	**病型確定のための検査** 　診断を厳密に確定する必要がある場合には，経過から疑われる物理的刺激による誘発試験を行う．
血管性浮腫	**病型の確定，原因・増悪・背景因子の検索** 　通常（特発性，刺激誘発性）の蕁麻疹に準じ，病歴から考えられる病型に応じて検索する．表在性の蕁麻疹の合併がなく，C1-INH不全が疑われる場合は，補体C3，C4，CH50，C1-INH活性などを測定する．
蕁麻疹様血管炎	**病型の確定** 　血液検査（CRP上昇，補体低下，末梢血白血球数増加など）と皮疹部の生検による血管炎の確認．
色素性蕁麻疹	**病型の確定** 　皮疹部の擦過（ダリエ徴候）． 　皮疹部の生検によるマスト細胞の過剰な集簇の確認．
Schnitzler症候群	**病型の確定** 　血液検査（CRPの上昇、血清中のモノクローナルなIgMの上昇，末梢血白血球数増加），皮疹部の生検による血管炎の確認（全例に認められる訳ではない）．
CAPS	**病型の確定** 　血液検査（CRP・SAAの上昇，末梢血白血球数増加），皮疹部の生検による血管炎の確認（全例に認められる訳ではない），クリオピリン遺伝子（*CIAS1*）の解析．

（文献1より引用）

ことは重要である．しかし，特定食物摂取後2〜3時間以内に運動負荷が加わることで生じる食物依存性運動誘発アナフィラキシーもあるので，食物摂取から症状出現までの時間と一緒に運動の有無を問診することも重要である．

- 蕁麻疹の病型を分けるのに重要な問診
① 最近の感染徴候（上気道や腹部症状）
② 運動により誘発される
③ NSAIDs，ホルモン剤，下剤などの使用

④ 月経との関連性

⑤ 喫煙歴

などを通常の問診に追加して聞く．

ビヨンド・ザ・ガイドライン
Beyond the Guideline

総合診療医の視点

- 蕁麻疹を主訴にくる患者のなかに，特定のものではないが海産物を食べたりすると出ることがあるという病歴をもつ人がいる．こういったもののなかにはアニサキスなど食べものに付いていた寄生虫，もしくは添加物などが原因物質だったり，青魚などに多く含まれるヒスチジンが蕁麻疹の誘因となっていることもある．何を食べた後に出たかと聞くのに加え，生で食べたのか，どんな加工をして食べたのかを確認することも重要である．

- 特に曖昧なまま原因を特定してしまうと，患者はその食べものを摂取することができなくなってしまう．例えば青魚に含まれるヒスチジンで蕁麻疹が出現する場合，青魚へのアレルギーではなく，ヒスチジンが蕁麻疹を誘発しているにすぎず，ヒスチジンの含有が少ない青魚を患者は摂取することができる．救急室や初診時に安易に食べものを特定するのは避けた方がよい．

Beyond the sea 〜海外のエビデンスから

英国の診療ガイドライン[2]では特発性蕁麻疹は，急性，反復性，慢性蕁麻疹と3つに分類されている．急性は6週間まで持続する蕁麻疹，反復性は間欠的にくり返す蕁麻疹，慢性は6週間以上持続する蕁麻疹と定義されている．それぞれの検査も掲載されている．診療所では，急性/反復性であればRAST検査，慢性であれば好酸球数，赤沈，甲状腺機能，甲状腺自己抗体を測定することを推奨している．プリックテストなどは，入院ができ，専門医のいる施設で行った方がよい．

治療のアプローチ

蕁麻疹の治療の基本は，**原因・悪化因子の除去・回避と抗ヒスタミン薬（ヒスタミンH_1受容体拮抗薬）**が中心となる．蕁麻疹の瘙痒はQOLを著しく損なうため，**すみやかな症状緩和が求められる**．無症状，もしくは症状が軽度であれば，ほとんどの蕁麻疹は自然消失するので必ずしも投薬は必要としない．もし，問診などから誘引物質が判明すれば除去や回避を行う．

薬物療法

1 抗ヒスタミン薬（ヒスタミン H_1 受容体拮抗薬）

　抗ヒスタミン薬の効果には個人差がある．1種類で効果が得られない場合には，抗ヒスタミン薬を増量，他の抗ヒスタミン薬への変更，追加をすることで効果を期待しうる．
　一般的に第一世代，第二世代に分けられ，鎮静作用が弱いため第二世代が推奨される．また，経口投与が効果と副作用の両面で中枢組織移行性が少ない．

> **処方例**
> ① セチリジン（ジルテック®）：1回10 mg，1日1回就寝前（20 mgまで増量可能）
> ② レボセチリジン（ザイザル®）：1回5 mg，1日1回就寝前（10 mgまで増量可能）
> ③ フェキソフェナジン（アレグラ®）：1回60 mg，1日2回

　この他にも抗ヒスタミン薬は数多く出ている．①と②は慢性蕁麻疹に関して効果が他の薬剤よりも高いという報告もある[6]．③に関しては最も鎮静効果が弱く，食事や飲みものなどとの相互作用がないことも特徴である．

- **治療期間と効果判定**

　急性蕁麻疹：診察時に強い症状などが出ている場合などには，数日以上完全に皮疹を抑制した後に中止する．
　慢性蕁麻疹：慢性蕁麻疹は難治性である．最初の治療目標は抗ヒスタミン薬の内服を継続することにより皮疹の出現を完全に抑制することである．治療効果が現れるのに3～4日を要することがあり，週単位での治療効果判定が必要なので1つの抗ヒスタミン薬を1～2週間継続してから判断する．

2 その他の補助的治療薬

　蕁麻疹に対する保険適用は未承認であるが，皮膚科学会の診療ガイドラインには抗ロイコトリエン薬，H_2受容体拮抗薬が補助的治療薬として掲載されている．
　これらの薬剤の併用については，米国と英国の診療ガイドラインにも触れられているのでそれを参照する．ただし，原因物質除去と第二世代抗ヒスタミン薬でコントロールできないときは皮膚科専門医への紹介が望ましい．

- **抗ロイコトリエン薬**[4]

　抗ロイコトリエン薬や5-リポキシゲナーゼ阻害薬がこれにあたる．
　抗ロイコトリエン薬は単剤，併用例でも効果があることが報告されている[7]．しかし2週間以上の投与で効果判定が必要である．

> **処方例** モンテルカスト（キプレス®）：1回10 mg，1日1回

- **H_2受容体拮抗薬**

　H_2受容体の併用に関しては1980年代と古くから検証されているが，はっきりとしたエビデ

ンスが存在するわけではない．H_2 受容体拮抗薬は直接作用するのではなく，チトクローム P-450 を阻害することにより H_1 受容体拮抗薬の血中濃度を高く保つことができるとされている．そのため，チトクローム P-450 で代謝される第一世代の H_1 受容体拮抗薬と組合わせた方がよい[8]．第一世代の H_1 受容体拮抗薬をラニチジンやファモチジンと合わせて処方することで症状の緩和につながったという論文もある[9]．逆に第二世代の H_1 受容体拮抗薬と H_2 受容体拮抗薬の組合わせでは単剤投与のときと効果が変わらないとされている．

処方例
ヒドロキシジン（アタラックス®-P）：1回 25 mg，1日2～3回
　　＋
シメチジン（タガメット®）：1回 200 mg，1日4回 or 1回 400 mg，1日2回

3 ステロイド

抗ヒスタミン薬に追加してステロイドを処方することに明確なエビデンスはない．しかし，**すみやかに症状の軽減を図る場合**には短期間で使用することがある．

処方例
急性蕁麻疹での処方例
・プレドニン®：1回 30～60 mg，1日1回 内服，5～7日間で中止

慢性蕁麻疹での処方例
・プレドニン®：1回 15 mg，1日1回内服

ただし長期間投与で効果があるエビデンスはないので，漫然とステロイドの投与は避ける必要があり，基本的に慢性蕁麻疹にステロイドが必要と感じた際には専門医に紹介することをお勧めする．

ビヨンド・ザ・ガイドライン
Beyond the Guideline

総合診療医の視点

● 蕁麻疹で来院する患者の瘙痒感をとることに全力を傾ける．薬物治療で軽快したままにせず，悪化因子の特定にも努めることが必要である．内服薬や点滴薬の見直し，食事や住宅環境の変化などの細かい問診が重要となってくる．変更できそうな内服薬の変更など，時には長期的なフォローが必要となる．急性蕁麻疹においても症状をとったら終診ではなく，場合によっては外来フォローをして詳細な問診を行うように努める姿勢が大事である．

以下に慢性蕁麻疹を増悪させる可能性因子を列挙する．

・NSAIDs　　・麻薬　　・環境因子（熱，冷気など）
・服　　　　・アルコール　・ストレス

表3 蕁麻疹治療のプロトコール

Step1	① H₁抗ヒスタミン薬（第二世代） セチリジン：1回10 mg 1日1回，レボセチリジン：1回5 mg 1日1回 フェキソフェナジン：1回60 mg 1日2回，ロラタジン：1回10 mg 1日1回 ② 原因物質や増悪可能性のある因子を避ける．
Step2	Step1で1〜2週間様子をみても軽快しないときには，プライマリ・ケア版の蕁麻疹診療ガイドラインで示すように，専門医への紹介が必要である．以下専門医で行う治療を紹介する． ① 第二世代抗ヒスタミン薬を2〜4倍量に増量（日本の添付文書上では2倍量までしか認められていない） ② H₂抗ヒスタミン薬を追加する． 　ラニチジン：1回150 mg 1日2回，ファモチジン：1回20 mg 1日2回 　シメチジン：1回400 mg 1日2回 ③ 抗ロイコトリエン薬 　モンテルカスト：1回10 mg 1日1回 　4週間継続使用して治療効果判定をする． ④ 第一世代のH₁受容体拮抗薬を追加する． 　ヒドロキシジン：1回25 mg 1日2〜3回を就寝前に投与
Step3	Step2でもコントロールができない場合には，シクロスポリンの投与やオマリズマブの投与を考慮する．これもあくまで専門医の管理の下で行うことが必要である．

・ウイルス感染　・月経　　・抗ヒスタミン薬の不十分な投与期間

- 第二世代抗ヒスタミン薬は鎮静作用が少ないとはいえゼロではない．内服は就寝前にし，ふらつきなどが出ていないかを確認するようにしよう．まずは第二世代抗ヒスタミン薬を投薬して効果がみられないようであれば，第一世代抗ヒスタミン薬に変更すると効果があることもある．ただし，第一世代抗ヒスタミン薬は薬物相互作用が多いため注意が必要である．

Beyond the sea 〜海外のエビデンスから

日本では保険適用となっていないが上記のようにH₁受容体拮抗薬以外も慢性蕁麻疹に対して効果が示されている．それを踏まえての治療のプロトコールを表3示してみる．

紹介のタイミング

紹介先 皮膚科，アレルギー科など

表3の治療のプロトコールのStep2以上と難治性慢性蕁麻疹や自己免疫性疾患を疑わせるような所見があった場合は紹介した方がよい．鑑別疾患に関しては皮膚科学会から出されている表4の背景因子の基礎疾患を参照する．

表4 蕁麻疹の病態に関与する因子

1. 直接的誘因（主として外因性，一過性）

1) 外来抗原
2) 物理的刺激
3) 発汗刺激
4) 食物※
   食物抗原，食品中のヒスタミン，仮性アレルゲン（豚肉，タケノコ，もち，香辛料など），
   食品添加物（防腐剤，人工色素），サリチル酸※
5) 薬剤
   抗原，造影剤，NSAIDs※，防腐剤，コハク酸エステル
   バンコマイシン（レッドマン症候群），など
6) 運動

2. 背景因子（主として内因性，持続性）

1) 感作（特異的IgE）
2) 感染
3) 疲労・ストレス
4) 食物
   抗原以外の上記成分
5) 薬剤
   アスピリン※，その他のNSAIDs※（食物依存性運動誘発アナフィラキシー），アンジオテンシン転換酵素（ACE）阻害薬※（血管性浮腫），など
6) IgEまたは高親和性IgE受容体に対する自己抗体
7) 基礎疾患
   膠原病および類縁疾患（SLE，シェーグレン症候群など）
   造血系疾患，遺伝的欠損など（血清C1-INH活性が低下）
   血清病，その他の内臓病変など
   日内変動（特発性の蕁麻疹は夕方〜夜にかけて悪化しやすい）

これらの因子の多くは，複合的に病態形成に関与する．急性蕁麻疹では感冒などの急性感染症，慢性蕁麻疹ではしばしば上記の自己抗体やヘリコバクター・ピロリ菌感染などが関与しうることが知られているが，それだけでは病態の全体像を説明できないことが多い．また，一般に上記の直接的誘因は個体に曝露されると速やかに膨疹を生じることが多いのに対し，背景因子は個体側の感受性を亢進する面が強く，因子出現と膨疹出現の間には時間的隔たりがあることが多い．また，両者は必ずしも一対一に対応しない．そのため，実際の診療に当たっては，症例毎の病歴と蕁麻疹以外の身体症状などに留意し，もしこれらの因子の関与が疑われる場合には，膨疹出現の時間的関係と関与の程度についても併せて判断し，適宜必要な検査および対策を講ずることが大切である．

※：膨疹出現の直接的誘因のほか，背景因子として作用することもある．

（文献1より引用）

■ 文献

1) 日本皮膚科学会：蕁麻疹診療ガイドライン．日本皮膚科学会誌，121：1339-88, 2011
   https://www.dermatol.or.jp/uploads/uploads/files/guideline/1372913324_1.pdf
   ▶ 無料 必読．今日の中心となった情報．無料でダウンロードできる．

2) Grattan CE & Humphreys F：Guidelines for evaluation and management of urticaria in adults and children. Br J Dermatol, 157：1116-23, 2007
   ▶ 無料 小児への対応も書かれている．

3) Zuberbier T, et al：The EAACI/GA²LEN/EDF/WAO Guideline for the definition, classification, diagnosis, and management of urticaria: the 2013 revision and update. Allergy, 69：868-87, 2014
   ▶ 無料 聞くべき問診がわかりやすくまとめられている．

4) Bernstein JA, et al：The diagnosis and management of acute and chronic urticaria：2014 update. J Allergy Clin Immunol, 133：1270-7, 2014
   ▶ 無料 情報としては最も新しい.
5)「今日の皮膚疾患治療指針 第4版」(塩原哲夫 他/編), p329〜, 医学書院, 2012
   ▶ 有料 必読. 皮膚疾患全体の概念, 治療法がわかりやすく書いてある.
6) Kavosh ER & Khan DA：Second-generation H1-antihistamines in chronic urticaria: an evidence-based review. Am J Clin Dermatol, 12：361-76, 2011
   ▶ 有料
7) Mora PM, et al：Therapeutic options in idiopathic chronic urticaria[Article in Spanish]. Rev Alerg Mex, 52：77-82, 2005
   ▶ 有料
8) Simons FE, et al：Effect of the H_2-antagonist cimetidine on the pharmacokinetics and pharmacodynamics of the H_1-antagonists hydroxyzine and cetirizine in patients with chronic urticaria. J Allergy Clin Immunol, 95：685-93, 1995
   ▶ 無料 抗ヒスタミン薬の薬理, 相互作用が学べる.
9) Sharpe GR & Shuster S：In dermographic urticaria H_2 receptor antagonists have a small but therapeutically irrelevant additional effect compared with H_1 antagonists alone. Br J Dermatol, 129：575-9, 1993
   ▶ 無料

その他

30 急性中耳炎

杉山由加里

要チェック 急性中耳炎の重症度を評価することなく，漫然と抗菌薬を処方することはやめる．

該当診療ガイドライン

本稿では国内の診療ガイドラインである
- 小児急性中耳炎診療ガイドライン2013年版[1]（Minds収載済）

を中心に概説する．この診療ガイドラインの利用者は主に耳鼻咽喉科専門医である．治療対象は15歳未満の小児急性中耳炎で，発症1カ月前に急性中耳炎ならびに滲出性中耳炎がない症例，鼓膜換気チューブが留置されていない症例，頭蓋・顔面奇形のない症例，免疫不全のない症例であり[1]，治療のアウトカムは鼓膜所見の改善である．

また本稿では，主にプライマリ・ケア医を利用者とする米国小児科学会（American Academy of pediatrics：AAP）の診療ガイドラインである2013年版の
- The Diagnosis and Management of Acute Otitis Media[2]

にも言及する．この診療ガイドラインの治療対象は健康な生後6カ月〜12歳児のuncomplicated AOM（耳漏を伴わない急性中耳炎と定義）であり，Key Action Statementの根拠となった文献は，治療のアウトカムを臨床症状の改善および長期予後としているものが多い．気道感染症に対する抗菌薬投与について論じた，以下の2つの診療ガイドラインは，本稿では参考文献とした．これらは治療のアウトカムを，臨床症状の改善や長期予後としている．

- 小児外来診療における抗菌薬適正使用のためのワーキンググループによる「**小児上気道炎および関連疾患に対する抗菌薬使用ガイドライン**」[3]（Minds未収載）
- NICE clinical guideline 69 – Respiratory tract infections – antibiotic prescribing : Prescribing of antibiotics for self-limiting respiratory tract infections in adults and children in primary care[4]

診療ガイドラインのPoint

- 鼓膜の正確な診察が診断に不可欠である．診察手技に習熟しよう．
- 特に発熱している児では，全身状態・重症感染症の有無の評価を忘れず行う．

● 抗菌薬治療の要否，専門医への紹介の要否を判断する．

診断のアプローチ

　急性中耳炎は「急性に発症した中耳の感染症で，耳痛，発熱，耳漏を伴うことがある」と定義される．「急性に発症」とは，本人の訴えあるいは保護者により急性症状が発見され，その48時間以内に受診した場合を指す．急性炎症の持続期間については，明確なエビデンスは存在しないが，3週を超えないという定義が一般的である．

　「急性中耳炎と診断される鼓膜所見」として，わが国の診療ガイドライン[1]は**鼓膜の発赤・膨隆・光錐減弱・肥厚・水疱形成・混濁・穿孔・中耳貯留液・耳漏・中耳粘膜肥厚をあげており，診断には鼓膜の詳細な観察が不可欠である**．鼓膜の膨隆は高頻度に認められる．炎症による鼓膜の発赤も高頻度に観察されるが，啼泣や高熱により誘発された発赤の場合もある．1歳未満の乳児における急性中耳炎では，膨隆が認められるにもかかわらず，発赤がほとんどみられない場合もある．耳鏡検査で急性中耳炎に関連する中耳の貯留液や，炎症を示す所見がみられた場合には，診断はほぼ確定である．

　気密耳鏡検査で鼓膜の動きが減少もしくは消失していれば，中耳貯留液があるという強い証拠となる

ビヨンド・ザ・ガイドライン
Beyond the Guideline

総合診療医の視点

- 急性中耳炎は2歳までの発症が多く，小児の8割が3歳までに一度は罹患する[5]．家庭内であれ集団保育の場であれ，ほかの児との接触が多いと罹患率も高い．また貧困も発症や重症化に関連するという報告がある[5]．
- 乳幼児の耳痛は啼泣や夜泣き・不機嫌・耳を触るといった行為により表現される[5]ので，病歴聴取の際に留意する．
- 急性中耳炎の診断は滲出性中耳炎（中耳貯留液は認めるが急性炎症所見を伴わない）との鑑別を要する[2]．急性炎症所見とは，強い耳痛・鼓膜の著しい発赤・明らかな膨隆のうち1つ以上を満たす場合を指す[5]．滲出性中耳炎に抗菌薬は不要で，経過観察を行う[2]．実際は鑑別が難しいことも多い．専門医への紹介のタイミングは後述する．
- 診察手技や耳垢除去の処置については文献6, 7を参照．
- 高熱（1歳未満では38.5℃以上，1歳以上3歳未満では39℃以上）を伴う場合，**急性中耳炎以外の重症感染症の合併**を常に考慮する[3]．中耳炎単独で高熱をきたすことは少ない．すべての児で全身評価を行い，肺炎球菌ワクチン・Hibワクチンの接種歴を確認する．フォーカス不明の発熱への対応は文献8を参照．重症感染症が疑われた場合や全身状態が悪い場合は小児科への後方転送を検討する．

- 稀ながら緊急性の高い合併症に乳様突起炎があり，疑ったらすぐに後方転送する．転送先は入院加療が可能で，耳鼻咽喉科専門医および，全身管理を要する場合もあるため小児科も対応できる施設が望ましい．本症では耳介後部の発赤・腫脹に，しばしば耳介聳立（耳介が前下方に突出・偏位した状態）を伴う[5]．

Beyond the sea 〜海外のエビデンスから

AAPの診療ガイドライン[2]では，① 中等度〜高度の鼓膜の膨隆，あるいは急性外耳道炎によらない耳痛の出現がある場合，② 鼓膜の軽度膨隆および48時間以内の耳痛（言語獲得前の児では耳を押さえる，引っ張る，こすりつける）がある，あるいは鼓膜の強い発赤がある場合を中耳炎と診断し，③ 気密耳鏡検査やティンパノメトリーで中耳貯留液がみられない場合は中耳炎と診断すべきでないとしている．

治療のアプローチ

わが国の診療ガイドライン[1]では鼓膜所見と年齢条件が急性中耳炎の重症度をよく反映するという観点から，重症度分類（表1）および治療（表2）が提案されている．治療のアウトカムは「発症から3週間の時点における『急性中耳炎と診断される鼓膜所見（前述）』の改善」で，年齢条件以外のスコアが0点の場合を治癒と判定する．全身症状が軽快していても，鼓膜所見は改善していないことが多いとされる．

多くの急性中耳炎は抗菌薬非投与で軽快すると報告され，わが国の診療ガイドライン[1]では軽症例に限り，3日間は抗菌薬の投与を行わず経過観察することが推奨されている．症状の寛解がみられないときに抗菌薬をすぐに投与可能な環境を整えておく必要がある．

わが国の診療ガイドライン[1]では，本邦における複数の感染症サーベイランス事業の報告をもとに，全年齢および小児の急性中耳炎症例からの検出菌と抗菌薬感受性の推移が示されている．抗菌薬は本邦の耐性菌の現状をふまえて選択されている．抗菌薬の投与期間は中等症以上の例において5日間とするが，投与開始3〜4日目に病態の推移を観察することが推奨される．鼓膜切開は急性中耳炎の重症度に応じて選択される．

なおわが国の診療ガイドライン[1]で重症と診断される例は初期から耳鼻咽喉科専門医による治療を要すると考えられるため，本稿では治療に言及せず，表2でも割愛した．重症例は初期対応の段階から鼓膜切開の適応となる．

抗菌薬の点耳は，鼓膜換気チューブ留置などで中耳内に点耳薬が十分投与・到達可能な症例に感受性を考慮して行う．

ビヨンド・ザ・ガイドライン
Beyond the Guideline

総合診療医の視点

- わが国の診療ガイドライン[1]をプライマリ・ケア医が参照する場合，診療ガイドライ

表1 急性中耳炎の重症度分類（小児急性中耳炎診療ガイドライン2013年版）

年齢条件		生後24カ月未満の児は3点を加算する		
病歴	耳痛	なし：0点	痛みあり：1点	持続性の高度疼痛：2点
	発熱（腋窩温）	37.5℃未満：0点	37.5℃以上38.5℃未満：1点	38.5℃以上：2点
	啼泣・不機嫌	なし：0点	あり：1点	
鼓膜所見	鼓膜発赤	なし：0点	ツチ骨柄あるいは鼓膜の一部の発赤：2点	鼓膜全体の発赤：4点
	鼓膜膨隆	なし：0点	部分的な膨隆：4点	鼓膜全体の膨隆：8点
	耳漏	なし：0点	外耳道に膿汁あるが鼓膜観察可能：4点	鼓膜が膿汁のため観察できない：8点

軽症：5点以下，中等症：6～11点，重症：12点以上

（文献1を参考に作成）

表2 急性中耳炎の治療の推奨（小児急性中耳炎診療ガイドライン2013年版）

	初期対応	→ 初期対応で改善なし	→ さらに改善なし	→ さらに改善なし
軽症：5点以下	抗菌薬非投与3日間経過観察 → 改善があれば経過観察とする	AMPC 常用量を3日間投与 改善ありなら，さらにAMPC常用量を2日間追加投与 → 改善があれば経過観察とする	以下のいずれかを3日間投与※ ① AMPC 高用量 ② CVA/AMPC 1：14製剤 ③ CDTR-PI 常用量 改善ありなら，同じ薬剤をさらに2日間投与 → 改善があれば経過観察とする	感受性を考慮し，薬剤を変更して5日間投与※ ① AMPC 高用量 ② CVA/AMPC 1：14製剤 ③ CDTR-PI 高用量
中等症：6～11点	AMPC 高用量を3日間投与 改善ありなら，さらにAMPC高用量を2日間追加投与 → 改善があれば経過観察とする	感受性を考慮し，以下のいずれかを3日間投与※ ① CVA/AMPC 1：14製剤 ② CDTR-PI 高用量 ③ 鼓膜切開＋AMPC高用量 改善ありなら，同じ薬剤をさらに2日間投与 → 改善があれば経過観察とする	以下のいずれかを5日間投与※ ① 鼓膜切開＋CVA/AMPC 1：14製剤 ② 鼓膜切開＋CDTR-PI 高用量 ③ TBPM-PI 常用量 ④ TFLX 常用量	

筆者注：重症（12点以上）については本稿では割愛
　　　　重症例および抗菌薬を開始しても改善しない症例は，専門医への紹介が必要であろう．
抗菌薬治療についての注釈：
・※で経過が思わしくない場合には肺炎球菌迅速診断なども参考のうえ，抗菌薬の変更を考慮する．
・ピボキシル基を有する抗菌薬（表中ではCDTR-PI，TBPM-PI）の長期投与については，二次性低カルニチン欠乏症の発症に十分注意すること．文献9，10を参照．
・抗菌薬投与量は下記の用量を超えない：
　AMPC：1回500 mg，1日3回1,500 mg
　CDTR-PI：1回200 mg，1日3回600 mg
　TBPM-PI：1回300 mg，1日2回600 mg：保険診療上の投与期間は7日間
　TFLX：1回180 mg，1日2回360 mg
その他の注釈：
・耳痛，発熱（38.5℃以上）ではアセトアミノフェン10～15 mg/kg（頓用）使用可．
・鼻所見がある場合には鼻処置も併用する．
・上咽頭（鼻咽腔）あるいは耳漏の細菌検査を行う．
・抗菌薬投与時の下痢には耐性乳酸菌や酪酸菌製剤が有効な場合がある．
・経過観察は初診時より3週までとする．
AMPC：アモキシシリン（サワシリン®など），CVA/AMPC：クラブラン酸/アモキシシリン（クラバモックス®），CDTR-PI：セフジトレンピボキシル（メイアクト®），TBPM-PI：テビペネムピボキシル（オラペネム®），TFLX：トスフロキサシン（オゼックス®）
（文献1の治療アルゴリズムを参考に作成）

ンの提案とは別に，どの時点で専門医に紹介すべきかの判断を要する．

- ピボキシル基を有する抗菌薬による重篤な低カルニチン血症については，日本小児科学会[9]ならびに医薬品医療機器総合機構（Pharmaceuticals and Medical Devices Agency：PMDA）から注意喚起がなされている[10]．意識障害や痙攣を伴ったり，急性脳症を発症したり，後遺症に至った例も報告されている．また報告例は，必ずしも当該薬剤の長期投与例とは限らない．特に低年齢の児や，飢餓状態・嘔吐や下痢がみられる場合は，投与の是非を慎重に検討する．

- 急性中耳炎患者の中耳貯留液からは高率に細菌が検出され，これが抗菌薬治療の根拠となっている[2]．三大起炎菌は肺炎球菌，インフルエンザ菌，モラクセラ・カタラーリスで，これは本邦・海外とも共通である[1)2)]．また，急性中耳炎はウイルス性上気道炎に続発することが多く，耳漏から検出されるウイルスはライノウイルス，RSウイルスが多いが，ほとんどが細菌とともに検出される[5]．

- 急性中耳炎の多くはself-limitingである．初診時に抗菌薬投与を行わず経過観察可能と判断した場合，その時点で抗菌薬はあまり効果がないことや投与により下痢などの副作用が生じうること，予測される自然経過などを説明しshared decision makingを行う[4]．必要十分な鎮痛薬を処方する[2]．フォローアップ目的での再診を勧める．この期間にも全身状態や症状が悪化する場合や，適切な鎮痛を1日行っても痛みが改善しない場合は特に再診を勧める必要がある．文献4は保護者とのshared decision makingを行ううえで参考になる．

Beyond the sea 〜海外のエビデンスから

AAPの診療ガイドライン[2]で推奨される，耳漏を伴わない急性中耳炎の初期対応を表3に示す．抗菌薬処方の有無とは別に，耳痛の適切な評価と対応が重視される．鎮痛薬はアセトアミノフェンが汎用される．

抗菌薬治療を開始する場合の推奨を表4に示す．アモキシシリンは高用量投与（80〜90 mg/kg/日を1日2回に分割投与）することで，中耳貯留液への移行濃度が高まり，ペニシリン中等度耐性肺炎球菌（penicillin intermediately resistant streptococcus pneumoniae：PISP）に対して十分な濃度に達する．多くのペニシリン耐性肺炎球菌（penicillin resistant streptococcus pneumoniae：PRSP）にも対応可能とされる．その他の個々の抗菌薬についての詳細は，AAPの診療ガイドライン[2]の本文も参照されたい．

なお重篤なペニシリンアレルギーがある場合はセフェム系抗菌薬も使いづらい．その場合はアジスロマイシン（10 mg/kg/日を1日1回，3日間投与）やクラリスロマイシン（15 mg/kg/日を1日2回に分割して投与）を使用せざるをえないが，マクロライド耐性肺炎球菌が多い日本では効果が薄いと思われる[11]．

最適な抗菌薬投与期間については十分なエビデンスはないが，2歳未満もしくはsevere symptoms（表3の※2を参照）を呈する場合は10日間，2〜5歳で重症でない場合は7日間，6歳以上で重症でない場合は5〜7日間の抗菌薬投与が提案されている[2]．

急性中耳炎の予防に有用であるとして肺炎球菌ワクチン接種が強く推奨され，また母乳哺育が奨励されており，タバコ煙曝露は避けるのが望ましい．

表3 米国小児科学会診療ガイドライン 2013：急性中耳炎の初期対応

	耳漏を伴う急性中耳炎[※1]	severe symptoms[※2]を伴う急性中耳炎[※1]（片側性，両側性ともに）	両側の急性中耳炎[※1]で耳漏は伴わない	片側の急性中耳炎[※1]で耳漏は伴わない
生後6カ月〜2歳未満	抗菌薬による治療	抗菌薬による治療	抗菌薬による治療	抗菌薬による治療，もしくは経過観察[※3]
2歳以上	抗菌薬による治療	抗菌薬による治療	抗菌薬による治療もしくは経過観察[※3]	抗菌薬による治療，もしくは経過観察[※3]

[※1] 正確な診断に裏付けられた小児急性中耳炎に適用される．
[※2] severe symptomsとは，例えば，48時間以上続く中等度〜高度の耳痛・過去48時間に39℃以上の発熱があるといった場合を指す．**後日の再診察などフォローアップができるか不確実な場合も，この対応に準ずる．**
[※3] 保護者との shared decision making により方針を決定する．経過観察とした場合はフォローアップを確実に行い，状態が悪化した場合や，48〜72時間以内に改善がみられない場合は抗菌薬を開始すべきである．
注：なお，生後6カ月未満の児で急性中耳炎が疑われた場合は，抗菌薬を使用すべきである．
(文献5より引用)

表4 米国小児科学会診療ガイドライン 2013：抗菌薬治療の推奨

A）初期治療時

第一選択	その他（アレルギーで第一選択薬が使えない場合など）
● AMPC 80〜90 mg/kg/日を1日2回に分割投与 ※サワシリン®など本邦での添付文書では，1日最大用量が90 mg/kg/日，これを3回〜4回に分割投与と記載あり	以下のいずれか： ● CFDN ● CXM-AM ● CPDX-PR
または ● CVA/AMPC 1：14製剤 AMPCとして90 mg/kg/日を1日2回に分割して投与 ※過去30日以内にAMPCの内服歴がある場合，こちらを選択 ※クラバモックス®は添付文書上，体重ごとの推奨投与量の記載あり	※わが国の診療ガイドライン[1)]では，CFDN，CPDX-PRは，本邦の起炎菌の耐性化の状況を根拠に推奨されていない ● CTRX 50 mg/kg/回を1日1回点滴静注または静注（1〜3日間）

B）初期治療後48〜72時間で改善しない場合，もしくは初期治療が失敗した場合

第一選択	その他の選択肢
● CVA/AMPC 1：14製剤 AMPCとして90 mg/kg/日を1日2回に分割して投与 ※クラバモックス®は添付文書上，体重ごとの推奨投与量の記載あり	以下のいずれか： ● CTRX 50 mg/kg/回を1日1回点滴静注または静注（3日間） ● CLDM 30〜40 mg/kg/日を1日3回に分割投与
または ● CTRX 50 mg/kg/回を1日1回点滴静注または静注（3日間） ※初期治療時，すでにCVA/AMPCや経口第三世代セフェム製剤を内服した場合はこちらを選択する	これに経口第三世代セフェム（CFDN，CFIX，CXM-AMなど）を併用する場合もある 抗菌薬が奏効しない場合は鼓膜切開を行い，耳漏の培養を行うべきである．耳鼻咽喉科専門医への相談を要する．

AAPの診療ガイドラインでは，CTRXは筋注または静注と記載されている．本邦ではCTRXの投与経路として筋注は認可されておらず，表中の記載もそれに倣った．
AMPC：アモキシシリン（サワシリン®など），CVA/AMPC：クラブラン酸／アモキシシリン（クラバモックス®），CFDN：セフジニル（セフゾン®），CXM-AM：セフロキシムアキセチル（オラセフ®），CPDX-PR：セフポドキシムプロキセチル（バナン®），CTRX：セフトリアキソン（ロセフィン®など），CLDM：クリンダマイシン（ダラシン®），CFIX：セフィキシム（セフスパン®）
(文献2，5を参考に作成)

●海外におけるエビデンス

　文献12は，12歳以下の急性中耳炎患者を，抗菌薬治療群とプラセボ群に分けて，治療開始3〜7日目の耳痛・発熱の改善を比較したメタアナリシスである．全体のリスク差13％，必要治療数（number needed to treat：NNT）＝8であった．一方，① 2歳未満の両側急性中耳炎でリスク差25％，NNT＝4，② 耳漏を伴う急性中耳炎でリスク差36％，NNT＝3，であった．①②の群では抗菌薬投与が耳痛・発熱の改善に寄与すると考えられ，これが，APPの診療ガイドライン[2]で推奨される初期対応（表3）の根拠の1つとなっている．

　小児の急性中耳炎における抗菌薬治療の有用性について，Cochrane reviewが定期的にアップデートされている．アウトカムは臨床症状の改善の有無・長期予後・副作用の頻度である．2015年のアップデート[13]では，抗菌薬投与群とプラセボ群との比較で，**抗菌薬投与は治療開始から24時間以内の鎮痛に寄与せず**，発症3カ月時点での中耳炎の反復や，難聴といった合併症を減らす効果はなかったとされている．また治療開始2〜3日目の耳痛を少し減らす（リスク比0.70，NNT＝20）が，下痢や発疹といった抗菌薬治療の副作用（リスク比1.38，NNT＝14）を上回るベネフィットがあるとは言えないとされている．AAPの診療ガイドライン[2]およびCochrane review[13]は，文献12における①，②群への抗菌薬投与は有用としながらも，それ以外の軽症例に対しては，まず注意深い経過観察を勧めている．また**抗菌薬治療とは別に，耳痛に対する十分な鎮痛**を勧めている．

紹介のタイミング

紹介先　耳鼻咽喉科専門医

　専門医への紹介のタイミングについては診療ガイドライン中の記載がないため，他書を参考に述べる．

- **急性中耳炎の重症例**[14]や，**耳漏または高度の鼓膜膨隆を認める場合**．また**抗菌薬を開始しても症状の改善に乏しい場合**や，**急性中耳炎を強く疑うが，耳垢除去が困難等の理由で鼓膜の観察ができない場合**も紹介が妥当であろう．
- 滲出性中耳炎で，中耳貯留液が3〜4週間[14)15)]遷延し持続する場合．
- 反復性中耳炎の可能性が高い場合[14]．反復性中耳炎は「過去6カ月以内に3回以上，12カ月以内に4回以上の急性中耳炎に罹患」と定義され[1]，単純性の中耳炎をくり返す場合と，滲出性中耳炎の急性増悪として単純性の中耳炎をくり返す場合とがある．特に後者は早めの紹介を考慮する．
- 遷延性中耳炎の可能性が高い場合[14]．遷延性中耳炎は「耳痛発熱などの急性症状が顕在化していない状態で，急性中耳炎に見まがう鼓膜所見を呈している状態が3週間以上持続している状態」と定義[1]される．

■ 文献

1）「小児急性中耳炎診療ガイドライン2013年版」（日本耳科学会，他/編），金原出版，2013
http://www.jsiao.umin.jp/pdf/caom-guide.pdf
▶ 無料 （オンライン版）．主として正確な鼓膜所見の評価，鼓膜切開を含む耳処置を施行しうる耳鼻咽喉科医を利用者とする．3～5年を目処に更新予定．

2）Lieberthal AS, et al：The Diagnosis and management of acute otitis media. Pediatrics, 131：e964-e99, 2013
http://pediatrics.aappublications.org/content/early/2013/02/20/peds.2012-3488
▶ 無料 米国小児科学会による2013年版診療ガイドライン．小児科医，家庭医，救急医などプライマリ・ケア医を利用者とする．5年ごとの改訂が予定される．

3）草刈 章，他：小児上気道炎および関連疾患に対する抗菌薬使用ガイドライン．外来小児科学会雑誌，8：146-73, 2005
http://www004.upp.so-net.ne.jp/ped-GL/GL1.htm
▶ 無料 ナラティブレビュー．小児気道感染症を診療するうえで現在も有用な知見は多い．本邦で小児肺炎球菌ワクチン・Hibワクチンが定期接種化される前の発行であり，フォーカス不明の発熱への対応はアップデートが必要．

4）「NICE clinical guideline 69-Respiratory Tract Infections - Antibiotic Prescribing: Prescribing of Antibiotics for Self-Limiting Respiratory Tract Infections in Adults and Children in Primary Care」〔Centre for Clinical Practice at NICE（UK）〕，2008
https://www.nice.org.uk/guidance/cg69/evidence/full-guideline-196853293
▶ 無料 本文中の "Care pathway for respiratory tract infections" は，shared decision making で保護者と共有すべき情報が一覧となっており，使いやすい．

5）「Nelson Textbook of Pediatrics 20th Edition」（Kliegman RM, et al, eds），Elsevier, 2015
▶ 有料

6）土田晋也：耳と鼻の上手な診かた．小児科診療，77：23-7, 2014
▶ 有料 手技に関する図や写真が豊富．

7）土田晋也：かっこよく耳鏡を使ってみよう．レジデントノート，14：1913-8, 2012
▶ 有料 手技に関する図や写真が豊富．

8）上山伸也：フォーカス不明の発熱．「かぜ診療マニュアル第2版」（山本舜吾/編），pp353-61, 日本医事新報社，2017
▶ 有料

9）伊藤 進，他：ピボキシル基含有抗菌薬投与による二次性カルニチン欠乏症への注意喚起．日本小児科学会雑誌，116：804-6, 2012
▶ 有料

10）医薬品医療機器総合機構：ピボキシル基を有する抗菌薬投与による小児等の重篤な低カルニチン血症と低血糖について，2012
https://www.pmda.go.jp/files/000143929.pdf
▶ 無料

11）上山伸也：急性中耳炎．「かぜ診療マニュアル第2版」（山本舜吾/編），pp343-52, 日本医事新報社，2017
▶ 有料 文献2の要点が簡潔に解説されている．

12）Rovers MM, et al：Antibiotics for acute otitis media：a meta-analysis with individual patient data. Lancet, 368：1429-35, 2006
https://www.ncbi.nlm.nih.gov/pubmedhealth/PMH0023439/
▶ 有料 PubMed Health のサマリーは無料で閲覧可．

13）Venekamp RP, et al：Antibiotics for acute otitis media in children. Cochrane Database Syst Rev, 23：CD000219, 2015
http://onlinelibrary.wiley.com/doi/10.1002/14651858.CD000219.pub4/full
▶ 無料

14）村松美知子，他：耳鼻科疾患—急性中耳炎．「小児プライマリケア」（横田俊一郎，五十嵐 隆/編），pp156-7, 中山書店，2009
▶ 有料

15）兼定啓子：中耳炎を耳鼻咽喉科医に依頼すべき症例は，どのような症例ですか？「プライマリ・ケアの感染症—身近な疑問に答えるQ＆A」（黒崎知道，田原卓浩/編），pp58-9, 中山書店，2013
▶ 有料

その他

31 慢性腎臓病

孫　大輔

> **要チェック**
> 「血清Cr値が正常 → 腎機能は正常」という判断をせず，推算GFRを計算し，常に潜在的な腎機能低下を疑え．

▶ 該当診療ガイドライン

本稿では，主にプライマリ・ケアの医師を対象とした診療ガイドライン
- **CKD診療ガイド2012**（日本腎臓学会）[1]

をもとに，総合診療医がCKD患者を診るうえでのポイントをまとめた（Minds未収載）．それとは別に，主に腎臓専門医向けにCKDに関する最新のエビデンスをまとめた

- **エビデンスに基づくCKD診療ガイドライン2013**[2]

があり，やや専門的な内容となるが詳しく知りたいときに有用である（Minds収載済）．
また2015年に

- **CKDステージG3b～5患者のための腎障害進展予防とスムーズな腎代替療法への移行に向けた診療ガイドライン2015**[3]

が公開され，より進行したCKDの進展抑制や生命予後改善を目的とした診療ガイドラインとなっている（Minds収載済）．
国際的には

- **KDIGO**（kidney disease improving global outcomes）の**CKDガイドライン2012年版**[1]

が最も広く用いられており，わが国の診療ガイドラインもそれに沿った形で改定を重ねてきている．

診療ガイドラインのPoint

- CKDの重症度分類は，推算GFR（eGFR）とアルブミン（蛋白）尿，および原疾患で考える．
- eGFRが50 mL/分/1.73 m^{2}未満の場合，あるいは高度の蛋白尿や，蛋白尿と血尿がともに陽性の場合，専門医紹介を考える．
- 慢性腎臓病の治療は集学的治療が基本であり，禁煙やライフスタイルの是正が鍵となる．

表1　CKD患者の問診時のチェックリスト

1) 検尿異常履歴：尿蛋白，血尿，尿糖
2) 肉眼的血尿の自覚の有無
3) 腎・泌尿器疾患の既往歴：
   糸球体腎炎，腎盂腎炎，ネフローゼ症候群，膀胱炎，尿路結石，腎不全 など
4) 腎疾患の家族歴
5) CKDリスク因子の既往：
   高血圧，糖尿病，脂質異常症，肥満，メタボリック症候群，関節リウマチ など
6) CKDリスク因子の家族歴
7) 過去の検査データ確認
8) 出産歴のある女性における妊娠高血圧症候群の既往
9) 生活習慣について：喫煙，飲酒，運動習慣，サプリメント・健康食品・漢方薬の摂取
10) 服薬・薬物療法歴：
    常用薬やOTCの使用〔解熱鎮痛薬，抗リウマチ薬，ビタミンD，カルシウム，抗菌薬，造影剤投与の既往，降圧薬（特にACE阻害薬・ARBの使用）〕

（「CKD診療ガイド2009」を参考に作成）

診断のアプローチ

慢性腎臓病（chronic kidney disease：CKD）は，世界的に患者数が増加している．日本でも成人の約8人に1人がCKDと推計されており（2007年の統計で約1,330万人，12.9％），その早期発見と早期介入が重要である．早期発見のためには，推算GFR（eGFR）を確認すること，蛋白尿の所見があれば定量評価することが重要となる．

まず，CKDの定義（後述）に基づいて診断，重症度分類の決定を行う．重症度決定とともに原疾患・背景因子の検索を進める．原疾患・背景因子を探るためには，問診および身体所見が重要となる．問診時のチェックリストの一例を表1にあげる．特に服薬歴は重要であり，漢方薬やサプリメントも含めて慎重に聞く．次に，萎縮腎や多発性囊胞腎など形態異常のスクリーニングのため，画像検査（腹部エコー，CT）にて評価する．

CKDの定義は，以下の①，②のいずれか，または両方が3カ月以上持続する場合である．
① 尿異常，画像診断，血液，病理で腎障害の存在が明らか（特に蛋白尿の存在が重要）
② GFR（糸球体濾過量）＜ 60 mL/分/1.73 m^2

日常診療では，CKDは蛋白尿とGFR＜60 mL/分/1.73 m^{2}で診断すると考えてよい．このとき，18歳以上では，必ずeGFRを求めることが重要である．血清クレアチニン（Cr）値は一般にGFRが50％未満に低下してはじめて上昇するが，筋肉量の少ない高齢者ではさらにGFRが低下しないと血清Cr値が高値とならない．したがって血清Cr値が正常でもeGFRが低下していることは稀ではないので，**必ず腎機能はeGFRを確認して判断する**．最近では検査値データに血清Cr値だけでなくeGFRを併記している場合も多く，また各種ホームページの自動計算サイトが利用できる（例：協和発酵キリンサイト http://www.kyowa-kirin.co.jp/ckd/check/check.html）．

尿所見では，蛋白尿と血尿，特に蛋白尿の存在が重要である．蛋白尿の陽性者では，早朝尿や

蓄尿による尿蛋白の定量を行う．多くの場合，蓄尿は困難なため，外来診療では尿蛋白濃度と尿中Cr濃度との比（尿蛋白/Cr比）を計算することで1日の尿蛋白を推計できる．例えば尿蛋白/Cr比が1.2だと1日の尿中蛋白排出量も1.2 g/日と推定できる．尿蛋白/Cr比が0.5 g/gCr以上ある場合，あるいは蛋白尿・血尿がともに陽性の場合は腎生検を含めた精査が必要な場合が多いため，腎臓専門医への紹介が望ましい．血尿のみ陽性の患者では末期腎不全に至るリスクはかなり低い．

　　CKDの重症度分類は，GFRによりG1からG5と，ACR（尿アルブミン/Cr比）によりA1からA3に分類する（表2）．また，CKDの原因を最初に付し表現することが勧められ，例えば糖尿病によるCKDでGFRが50 mL/分/1.73 m^{2}で，ACRが100 mg/gCrの場合，糖尿病G3aA2と分類する．これをCGA分類（C：原因，G：GFR，A：ACR）と呼ぶ．とはいえ，長年の高血圧による腎硬化症や糖尿病による糖尿病性腎症など経過から推察されるもの以外は，腎生検を経ないと原疾患は不明のことも多い．糖尿病を伴う腎障害であっても蛋白尿だけでなく血尿がある場合など，ほかの疾患が疑われる場合は，専門医紹介をためらわない．

ビヨンド・ザ・ガイドライン
Beyond the Guideline

総合診療医の視点

　　CKDの患者をみた場合，診療ガイドラインによる重症度分類の表によって，原疾患と蛋白尿，GFR区分で「糖尿病G3aA2」などとカテゴリー分けすることとなる．診療所などのセッティングでは，少なくともeGFRを計算すること，尿検査は尿定性所見のみならず，スポット尿における尿蛋白濃度/尿中Cr濃度の比によりACRを推定することを怠らないようにすることが重要である．

　　原疾患の推定法として，診療所でもできる検査にエコーがある．特に多発性嚢胞腎や水腎症は簡単に把握することができる．また通常の体格の患者で腎長径が110 mm以上あれば腎肥大，90 mm未満であれば腎萎縮と考えられる．糖尿病性腎症は腎機能が低下しても比較的軽度の萎縮に留まるのに対し，腎硬化症は腎萎縮が顕著なため推測可能である．

Beyond the sea 〜海外のエビデンスから

　　CKDの重症度分類は以前，GFRのみで規定する分類であったが，2012年のKDIGOのCKDガイドラインから原疾患，GFR，ACRのCGA分類で記載することが決まった．この背景には，従来のGFRのみの分類に対する批判があったため，2009年よりKDIGOが世界中のコホート約156万人のデータを集め，全死亡，心血管死亡，透析導入，CKD進展，急性腎障害の発症率とeGFR，およびアルブミン尿の関連が詳細に検討され，CKDの定義と重症度分類の再評価がなされた．その結果，eGFRに加えてアルブミン（蛋白）尿が独立した危険因子であることが確認された．これを踏まえて，重症度分類はGFR区分とACR区分を併記することになった．また，加齢によるGFR低下を病的とするか否かについて論争があったが，分析の結果，65歳以上でも，65歳未満と同様に60 mL/分/1.73 m^{2}未満で死亡，心血管死亡リスクが有意に上昇することが示され，GFR低下は年齢とは独立した危険因子であることも確認された．

表2 CKDの重症度分類

原疾患	蛋白尿区分		A1	A2	A3
糖尿病	尿アルブミン定量（mg/日）尿アルブミン/Cr比（mg/gCr）		正常	微量アルブミン尿	顕性アルブミン尿
			30未満	30〜299	300以上
高血圧腎炎多発性嚢胞腎移植腎不明その他	尿蛋白定量（g/日）尿蛋白/Cr比（g/gCr）		正常	軽度蛋白尿	高度蛋白尿
			0.15未満	0.15〜0.49	0.50以上
GFR区分(mL/分/1.73 m^2)	G1	正常または高値	≧90		
	G2	正常または軽度低下	60〜89		
	G3a	軽度〜中等度低下	45〜59		
	G3b	中等度〜高度低下	30〜44		
	G4	高度低下	15〜29		
	G5	末期腎不全（ESKD）	<15		

重症度は原疾患・GFR区分・蛋白尿区分を合わせたステージにより評価する．CKDの重症度は死亡，末期腎不全，心血管死亡発症のリスクを表す．■のステージを基準に，■，■，■の順にステージが上昇するほどリスクは上昇する．
※KDIGO CKD guideline 2012を日本人用に改変
（文献1より引用）

治療のアプローチ

CKDの治療のゴールは，CKDの進展抑制による透析導入の防止と，心血管疾患（CVD）の発症抑制である．そのために**集学的治療が基本となるが，なかでも禁煙指導などライフスタイルの是正が鍵となる**．

生活習慣の改善

喫煙はCKD発症の確たるリスク因子であり，禁煙指導はCKD進展抑制とCVD発症抑制のために必須である．塩分制限（1日6g未満）も生活習慣では重要な要素である．CKDステージG3以上では蛋白質の摂取制限（0.6〜0.8 g/kg/日）が有益であるが，食事療法を行う場合は腎臓専門医と熟練した管理栄養士の参画が望ましい．肥満の是正も重要であり，ステージG3以下のCKDでは，日本人男性においてもほかの人種同様に肥満やメタボリックシンドロームへの介入が生命予後を改善する可能性が示唆されている．

薬物療法（降圧療法を中心に）

エビデンスにより示された降圧目標は糖尿病性CKDで130/80 mmHg以下となっている．一方，非糖尿病性CKDでは必ずしも130/80 mmHg以下にすることでCVD合併や死亡に対する意義が十分に確立するわけではなく，140/90 mmHg以下となっている．

実際の治療では，家庭血圧などを参照し，2～3カ月かけて緩徐に降圧する．**ACE阻害薬あるいはARBが尿蛋白抑制およびCKD進展抑制効果をもつことから第一選択となる**．ただし血清Cr値の上昇や高カリウム血症に注意する（Cr値に前値の30％以上あるいは1 mg/dL以上の上昇がみられる場合は減量か中止を検討する）．すでに腎機能が中等度以上に低下したCKDでは低用量から慎重に開始する．ACE阻害薬あるいはARBのみで十分に降圧できないときは，利尿薬かカルシウム拮抗薬の併用療法を行う．利尿薬はサイアザイド系利尿薬が基本であるが，CKDステージG4以上の場合ループ利尿薬が有効である．それでもなお，降圧目標を達成できない場合，β遮断薬などほかの降圧薬の併用も検討する．

1 ACE阻害薬

主なACE阻害薬を下記にあげる．ACE阻害薬に関してはいずれを使用してもほとんど効果に差はない．

- イミダプリル（タナトリル®）
- キナプリル（コナン®）
- ペリンドプリル（コバシル®）
- エナラプリル（レニベース®）
- テモカプリル（エースコール®）

など

2 ARB

主なARBを下記にあげる．ロサルタンはほかのARBより降圧効果に劣るが，あまり血圧を下げずに臓器保護効果を狙いたいときなどに適している．

- ロサルタン（ニューロタン®）
- テルミサルタン（ミカルディス®）
- イルベサルタン（アバプロ®，イルベタン®）
- カンデサルタン（ブロプレス®）
- オルメサルタン（オルメテック®）

など

ビヨンド・ザ・ガイドライン
Beyond the Guideline

総合診療医の視点

総合診療医はCKDハイリスクである高血圧，糖尿病，肥満，喫煙などの患者を多く診療しており，また患者の背景をよく把握しているため，生活習慣を改善させやすい立場にある．例えば，降圧のための食事指導，肥満解消のための運動のアドバイス，禁煙指導などである．CKD患者に予防あるいは治療介入するうえでは，「エビデンスに基づくCKD診療ガイドライン」[2]に各エビデンスが整備されており，それを参照に個々の患者に最適な介入を行う．

またリスクのある患者においては，早期より腎機能低下をスクリーニングすることが重要である．しかしCKDの重症度分類をしただけで安心せず，今現在，どのくらいのスピードで悪化しているかを必ず確認する．以前の血清Cr値やeGFRを確認し，悪化のスピードを推測する．3カ月以内に30％以上の腎機能の悪化を認める場合，以前の採血デー

タや健康診断の結果は，必ず確認すること．また，急性増悪の原因を推測するうえでは問診が非常に重要となる．最近の食事・飲水量，脱水になるような環境になかったか，薬物の変更や増減，漢方やサプリメントなどを内服していないかなどを丁寧に聞き，原因を推測する．

Beyond the sea 〜海外のエビデンスから

高齢のCKD患者において，特にG3b〜5の進展したステージにおいて降圧目標をどうするかはいまだ明確なエビデンスが少ない状況である．米国退役軍人のCKD患者651,749例を対象としたコホート研究（平均年齢73.8歳，平均eGFR 50.4 mL/分/1.73 m^2，ステージG4，5の患者が6.2％を占める）では，収縮期血圧130〜159 mmHg，拡張期血圧70〜89 mmHgの患者群で最も総死亡率が低く，ステージG4，5の患者においても同様の結果であった[5]．また，日本を含む多施設国際共同試験で，降圧治療による脳卒中の二次予防効果を検討したPROGRESS試験のサブ解析では，平均年齢70歳のCKD患者（平均クレアチニンクリアランス50 mL/分）において，収縮期血圧160 mmHg未満で降圧治療による二次予防効果は頭打ちであった[6]．降圧治療は高血圧を伴う高齢のCKD患者においても，末期腎不全への進展・CVDの合併を抑制すると考えられるが，現時点でのエビデンスからは，厳格な降圧治療を推奨する根拠に乏しく，収縮期血圧150〜160 mmHg未満とやや緩徐な降圧目標でよいと考えられる．

紹介のタイミング

紹介先 ▶ 腎臓内科

腎臓専門医に紹介するケースとして，
① 急性腎障害や急激な腎機能低下
② GFR 50 mL/分/1.73 m^2 未満
③ 高度な蛋白尿（尿蛋白/Cr比 0.50 g/gCr以上，または2＋以上）
④ 蛋白尿と血尿がともに陽性（1＋以上）

などが診療ガイドラインであげられている[1]．紹介した後も総合診療医と専門医で連携しながら集学的に治療を行う．

■ 文献

1) 日本腎臓学会：CKD診療ガイド2012．日腎会誌，54：1031-189, 2012
 http://www.jsn.or.jp/guideline/pdf/CKDguide2012.pdf
  ▶ 無料 プライマリ・ケアの医師向けに診療ガイドラインをまとめて記載してくれており，通読を強く勧める．
2) 「エビデンスに基づくCKD診療ガイドライン2013」（日本腎臓学会／編），東京医学社，2013
 http://www.jsn.or.jp/guideline/pdf/CKD_evidence2013/all.pdf
  ▶ 無料 腎臓専門医向けのCKDに関するエビデンス集．総合診療医は通読する必要はなく，詳しく知りたいポイントについて参照するとよい．
3) 「CKDステージG3b〜5患者のための腎障害進展予防とスムーズな腎代替療法への移行に向けた診療ガイドライン

2015」(慢性腎不全診療最適化による新規透析導入減少実現のための診療システム構築に関する研究班), 2015
http://minds4.jcqhc.or.jp/minds/CKD_stageG3b-5/CKD_stageG3b-5_20151126.pdf
　▶無料 より進行したCKDの進展抑制や生命予後改善を目的とした診療ガイドライン．

4) KDIGO 2012 Clinical Practice Guideline for the Evaluation and Management of Chronic Kidney Disease. Kidney International, 3：1-150, 2013
http://www.kdigo.org/clinical_practice_guidelines/pdf/CKD/KDIGO_2012_CKD_GL.pdf
　▶無料 国際的な診療ガイドラインとして世界的に参照されている．

5) Kovesdy CP, et al：Blood pressure and mortality in U.S. veterans with chronic kidney disease：a cohort study. Ann Intern Med, 159：233-42, 2013
　▶無料

6) Ninomiya T, et al：Lower blood pressure and risk of recurrent stroke in patients with chronic kidney disease：PROGRESS trial. Kidney Int, 73：963-70, 2008
　▶無料

その他

32 (鉄欠乏性) 貧血

本村和久

要チェック 「貧血だから鉄を補って治療しましょう」は間違い．きちんと原因検索，鉄の過剰投与に注意．

▶ 該当診療ガイドライン

鉄欠乏性貧血に関しての診療ガイドラインで手に入るものは

① 日本透析医学会による**慢性腎臓病患者における腎性貧血治療のガイドライン2015年版**[1]

② **鉄剤の適正使用による貧血治療指針改訂第2版2009年**[2]
　　　　　　　　　　　　改訂第3版2015年[3]

がある．①は慢性腎臓病に関するものだが，一部鉄欠乏性貧血についての記載がある．またMinds診療ガイドライン作成マニュアルと思われる「Minds2014に示された内容を参考に」したことがコメントされており，クリニカル・クエスチョン，推奨の強さ，エビデンスの強さが明示されている．②は表題に診療ガイドラインとは明記されていないが，診療ガイドラインに準ずる治療指針としての内容が書かれている．推奨の強さ，エビデンスの強さは明示されていない．どちらもMindsには未収載である．また，診療ガイドラインの国際的な作成方法であるGRADE (grading of recommendations assessment, development and evaluation) にも準拠していない．

海外の診療ガイドラインでは，世界保健機関 (World Health Organization：WHO) がかかわる③，④，とアメリカ疾病予防管理センター (Centers for Disease Control and Prevention：CDC) の⑤や，米国予防医学専門委員会 (U.S. Preventive Services Task Force：USPSTF) の⑥がある．

③ Guidelines for the use of iron supplements to prevent and treat iron deficiency anemia[4]

④ Iron deficiency anaemia：assessment, prevention and control—A guide for programme managers[5]

⑤ Recommendations to Prevent and Control Iron Deficiency in the United States[6]

③，④，⑤いずれも，医療だけでなく，保健の立場も強調されたものであるが，推奨の強さ，エビデンスの強さは明示されていない．

エビデンスの強さが明記されているのは⑥で，小児と妊婦に関する鉄剤補給のコメントがある．

⑥ Screening for Iron Deficiency Anemia—Including Iron Supplementation for Children and Pregnant Women[7]

本稿では，①②を中心に解説したい．

診療ガイドラインのPoint

- 透析患者を含む慢性腎臓病患者では，血清フェリチン値が300 ng/mL以上となる鉄補充療法は推奨しない[1]．
- フェリチン値が15 ng/mL以下の鉄欠乏状態である頻度は20歳から40歳代の女性の40％以上[3]．
- 鉄欠乏状態の診断では血清フェリチン値が重要．血清フェリチン値12 ng/mL未満は鉄欠乏である[2][3]．

診断のアプローチ

　実際の診療では，リスクが高い患者が誰かを考えながら，診察のなかで症状や所見から貧血の有無を絞り，血液検査で診断を確定することとなる．鉄欠乏性貧血をきたしやすいのは，閉経前の女性であり，妊婦も鉄欠乏となりやすい．フェリチン値が15 ng/mL以下の鉄欠乏状態である頻度は20歳から40歳代の女性の40％以上になる[3]．

症状

- 易疲労感，脱力，動悸，耳鳴り，めまい，呼吸困難感，息切れ，頭痛，胸痛（狭心症発作），集中力の低下，嚥下困難

独特な症状としては下記がある．

- 異食症：PICA（ピカ）（氷食）
  　特定の栄養のないものを習慣的に摂取する症候である．無性に氷を好んで食べてしまう（ice craving）氷食症のケースが多い．
- むずむず脚症候群（restless legs syndrome）
  　主に両側下腿の不快感や痛みによって特徴づけられた慢性的な症候群である．下肢静止不能症候群と表現される．鉄欠乏性貧血患者の1/4にみられ，一般の頻度より9倍になるとの報告がある[8]．
- Beeturia（ビート尿）
  　赤カブ（＝ビーツ/ビート）を食べると，尿が血尿のようになる症状．正常人でもみられるが，鉄欠乏性貧血ではビーツの赤色色素であるベタレインをより多く腸から吸収してしまうので頻度が高くなる．

身体所見

　多呼吸，頻脈，顔面浮腫，匙状爪，舌乳頭萎縮，口角炎，青色強膜がみられる．また，舌炎，口角炎，嚥下障害を三徴とするものをPlummer Vinson症候群という．

血液検査

　上記で，貧血を疑ったときは，血液検査でヘモグロビン値，平均赤血球容積（mean corpuscular volume：MCV）や，血清フェリチン値，総鉄結合能，網状赤血球数をみて，貧血の診

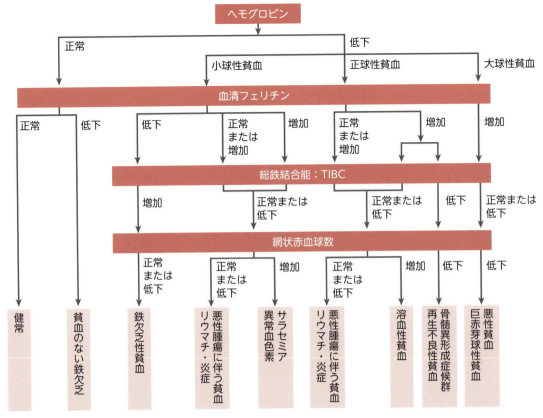

図　貧血診断のフローチャート
(文献2より引用)

表1　鉄欠乏性貧血と貧血のない鉄欠乏の診断基準

	ヘモグロビン g/dL	総鉄結合能 (TIBC) μg/dL	血清フェリチン ng/mL
鉄欠乏性貧血	< 12	≧ 360	< 12
貧血のない 鉄欠乏	≧ 12	≧ 360 or < 360	< 12
正常	≧ 12	< 360	≧ 12

(文献3より引用)

断を絞り込む（図）．この検査値のなかでは，血清フェリチン値が最も重要である．**血清フェリチン値の低下（≦25 ng/mL）は98％の特異度がある（感度は73％）**．血清フェリチン値100 ng/mL以下では感度は94％と上がるものの，特異度は71％に下がる．血清フェリチン値だけで判断するなら，100 ng/mL以下で鉄欠乏の可能性を考え，25 ng/mL以下なら鉄欠乏があると考える[9]．また，「鉄剤の適正使用による貧血治療指針」では，血清フェリチン値のカットオフ値を12 ng/mLとしている（表1）．

　鉄欠乏性貧血の診断となったら，その原因検索が重要である．特に悪性疾患を背景とした消化管出血は常に念頭におく必要がある．鉄欠乏性貧血の原因別頻度は表2を参照されたい．

表2 鉄欠乏性貧血の原因別頻度

男性	鉄摂取不足	1.1 %
	胃切除	1.1 %
	鉄必要量の増大	0.7 %
	鉄損失の増大	7.2 %
	消化管出血	6.5 %
	血尿・ヘモグロビン尿	0.7 %
	その他	0.3 %
	不明	2.6 %
	小計	(11.9 %)
女性	鉄摂取不足	3.6 %
	食事の不適切	2.9 %
	胃切除	0.7 %
	鉄必要量の増大	3.8 %
	妊娠	1.9 %
	スポーツ選手	1.9 %
	鉄損失の増大	42.9 %
	消化管出血	10.3 %
	性器出血	31.6 %
	子宮筋腫	(12.9 %)
	過多月経	(15.8 %)
	子宮内膜症ほか	(2.9 %)
	血尿・ヘモグロビン尿	0.7 %
	献血	0.3 %
	その他	7.3 %
	不明	30.5 %
	小計	(88.1 %)

(鉄欠乏性貧血311例の原因検索の結果)
(文献2より引用)

ビヨンド・ザ・ガイドライン
Beyond the Guideline

総合診療医の視点

身体所見で貧血を見極める方法を2つ紹介する．

● 眼瞼結膜の縁（conjuctival rim）を見る

眼瞼結膜の所見について，明確に身体所見のとり方，感度，特異度が書かれている文献[10]がある．眼瞼結膜を前側（眼瞼側）と後側（眼球側）に分けて見て，前側の縁の色が赤くなく，さらに後側も同様なら明らかに貧血の所見としている．これはすぐれた身体所見で，ヘモグロビン11 g/dLをカットオフ値とすると，陽性尤度比（likehood ratio）は16.68（95 %信頼区間2.88–98.33）である．陰性尤度比は0.64といま1つで，検査陽性（眼瞼結膜が赤くない）だと貧血と診断できるが，陰性では否定できないということになる．

● 強膜の色を見る（青色強膜）

鉄欠乏に伴いコラーゲンの合成障害から強膜が菲薄化して青色に見える青色強膜という所見がある．青色強膜があれば，鉄欠乏性貧血に関する感度は87 %，特異度94 %

表3 鉄欠乏性貧血の治療開始での注意点

① 検査結果と診断の根拠
② 鉄欠乏性貧血の原因とその対策
③ 治療法の選択（経口か静注）
④ 貧血の回復に要する日数，来院回数など
⑤ 再発の可能性，治療の中止と以後の追跡検査に関すること

(文献3より引用)

である[11]．青色強膜の所見は，年齢，性別，虹彩の色に影響されなかった．これに対して，口腔粘膜の蒼白は，鉄欠乏性貧血の患者の30％のみしか認められず，感度は20％と低かった（特異度は96％）[11]．青色強膜の所見は，鉄欠乏のよい指標かもしれない．

Beyond the sea 〜海外のエビデンスから

USPSTFは2006年に妊婦の鉄欠乏性貧血スクリーニングを推奨する（グレードB）としていたが，2015年に推奨しない（グレードI：insufficient）として話題となった[7]．この背景にはシステマティック・レビューの報告がある[12]．この報告によれば，妊婦について，鉄欠乏性貧血のスクリーニングをするかしないかの臨床的なメリットや害を直接研究したものはなく，11の研究結果からはルーチンの妊娠中の鉄補充は，帝王切開や胎児の大きさ，アプガースコアなどの指標に影響もなく，生後6カ月の乳児の鉄の状態にも影響を与えず，害に関して10の研究結果からは明確ではないとしている．ちなみに鉄欠乏のリスクがなく症状のない生後6〜12カ月の乳児に対する鉄欠乏のスクリーニングやルーチンの鉄補充についても推奨しない（グレードI：insufficient）としている[13]．

治療のアプローチ

治療を開始するにあたって表3に記載のことを患者に説明し同意を得ることが重要である．

鉄剤投与後数日で網状赤血球の増加がみられる．貧血の改善には数週間かかり，ヘモグロビン値と血清フェリチン値の正常化を目標として，鉄剤投与中止を考える．

鉄欠乏性貧血の治療には，経口薬と静注薬がある（表4）．経口服用患者の10〜20％に副作用があるが，多くは悪心，便秘，腹痛，下痢，嘔吐などの消化器症状である．服用時間の変更（例えば朝を眠前に変える）や他の種類の経口への変更，薬剤型の変更で対応する．

静脈内投与の適用は表5にあげた場合である．

静脈内投与を開始するにあたっては鉄過剰に陥らないよう，総鉄投与量を必ず計算する．

- 総不足ヘモグロビン鉄量（mg）は，
 $(16-Hb)/100 \times 体重kg \times 65 \times 3.4$ （Hb＝治療前患者ヘモグロビン値）

表4　わが国で使用しうる鉄剤

一般名	商品名	鉄含量	1日当たり用量	会社名
経口用				
クエン酸第一鉄ナトリウム	フェロミア	50 mg/tab	2〜4 tab	エーザイ
硫酸鉄（徐放錠）	フェロ・グラデュメット	105 mg/tab	1〜2 tab	マイランEPD
	テツクール	100 mg/tab	1〜2 tab	武田薬品工業
フマル酸第一鉄（徐放錠）	フェルム	100 mg/cap	1 cap	日医工
ピロリン酸第二鉄	インクレミン	6 mg/mL	1歳未満2〜4 mL 1〜5歳3〜10 mL 6〜15歳10〜15 mL	アルフレッサ
静注用				
含糖酸化鉄	フェジン	40 mg/2 mL	40〜120 mg	日医工

(添付文書を参考に作成)

表5　静脈内投与の適用

① 副作用が強く経口鉄剤が飲めない
② 出血など鉄の損失が多く経口鉄剤で間に合わない
③ 消化器疾患で内服が不適切
④ 鉄吸収が極めて悪い
⑤ 透析や自己血輸血の際の鉄補給

(文献3より引用)

であり，これに不足貯蔵鉄量500 mgを加えた量が総鉄投与量となる．

総投与量から投与筒数を求め，1日あたり鉄として40〜120 mgを連日投与し，必要量に達すれば治療を打ち切る．鉄過剰状態をきたさないように注意する[2]．

慢性腎臓病患者の鉄欠乏性貧血について

慢性腎臓病患者における腎性貧血治療のガイドラインでは，**血清フェリチン値が300 ng/mL以上となる鉄補充療法は推奨しない**との推奨がある．その理由としては，進行した慢性腎臓病患者では血清フェリチンが250 ng/mL以上になると死亡率が上昇する傾向が報告され，肝に重篤な鉄沈着があった患者群の血清フェリチン値のカットオフ値は290 ng/mLとの報告を根拠としている[1]．

ビヨンド・ザ・ガイドライン
Beyond the Guideline

総合診療医の視点

● 経口薬の副作用について

鉄剤投与は経口薬が一般的であるが，副作用（悪心，便秘など）が多いのが特徴とも言える．どのように副作用を抑えればいいのだろうか．

1. 鉄剤の差異

鉄剤には，フマル酸第一鉄，硫酸鉄，グルコン酸第一鉄など主に徐放性を考えた

化合物の違いがあるが，どのタイプでも副作用に差がないというメタアナリシスがある[14]．

2. 鉄剤の投与量

鉄剤を少量投与した（20 mg/日）妊婦に対する比較対照試験では，少量投与群と偽薬群で副作用に差はなく，鉄欠乏性貧血は少量投与群で3％，偽薬群で11％〔RR（relative risk）：0.28，95％ CI：0.12-0.68，P＜0.005〕であったことから，少量投与も1つの選択肢であると考える[15]．

3. 食べ合わせ

基本的には空腹時の吸収に優れている鉄剤であるが，ビタミンCとの併用では吸収率が上がり，ポリフェノールやカルシウム，大豆タンパクとの併用では吸収率が下がる[16]．空腹時の内服では消化器症状が強く出てしまうため，食後に内服する場合は，食物の成分に注意が必要である．

Beyond the sea ～海外のエビデンスから

経口摂取が難しいようなら，静脈投与となるが，静注投与は他の剤形・治療と比較して重篤な有害事象は変わらないとするメタアナリシスがある．103の研究で，静注薬（n＝10,390人）と経口薬（n＝4,044人）が比較されているが，点滴時の反応（infusion reaction）は静注薬で多かったものの，消化器症状は少なく，重篤な有害事象に差はなかった[17]．

紹介のタイミング

紹介先　消化器内科，婦人科など

鉄欠乏性貧血の原因が，鉄分の経口摂取が不十分である場合と正常の月経によるもの以外であれば，紹介を考える．具体的な鑑別診断としては消化管出血（悪性腫瘍が背景である場合を含む）や子宮筋腫などの婦人科疾患，腹腔内出血などがある．

文献

1) 日本透析医学会：慢性腎臓病患者における腎性貧血治療のガイドライン2015年版．透析会誌，49：89-158，2016
http://www.jsdt.or.jp/jsdt/1637.html
▶無料

2) 「鉄剤の適正使用による貧血治療指針 改訂第2版」（日本鉄バイオサイエンス学会治療指針作成委員会/編），響文社，2009
http://jbis.sub.jp/pdf/tetu-ketubou.pdf
▶無料

3) 「鉄剤の適性使用による貧血治療指針 改訂第3版」（日本鉄バイオサイエンス学会治療指針作成委員会/編），響文社，2015
▶有料 書籍として販売．

4) 「Guidelines for the use of iron supplements to prevent and treat iron deficiency anemia」〔International Nutritional Anemia Consultative Group（INACG），World Health Organization（WHO），United Nations

Childrens Fund（UNICEF）〕，1998

http://www.who.int/entity/nutrition/publications/micronutrients/guidelines_for_Iron_supplementation.pdf?ua=1

▶無料

5）「Iron deficiency anaemia：assessment, prevention and control–A guide for programme managers」（World Health Organization），2001

http://www.who.int/nutrition/publications/micronutrients/anaemia_iron_deficiency/WHO_NHD_01.3/en/

▶無料

6）「Recommendations to Prevent and Control Iron Deficiency in the United States」，Morbidity and Mortality Weekly Report（MMWR），47（RR-3）：1-36, 1998

https://www.cdc.gov/mmwr/preview/mmwrhtml/00051880.htm

▶無料

7）「Screening for Iron Deficiency Anemia––Including Iron Supplementation for Children and Pregnant Women」（The U.S. Preventive Services Task Force）

https://www.uspreventiveservicestaskforce.org/Home/GetFile/1/800/ironscr/pdf

▶無料

8）Allen RP, et al：The prevalence and impact of restless legs syndrome on patients with iron deficiency anemia. Am J Hematol, 88：261-4, 2013

▶有料

9）「Diagnostic Strategies for Common Medical Problems, 2nd ed」（Black ER, et al），American College of Physicians, 1999

▶有料 診断学，EBMを知るうえでも基本的な教科書である．

10）Tarang N Sheth, et al：The relation of conjunctival pallor to the presence of anemia. J Gen Inern Med, 12：102-6, 1997

http://www.ncbi.nlm.nih.gov/pmc/articles/PMC1497067/

▶無料 眼瞼結膜所見について詳しい．

11）Kalra L, et al：Blue sclerae：a common sign of iron deficiency? Lancet, 2：1267-9, 1986

▶有料 青色強膜についての文献．

12）Cantor AG, et al：Routine iron supplementation and screening for iron deficiency anemia in pregnancy：a systematic review for the U.S. Preventive Services Task Force. Ann Intern Med, 162：566-76, 2015

http://www.ncbi.nlm.nih.gov/books/NBK285986/

▶無料 妊婦の鉄欠乏性貧血スクリーニングを推奨しないとしたUSPSTFの根拠となる文献．時間があればぜひ読んでほしい．

13）「The Guide to Clinical Preventive Services 2014–Recommendations of the U.S. Preventive Services Task Force」（Agency for Healthcare Research and Quality），2014

http://www.ahrq.gov/professionals/clinicians-providers/guidelines-recommendations/guide/index.html

▶無料

14）Cancelo-Hidalgo MJ, et al：Tolerability of different oral iron supplements: a systematic review. Curr Med Res Opin, 29：291, 2013

▶有料 鉄剤のタイプ別副作用のレビュー．

15）Makrides M, et al：Efficacy and tolerability of low-dose iron supplements during pregnancy：a randomized controlled trial. Am J Clin Nutr, 78：145-53, 2003

http://www.ajcn.org/cgi/pmidlookup?view=long&pmid=12816784

▶無料 妊婦に対する鉄剤補給の無作為化比較試験．

16）Zijp IM, et al：Effect of tea and other dietary factors on iron absorption. Crit Rev Food Sci Nutr, 40：371-98, 2000

▶有料 鉄剤との食べ合わせについて文献．

17）Avni T, et al：The safety of intravenous iron preparations: systematic review and meta-analysis. Mayo Clin Proc, 90：12-23, 2015

▶有料 静注薬に関するシステマティック・レビュー．

その他

33 熱中症

佐々木隆徳

> **要チェック**　「自宅から来院した発熱高齢者 → 感染症」と安易に捉えない．梅雨明け〜8月末までは熱中症も十分に疑うこと．

該当診療ガイドライン

わが国では熱中症に関する診療ガイドラインとして，
① 日本救急医学会の**「熱中症診療ガイドライン2015」**[1]
② 環境省の**「熱中症環境保健マニュアル」**[2]
③ 環境省の**「夏季のイベントにおける熱中症対策ガイドライン（暫定版）」**[3]
④ 日本生気象学会の**「日常生活における熱中症予防指針」**[4]
⑤ 日本体育協会の**「スポーツ活動中の熱中症予防ガイドブック」**[5]
が公表されている（いずれもMinds未収載）．①は医療関係者が対象で，疫学や予防，診断，治療などがまとめられている．②は非医療従事者も含めた保健活動にかかわる人向けで，熱中症に対する正しい知識の普及啓発を目的にまとめられている．③はイベントの主催者や開催施設の管理者向けで，イベントを安全に開催するための対策についてまとめられている．いずれも無料でオンラインでPDFを参照できる．
海外の診療ガイドラインでは，

- Wilderness Medical Society practice guidelines for the prevention and treatment of heat-related illness: 2014 update（Wilderness Medical Society）[6]
- Heat-related illness（American Family Physician）[7]
- Exertional heat illness during training and competition（American College of Sports Medicine）[8]

が有用である．
本稿では主に①に沿って解説する．

診療ガイドラインのPoint

- 熱中症の明確な診断基準はない．臨床情報や所見から熱中症を疑うこと，類似疾患の鑑別が重要である．

- 身体機能が低下している高齢者は自宅で熱中症に陥り，重症化しやすい．
- 従来から表現される「日射病，熱痙攣，熱疲労」は定義が曖昧なため，現在は重症度の把握にⅠ～Ⅲ度の新分類を用いる．
- Ⅱ度熱中症以上の重症度では入院治療の可能な医療機関に転院搬送する．

診断のアプローチ

特徴[3]

　統一された熱中症の定義はないものの，一般的に「高温多湿な環境下における身体適応障害によって発生する状態の総称」とされる．また**血液検査や画像検査で診断はつかず，明確な診断基準もない**．そのため**臨床情報や所見より熱中症を疑い，類似疾患を除外することで診断に至る**ため，熱中症の特徴について理解しておく必要がある．

　熱中症による死亡者数は全体として男性に多く，年齢別では0～4歳，15～19歳，50～54歳，80歳以上に多くみられる．乳幼児は車内に閉じ込められた事故などが多く，思春期はスポーツ中，社会人は労働作業中，高齢者は日常生活場面での発生が多い．また人口の高齢化に伴い**熱中症患者全体に占める高齢者の割合は増加しており，熱中症患者全体の約40％，熱中症死亡総数の約75％に達する**[9]．

　熱中症の発症時期として，急激な気温上昇と多湿環境に身体が慣れない時期である梅雨明け直前の7月中旬から患者が急激に増え始める．その後は梅雨明け直後の7月下旬に患者数のピークを迎え，真夏日と熱帯夜が続く8月下旬まで続き，9月上旬には急激に減少する．

　熱中症の発生場所は，過半数以上で詳細不明とされているが，場所が特定されている熱中症のうち死亡率が最も高いのは家庭・居住施設である．特に高齢者の場合は若年者と比較して屋内でエアコンなどの空調設備を使用しない傾向がみられる．またエアコンを使用していない症例，介護度が高い症例，水分摂取量が少ない症例で重症度が高い傾向を認める．

臨床所見と重症度分類

　熱中症の分類として以前は熱失神または日射病（heat syncope），熱痙攣（heat cramp），熱疲労（heat exhaustion），熱射病（heat stroke）などの用語が使用されてきた．しかしおのおのの用語の定義が曖昧で，重症度を把握しづらいことから日本神経救急学会や日本救急医学会などは新たな分類を用いている．**新分類では重症度を軽症から順にⅠ度（軽症群），Ⅱ度（中等症群），Ⅲ度（重症群）に分け，臨床症状や臓器障害を明記し，重症度に応じた治療方針を示している**．また最重症のⅢ度熱中症については診断基準が明確にされている．具体的内容については図を参照してほしい．

　なお，Ⅰ～Ⅱ度熱中症では体温調節機能が維持されるため高体温を認めず，Ⅲ度熱中症では体温調節機能が破綻するため高体温（深部体温で39℃以上，腋窩温で38℃以上）を呈することが多い．しかし現場から医療機関へ受診するまでの間に応急処置や救急車内の空調などによって体温が低下し，医療機関で診察する際には高体温を認めないことがある．そのため高体

	症状	重症度	治療	臨床症状からの分類
Ⅰ度 (応急処置と見守り)	めまい, 立ちくらみ, 生あくび 大量の発汗 筋肉痛, 筋肉の硬直 (こむら返り) 意識障害を認めない (JCS=0)		通常は現場で対応可能 → 冷所での安静, 体表冷却, 経口的に水分とNaの補給	熱痙攣 熱失神
Ⅱ度 (医療機関へ)	頭痛, 嘔吐, 倦怠感, 虚脱感, 集中力や判断力の低下 (JCS≦1)		医療機関での診察が必要 → 体温管理, 安静, 十分な水分とNaの補給 (経口摂取が困難なときには点滴にて)	熱疲労
Ⅲ度 (入院加療)	下記の3つのうちいずれかを含む (C) 中枢神経症状 (意識障害 JCS≧2, 小脳症状, 痙攣発作) (H/K) 肝・腎機能障害 (入院経過観察, 入院加療が必要な程度の肝または腎障害) (D) 血液凝固異常〔急性期 DIC 診断基準 (日本救急医学会) にて DIC と診断〕⇒Ⅲ度の中でも重症型		入院加療 (場合により集中治療) が必要 → 体温管理 (体表冷却に加え体内冷却, 血管内冷却などを追加) 呼吸, 循環管理 DIC治療	熱射病

- Ⅰ度の症状が徐々に改善している場合のみ, 現場の応急処置と見守りでOK
- Ⅱ度の症状が出現したり, Ⅰ度に改善が見られない場合, すぐ病院へ搬送する (周囲の人が判断)
- Ⅲ度か否かは救急隊員や, 病院到着後の診察・検査により診断される

図 日本救急医学会 熱中症分類2015

熱中症と判断した場合は臨床所見からⅠ〜Ⅲ度の分類を行い治療を開始する.
(文献1より引用)

温にこだわり過ぎると誤診する可能性があり注意する. またⅠ〜Ⅲ度熱中症は連続した病態であることから, 複数の重症度分類にまたがる臨床症状を呈することがあり, 診療現場での重症度判定を悩ませるかもしれない. 熱中症は重症化する前に早期発見して迅速な治療を行えば後遺症なく回復すること, 治療が遅れると重症化して死亡率が高くなることから, 判断に悩む場合は該当する分類のうち一番重い熱中症として取り扱う (オーバートリアージの許容).

鑑別

先述のとおり熱中症の明確な診断基準はなく, 血液検査や画像検査で診断を確定させることもできない. また重症度分類に記載された症状がすべて出揃うわけでもない. そのため熱中症の特徴をふまえたうえで病歴や身体所見から熱中症を疑い, 類似の臨床所見を呈する他疾患を除外する必要がある. Ⅰ〜Ⅱ度熱中症においてはめまいや頭痛, 嘔吐などを認めるが, 検査所見では軽度の脱水や低ナトリウム血症のほかには急性の異常を認めることは少ない. そのため病歴と身体所見で判断できることは多く, 必ずしも検査を必要としない. 他疾患の除外やⅢ度熱中症に至っていないことの確認が必要な場合は, 血液検査などを実施することがある.

Ⅲ度熱中症においては高体温, 意識障害などの中枢神経障害, 肝・腎機能障害などを呈することから, 感染症や内分泌疾患, 神経疾患などとの鑑別を要する. そのため意識障害の鑑別方法として利用されることが多い「AIUEO-TIPS」(表) を参考にするとよい. 以上の理由からⅢ度熱中症では血液検査や画像検査を行うことが多い.

表　AIUEO-TIPSによる意識障害の鑑別

A	alcoholism（急性アルコール中毒，アルコール離脱症候群，Wernicke脳症）
I	insulin（低血糖，高血糖，ケトアシドーシス）
U	uremia（尿毒症）
E	endocrinopathy（内分泌疾患：甲状腺，副腎）
	encephalopathy（脳症：高血圧性，肝性）
	electrolyte（電解質異常：低Na，高Na，高Ca）
O	oxygen（低酸素血症，CO中毒，CO_2ナルコーシス）
	overdose（薬物中毒：睡眠薬，覚せい剤，麻薬，悪性症候群，セロトニン症候群）
T	trauma（外傷）
	temperature（体温異常：低体温，熱中症）
I	infection（感染症：髄膜炎，脳炎，敗血症）
P	psychiatric（精神疾患：ヒステリー発作，混迷）
	porphyria（ポルフィリア）
S	syncope（失神）
	seizure（痙攣）
	stroke（脳卒中）

Ⅲ度熱中症と類似の症状を呈することがある病態について鑑別を行う．

ビヨンド・ザ・ガイドライン
Beyond the Guideline

総合診療医の視点

　Ⅲ度熱中症の診断では，感染症など体温上昇を呈する他疾患との鑑別に悩まされることがある．つまり体温上昇が高体温（hyperthermia）と発熱（fever）のいずれなのか，判断に迷うことがある．しかし高体温であればⅢ度熱中症を想定し，発熱であれば髄膜炎や敗血症などを考慮することになる．したがっていずれの場合でも迅速に初期治療を要する病態のため，実際の診療現場では高体温と発熱のいずれも考慮した対応をせざるをえない．

　一方で，初期診療中に37℃前後まで体温低下を認めることがある．その際は高体温，つまり熱中症であることが経験上多い．そのため熱中症を考慮しているときは，初期診療中に体温測定を複数回行うことを推奨する．

Beyond the sea 〜海外のエビデンスから

　American Family Physicianでは，熱中症に陥りやすいリスク群として以下のリストがあげられている．これらの群では，身体からの放熱や暑熱環境への順応力，適切な水分補給が困難なことが要因となる[7]．

- 65歳以上の高齢者，15歳以下の若年者
- 認知症
- 心疾患および呼吸器疾患

- 空調設備が利用できない
- 精神疾患
- 肥満
- 身体障害者
- 運動不足
- 鎌状赤血球症
- 日中の暑い時間帯での屋外活動
- 都市部の住宅，高階層の居住

治療のアプローチ[10]

治療のゴール

- Ⅰ度熱中症：涼しい環境の下で水分補給を行い，臨床所見を回復させる．発症した現場にて対応可能な病態．
- Ⅱ度熱中症：涼しい環境の下で水分補給を行い，臨床所見を回復させる．点滴を要することがあること，Ⅲ度熱中症との鑑別が必要なことから，診療所などの**一次医療機関へすみやかに受診させる**．一次医療機関での診察で治療困難なⅡ度熱中症や，Ⅲ度熱中症が疑われる場合は二次医療機関へ紹介する．
- Ⅲ度熱中症：迅速な冷却と臓器不全のサポートを行い，早期に高体温から離脱して臓器障害を改善させる．原則入院とし，状態によっては集中治療管理を考慮するため，**二次または三次医療機関へすみやかに受診させる．**

初期治療

熱中症と判断した場合は重症度にかかわらず以下の初期治療を行う．

1 ABCDアプローチと安定化

一般的な救急初療と同様にABCDアプローチ，つまり気道（airway），呼吸（breathing），循環（circulation），意識（disfunction of CNS）の確認を行い，問題があれば対処する．

2 安静

原因となった高温多湿な環境から離れ，風通しのよい日陰や空調の効いた部屋などで安静にさせる．

3 身体冷却

熱中症の死亡率は高体温の持続時間と相関していることから，**深部体温39℃を目標に迅速な身体冷却を行う．**初療現場で実用的かつ効果的な方法は，患者を脱衣させ水をスプレーし扇風機などで送風することで，気化熱によって冷却を図ることである．その他にはアイスパックを頸部や腋窩，鼠径部にあてる方法や，4℃まで冷却した補液の点滴投与，冷水による胃洗浄

や膀胱洗浄などもあるが，いずれも冷却効果は小さいため補助的である．なお，NSAIDsやアセトアミノフェンなどの解熱薬は無効である．

4 水分と塩分の補給

多くの症例で水分と塩分を喪失しているため，これらの補給を要する．経口摂取が可能であれば経口補水液（oral rehydration solution：ORS）を服用させる．ORSは水1Lに対して砂糖大さじ4杯，塩小さじ1/2杯を加えることで作製できる．また病者用食品として薬局などで市販されている製品もある．

Ⅰ～Ⅱ度熱中症の場合は初期治療によって回復することが多いが，Ⅲ度熱中症は痙攣やシバリング，大量輸液を必要とする循環器の異常，電解質異常，横紋筋融解症，肝・腎機能障害，DICなどの管理を要するため救急科へ引き継いだうえで入院治療を行うことが多い．

ビヨンド・ザ・ガイドライン
Beyond the Guideline

総合診療医の視点

Ⅰ～Ⅱ度熱中症の場合，臨床症状が改善すれば帰宅可能である．しかし帰宅させる場合は，熱中症の原因となった暑熱環境やリスク因子の特定と対策が必要である．帰宅後も水分摂取や安静療養が可能か，エアコンなどの空調設備が整っており適切に使用しているか，高齢独居や老々介護ではないか，利尿薬が効きすぎていないか，乳幼児や高齢者ではネグレクトの可能性はないか，といった生活環境についても確認しなければならない．

Beyond the sea ～海外のエビデンスから

熱中症に対して効果的な薬物治療はない．熱中症との鑑別にあがってくる悪性高熱症や悪性症候群に対して，ダントロレンは筋固縮などの筋症状に対して有効である．しかし熱中症に対しての有効性は示されていない[6]．身体冷却を行う際の目標体温は39℃であることを上述したが，その際は深部体温をモニタリングする必要があり，一般的には直腸温を用いることが多い．腋窩温など体表温は身体冷却の影響を受けて正確な体温測定ができないため用いない．なお，深部体温39℃を下回ると低体温症を招くリスクがあるため注意する[6]．

紹介のタイミング

紹介先 ▶ 救急科

紹介する際は発症状況とⅢ度熱中症と判断した理由について的確に伝え，救急車での転院搬送を行う．また紹介先に引き継ぐ間も迅速な冷却とバイタルの維持に努める．医療過疎地では救急科が近隣にないことも予想される．その場合は地域の実状に応じて，救急医療を担う医療

機関または集中治療室を有する医療機関へ紹介する.

診療所など一次医療機関からの紹介

熱中症を疑う病歴に加えて，高体温（深部体温で39℃以上，腋窩温で38℃以上）または意識障害を呈する場合は，Ⅲ度熱中症を含めた精査加療が必要なため救急科へ即日紹介する．Ⅲ度熱中症ではないが，対応困難なⅠ～Ⅱ度熱中症は二次医療機関へ紹介する．

市中病院など二次医療機関からの紹介

熱中症の新分類に基づき，臨床症状または検査所見からⅢ度熱中症と判断した場合は，集中治療管理も考慮した入院治療が必要なため救急科へ即日紹介する．

■ 文献

1）「熱中症診療ガイドライン2015」（日本救急医学会）
   http://www.jaam.jp/html/info/2015/pdf/info-20150413.pdf
   ▶[無料] 医師や看護師などを主な対象とし，熱中症の疫学や発生条件，診断，予防や治療法などが記載されている．必見．

2）「熱中症環境保健マニュアル2014」（環境省）
   http://www.wbgt.env.go.jp/heatstroke_manual.php
   ▶[無料] 非医療従事者も含めた保健活動にかかわる人向けのマニュアル．数年に一度更新され内容が充実してきた．

3）「夏季のイベントにおける熱中症対策ガイドライン（暫定版）2016」（環境省）
   http://www.wbgt.env.go.jp/heatstroke_gline.php
   ▶[無料] イベントの主催者や開催施設の管理者向けのガイドライン．熱中症患者が発生しやすいポイント，イベントを安全に実施するための対策などが記載されている．

4）日本生気象学会：日常生活における熱中症予防指針ver.3．日本生気象学会雑誌，50：49-59, 2013
   http://seikishou.jp/pdf/news/shishin.pdf
   ▶[無料] 熱中症の予防策について詳しく解説している．重症度分類が旧分類で記載されていることに注意．

5）「スポーツ活動中の熱中症予防ガイドブック」（日本体育協会）
   http://www.japan-sports.or.jp/publish/tabid/776/Default.aspx#guide01
   ▶[無料] スポーツ選手や指導者向けのマニュアル．予防や応急処置などが記載されている．重症度分類が旧分類で記載されていることに注意．

6）Lipman GS, et al：Wilderness Medical Society practice guidelines for the prevention and treatment of heat-related illness: 2014 update. Wilderness Environ Med, 25：S55-S65, 2014
   ▶[無料] 熱中症の予防，屋外現場や病院での治療について推奨事項が書かれている．

7）Becker JA & Stewart LK：Heat-related illness. Am Fam Physician, 83：1325-30, 2011
   ▶[無料] 熱中症に陥りやすいリスク因子，薬剤についてリスト化され，初期評価のアルゴリズムが図示されている．

8）Armstrong LE, et al：American College of Sports Medicine position stand. Exertional heat illness during training and competition. Med Sci Sports Exerc, 39：556-72, 2007
   ▶[無料] 運動時や競技活動中の熱中症に関する推奨事項が書かれている．

9）「熱中症：日本を襲う熱波の恐怖」（日本救急医学会/編），へるす出版，2011
   ▶[有料] 「熱中症Review」と内容が重複している部分は多いが，文中でも引用したような熱中症に関する疫学など，より詳細な情報が記述されている．

10）「熱中症Review：Q&Aでわかる熱中症のすべて」（三宅康史/編著），中外医学社，2012
    ▶[有料] 非専門医の医療従事者向けに概要，病態，リスク因子，分類，治療などをQ&A形式でまとめられている．通読を勧める．

診療ガイドラインの質を見極める

南郷栄秀

　読者の皆さんは診療ガイドラインをどのように使っているだろうか．普段からよく使っているかもしれないし，全く使わないかもしれない．しかしいずれにしても，診療ガイドラインは質の評価が大事だということを知っておくべきである．

　診療ガイドラインの内容を疑ってかかり，それを信じていいものか評価する必要があると理解している人は多くないだろう．多くの場合，診療ガイドラインの推奨だけがとり出され，「Grade○」のような形でランク付けられたものだけが独り歩きしている．推奨グレードがどういう意味かも，なんとなくのイメージで捉えているに違いない．しかし，皆さんは，診療ガイドラインの推奨とその推奨のあとに書かれている根拠とが，しばしば食い違っていることを知っているだろうか．根拠には有効であることが証明されていないとあるにもかかわらず，行うことを推奨しているものが現実に存在する．

　じつは，診療ガイドラインの推奨とその根拠が食い違っていること自体は必ずしも誤りではない．エビデンスが診療のすべてを決めるわけではないからである．しかし，もし食い違っているのならば，それはなぜなのかを明らかにするべきである．そういった推奨決定の過程を明らかにしていない診療ガイドラインは信頼できない．

診療ガイドラインの評価法

　診療ガイドライン評価の国際標準となっているのは，AGREE Ⅱ（Appraisal of Guidelines for Research & Evaluation Ⅱ）[1)2)]である．これは診療ガイドラインの研究および評価組織であるAGREEが開発したもので，現在診療ガイドラインを作成した際にその外部評価で用いられている最新版は2009年に発表された．AGREE Ⅱ 評価は，Mindsが国内の診療ガイドラインを評価選定してMindsガイドラインセンターのサイトに掲載するかどうかを判断する際にも用いられている．

　評価は，6つのドメインの23項目と全体評価で行う（表1）．筆者らは9つのありふれた疾患に関する診療ガイドラインについて，日米英のものをAGREE Ⅱにより評価[3)]して比較したが，最も質が高かったのは英国のNICEガイドラインで，ついで米国の診療ガイドライン，わが国の診療ガイドラインは全般的に質が低かった．日本の診療ガイドラインはドメイン1（対象と目的）のスコアが比較的高かったが，ドメイン5（適用可能性）とドメイン6（編集の独立性）

のスコアが特に低いことが目立った．また，ドメイン3（作成の厳密さ）とドメイン6（編集の独立性）で米英との差が顕著だった．つまり，**日本の診療ガイドラインは作成方法と利益相反に問題がある**というのが現状なのである．

AGREE Ⅱ評価は形式評価であり，内容の妥当性を担保するものではない．診療ガイドラインの評価基準にはさまざまなものの開発が試みられているが，残念ながら，**内容の評価には妥当性のある評価指標がない**というのが現状である．

表1　AGREE Ⅱチェックリスト

ドメイン	チェック項目
①対象と目的	1）ガイドライン全体の目的が具体的に記載されている．
	2）ガイドラインが取り扱う健康上の課題が具体的に記載されている．
	3）ガイドラインの適用が想定される対象集団（患者，一般市民など）が具体的に記載されている．
②利害関係者の参加	4）ガイドライン作成グループには，関係するすべての専門家グループの代表者が加わっている．
	5）対象集団（患者，一般市民など）の考えや嗜好が考慮されている．
	6）ガイドラインの利用者が明確に定義されている．
③作成の厳密さ	7）エビデンスを検索するために系統的な方法が用いられている．
	8）エビデンスの選択基準が明確に記載されている．
	9）エビデンス総体（body of evidence）の強固さと限界が明確に記載されている．
	10）推奨文を作成する方法が明確に記載されている．
	11）推奨文の作成にあたって，健康上の利益，副作用，リスクが考慮されている．
	12）推奨文とそれを支持するエビデンスとの対応関係が明確である．
	13）ガイドラインの公表に先立って，専門家による外部評価がなされている．
	14）ガイドラインの改訂手続きが示されている．
④提示の明確さ	15）推奨が具体的であり，曖昧でない．
	16）患者の状態や健康上の問題に応じて，他の選択肢が明確に示されている．
	17）どれが重要な推奨か容易にわかる．
⑤適用可能性	18）ガイドラインの適用にあたっての促進要因と阻害要因が記載されている．
	19）どのように推奨を適用するかについての助言・ツールを提供している．
	20）推奨の適用にあたり，関係するリソースへの影響が考慮されている．
	21）ガイドラインにモニタリングや監査のための基準が示されている．
⑥編集の独立性	22）資金源によりガイドラインの内容が影響されていない．
	23）ガイドライン作成グループメンバーの利益相反が記載され，適切な対応がなされている．

（文献1，2より）

信頼できる診療ガイドライン作成手順 GRADE system

　では，信頼できる診療ガイドラインとはどういうものだろうか．基本となるのは米国医学研究所（Institute of medicine：IOM）が発表した「信頼できる診療ガイドライン（Clinical Practice Guidelines We Can Trust）」[4]に提唱されている「信頼できる診療ガイドライン作成の基準」である（表2）．

　IOMの基準には，「診療ガイドラインは，エビデンスのシステマティック・レビュー（systematic review，以下SR）と複数の治療選択肢の利益と害の評価に基づいて，患者ケアを最適化するための推奨を含む文書である」とある．つまり，**診療ガイドラインに掲載される推奨のエビデンスは，SRを行って過去にそのテーマについて出されたあらゆる研究結果を網羅的に集めることが必要**というのである．SRが行われていない診療ガイドラインの推奨は鵜呑みにできないのである．

　IOMの基準を満たす診療ガイドライン作成方法で国際標準とされるのが，カナダのMcMaster大学のGordon GuyattとHolger SchünemannらのGRADE working groupがつくった **GRADE system**[5)6)]と呼ばれるものである．

　GRADE systemにはいくつかの特徴がある．まず，SRを行ってから推奨をつくること．これは，従来の診療ガイドラインが推奨先にありきでそれに合致するようなエビデンスをとってきてしまうという現象がみられているため，あくまでも先に網羅的なエビデンスの収集作業が必要と強調されているからである．そしてアウトカムごとにエビデンスを集めて評価するアウトカム中心主義である．アウトカムごとに見ることによって，特定の診療行為があるアウトカムには有効であり，あるアウトカムには有効でない場合に，どちらのアウトカムをより重視するのかを意識することができる．さらに，エビデンス総体（アウトカムごとに集められたエビデンスの一群）の質を評価すること．質とは，メタアナリシスによって統合された効果推定値

表2　米国医学研究所（IOM）の「信頼できる診療ガイドライン作成の基準」

基準1	透明性の確保	診療ガイドラインの作成と資金提供のプロセスを開示する
基準2	利益相反の管理	診療ガイドライン作成委員は利益相反を開示するべきであり，推奨に影響するような利益相反をもつべきでない
基準3	診療ガイドライン作成グループの構成	診療ガイドライン作成委員は臨床医，方法論者，患者代表などさまざまなステークホルダーが参画するべきである
基準4	診療ガイドラインとシステマティック・レビューの連係	診療ガイドライン作成にはシステマティック・レビューを用い，診療ガイドライン作成グループとシステマティック・レビューチームは互いに連係するべきである
基準5	推奨に向けたエビデンスの基盤つくりならびに推奨の強さの評価	推奨の根拠に関する説明として，利益と害について，エビデンスの確実性，価値観，臨床経験を踏まえ，推奨の強さを評価する
基準6	推奨の表記	推奨される診療行為やそれを実行するべき状況を明確に記述する
基準7	外部評価	外部評価者は専門家，患者代表などを含むあらゆるステークホルダーを含むべきであり，またパブリックコメントを求める
基準8	更新	更新の予定が記載されている

（文献4より）

がどれだけ真の値に近いか，すなわち確実性を意味する．エビデンス総体の質（確実性）の評価は，研究デザインをもとに，バイアスのリスク，非一貫性，非直接性，不精確さ，出版バイアスの5つのグレードダウンの要因と，大きな効果，用量反応勾配，交絡因子の3つのグレードアップの要因を検討して，最終的に4段階（高，中，低，非常に低）に等級付けする．推奨を決定する際には，エビデンスの質，利益と害のバランス，患者の価値観，コストやリソースをバランスよく検討し，最終的な推奨の文言は，その医療行為を行うか行わないかの「推奨の方向」，強いか弱いかのいずれかで示される「推奨の強さ」，高，中，低，非常に低の4段階に分類される「エビデンスの質（確実性）」の3つの要素からなる．

国内の診療ガイドラインの現状

わが国では世界的な流れを受けて1990年台後半に，旧厚生省の検討会で診療ガイドラインの作成や公開などが決定された[7)~9)]．当初は旧厚生省主導で科研費を充てて各学会に委託して作成していたが，じきに各学会に任される形になった．残念なことに，当時，診療ガイドラインの作成方法について明示されていなかったために，混乱を生むことになった．最も作成方法自体も，最初から世界的に質の高い診療ガイドラインとなるようなものが確立されていたわけではなかった．

わが国の診療ガイドラインは，歴史的に教科書の記載をもとに診療ガイドラインをつくるという動きがみられた．そのため，章ごとの分担執筆の形式をとっており，基本的に推奨は1人のエキスパートによって執筆され，それを会議で読み合わせて問題がないかチェックするというスタイルで行われた．いわゆるコンセンサスガイドラインと呼ばれるものであるが，これでは，専門家が自身の限られた経験をもとに好き勝手に推奨をつくることができてしまう．わが国では，どちらかというと教科書的記載の方が診療ガイドラインと捉えられているふしがある．教科書的な記載は比較的読者のウケもよく，診療ガイドライン作成者も重視しがちだが，**診療ガイドラインはあくまでも，臨床疑問（Clinical Question：CQ）とそれに対応する推奨のみを指す．**

エビデンスに基づいた診療ガイドラインが必要との声を受けて，2007年に日本医療機能評価機構のEBM医療情報サービスのMinds[10)]が，「診療ガイドライン作成の手引き（通称，Minds2007）」[11)]を公表した．これは，エビデンスレベルやエビデンスピラミッド（図）と呼ばれる考え方で，エビデンスの信頼性は臨床研究デザインによって決まり，より高いレベルの臨床研究デザインの研究結果をエビデンスとして採用し，推奨を付けるというものだった．

この方式は一見よさそうだが，はじめに推奨ありきで，それに都合のいいエビデンスを当てはめることができてしまう．Aという薬の効果を検証した研究には有意な差のあったものも差のなかったものもあるのに，推奨を付ける際には（意識的にも無意識的にも）有意差のあった論文しか採用しないということが起こる．また，ランダム化比較試験（randomized controlled trial，以下RCT）の結果がいつでも信頼できるという誤った認識を植え付けることにもなる．エビデンスレベルやエビデンスピラミッドは，それぞれの研究が理想的な形で行われた場合の結果の信頼性の高低であるが，実際に行われる研究にはバイアスの混入が避けられないため，個々の研究の質によってはヒエラルキーが逆転することも起こりうる．そのため，集めた研究

臨床研究デザインとエビデンスレベル

レベル		研究デザイン
高	1	複数のランダム化比較試験のシステマティック・レビュー（SR）
	2	ランダム化比較試験（Randomized Controlled Trial：RCT）
	3	比較臨床試験（Controlled Clinical Trial：CCT）
	4	コホート研究（Cohort Study）
	5	症例対照研究（Case Control Study）
	6	症例集積研究（Case Series）や症例報告（Case Report）
低	7	エキスパート・オピニオン（権威ある人の意見）

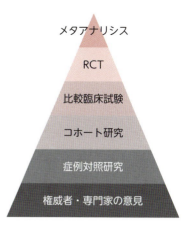

図　エビデンスレベル，エビデンスピラミッド

の質の評価が必須なのである．

そこでMindsは，2014年に診療ガイドライン作成の手引きを改訂し（通称，Minds2014）[12]，**診療ガイドライン作成にはGRADE systemを採用することを推奨した**．ここに，ようやく世界標準に合わせる形になった．しかし，まだ日が浅いため，Minds2007の方式でつくられた診療ガイドラインが主流である．近年，国内でも「GRADE systemでつくった」と明記された診療ガイドラインが公表されてきたが，残念ながらその多くはGRADE systemを正しく理解しないままつくられたものである．

診療ガイドラインの良し悪しの見分け方

まず，読み手側の習慣として，**診療ガイドラインを見る際はいきなり推奨を見るのではなく，作成方法と推奨の意味について記載されている箇所（多くの場合は第1章や前文）をチェックする**ようにするべきである．

推奨の作成過程をすべて開示して透明性を高くしていれば，内容が信頼できるかどうかが容易に判断できる．しかし，推奨の作成過程がブラックボックスのものが多く，そのようなものは鵜呑みにしてはまずいだろう．

GRADE systemに代表されるようなIOMの「信頼できる診療ガイドライン」[4]の基準を満たすものが信頼できるが，GRADE working groupは，「GRADEシステムを利用したと言えるための基準」[13)14)]（**表3**）も公表しているので，これを用いて評価することも有用である．実際，国内の診療ガイドラインをこの基準で評価した結果も公開されている[15]．

鵜呑みにしてはいけない診療ガイドラインの特徴は，表4に示すものが考えられる．「本診療ガイドラインはGRADE systemでつくられた」と書いてあってもそのじつは違うこともあるので注意するべきである．エビデンスに基づいていない専門家だけの合意（GOBSAT形式）でつくられたコンセンサスステートメントは鵜呑みにできない．優れた診療ガイドラインは，推奨の作成に専門医以外のあらゆるステークホルダーが参画しているはずである．また，先に推奨文ありきで，それに合ったエビデンスを添えるという，Minds2007形式に準拠したものも信

表3 GRADE systemが利用したと言えるための基準

1	エビデンスの質（＝エビデンスの確実性，もしくは効果推定値の確実性）はGRADE working groupが採用する定義によって一貫して定義されるべきである
2	エビデンスの質（異なる用語だったとしても），各GRADE基準※を明確に考慮して評価されるべきである.
3	エビデンス総体の質は，GRADE working groupが採用する定義と合致した3つもしくは4つのカテゴリー〔例：高い（high），穏やかな（moderate），低い（low）および／または非常に低い（very low）〕によって，重要なアウトカムごとに評価されるべきである.
4	エビデンスの確実性と推奨の強さは，エビデンスの要約やエビデンスから決断への決定の基準のエビデンスに基づいて判断されるべきである．理想的には，エビデンスの質を評価するためにエビデンス・プロファイルが使用されるべきで，それらはシステマティック・レビューに基づくべきである．少なくとも，評価されたエビデンス，およびそのエビデンスを同定し評価した方法は明確に記述されるべきである.
5	推奨もしくは決断の方向や強さは，GRADE基準を明確に考慮して決定されるべきである．理想的には，意思決定フレームワークの作成に使用したエビデンスには，検討されたリサーチ・エビデンスや付加的な考察・判断もわかりやすく文書化しておくべきである.
6	推奨の強さは，2つのカテゴリー（選択肢に賛成か反対か）によって評価されるべきで，それぞれのカテゴリーの定義は，「強い（strong）」と「弱い／条件付き（weak/conditional）」のような，GRADE working groupが採用する定義と合致しているべきである.

※GRADE基準：バイアスのリスク，非一貫性，非直接性，不精確さ，出版バイアスの5つのgrade downの要因と，大きな効果，用量反応勾配，交絡因子の3つのgrade upの要因
（文献13より引用）

表4 鵜呑みにしてはいけない診療ガイドラインの特徴

- 推奨がエビデンスに基づかないコンセンサスステートメントである
- 唐突に推奨やアルゴリズムのみが示されており，それらの作成根拠が書かれていない
- 推奨に「エビデンスレベル」が付けられている（個々のエビデンスにレベルを付している）
- 「推奨が付けられない」という推奨がある
- 推奨とその元となるエビデンスが食い違っているのに，その理由が書いていない
- GRADE systemを用いてつくったと書かれていても，実際はそのようになっていない
- 専門家だけでつくられている
- 作成委員に診療ガイドライン作成方法専門家が含まれていない
- 診療ガイドライン作成委員に推奨にかかわる利益相反がある
- 製薬会社が買い取って配布している
- 無料で公開されておらず，学会員のみに限定公開されていたり，書籍を購入しないと見ることができなかったりする

じることはできない．単にRCTの結果であるから信頼できるエビデンスだとしているものは注意が必要である．同様に，「エビデンスレベル」という語を用いているのはMinds2007形式である．GRADE systemでは「エビデンスレベル」の語は用いない．推奨を決める際にはエビデンスのSRが必要である．SRは過去のエビデンスを網羅的に集めたものだが，得られたエビデンスは玉石混交なので，それらの質の評価が必要である．「エビデンスの質」とは，メタアナ

リシスしたときの効果推定値の質（確実性，どのくらい信じてよいか）を意味する．GRADE systemを用いていない場合は，RCTが1つでもあれば推奨に「グレードA」と書かれていることがあるので，その意味するところと根拠を確認することが大事である．GRADE systemでつくった推奨であれば，「～を行うことを提案する（推奨の強さ「強い推奨」／エビデンスの確実性「中」）」のように書かれているはずである．

診療ガイドラインの使い方

まず，診療ガイドラインは金科玉条ではない．診療ガイドラインの推奨が，エビデンス総体をもとに，その質と利益と害のバランス，患者の価値観，コストとリソースを踏まえてつくられているのであるから，その**推奨のつくり方に問題があるならば，エビデンスに立ち戻って，自分で目の前の患者の病状や現場の置かれた環境，患者の好みと行動，そして医療者の臨床経験を組合わせてその診療行為を行うかどうかの決断を下すという本来のEBMの実践を行え**ばいい（それには，それ相応のトレーニングが必要にはなるが）．

しかも，残念ながら国内のほとんどの診療ガイドラインが信頼できるとは言えない現状がある．となると，推奨を鵜呑みにするのではなく，その根拠が何かを吟味する必要がある．**推奨の根拠となっているエビデンスが何かを確認して，場合によってその論文を批判的吟味することも必要**だろう．

ただ，エビデンスの批判的吟味は容易ではない．国内に質の高い診療ガイドラインが数少ない現状では，質の高い英国NICEガイドラインやエビデンスに基づいた二次資料であるUpToDate®[16]やDynaMed™/DynaMed Plus®[17]を利用することも1つの方法である．

これまで何度も強調してきたように，診療ガイドラインはそれに従うものではないし，ましてや現在のところ信頼できるものが限られている．診療ガイドライン通りに行わないといけないと思われると困るのである．「ガイドライン」という語は医療以外でも広く用いられるが，例えば防衛ガイドラインのように必ず順守するものと違って，現場の状況によって判断を変えるべきものである．したがって，**医療分野で用いるガイドラインは単に「ガイドライン」ではなく，「診療ガイドライン」という語を用いる**ことを提唱したい．診療ガイドラインに書いてあるからそれに従う，というのではなく，診療現場ではあくまで1つの参考資料として，個々の患者に対する医療行為を1つ1つ選択していくべきである．診療ガイドラインを使用する際には，ぜひ信頼性にも気を払ってほしい．

■ 文献

1) AGREE II
  http://www.agreetrust.org/
  ▶無料

2) 日本医療機能評価機構EBM医療情報部：AGREE II日本語訳試行版ver.01
  http://minds4.jcqhc.or.jp/minds/guideline/pdf/AGREE2jpn.pdf
  ▶無料

3) 南郷栄秀, 他：日本の診療ガイドラインの質は低く, 改善の余地が大きい. 第5回日本プライマリ・ケア連合学会学

術大会抄録集, 5：299, 2014
▶有料

4）「Clinical Practice Guidelines We Can Trust」(Institute of Medicine of the National Academies), The National Academies Press, 2011
https://www.nap.edu/catalog/13058/clinical-practice-guidelines-we-can-trust
▶無料

5）GRADE working group：The GRADE working group
http://www.gradeworkinggroup.org
▶無料

6）「診療ガイドラインのためのGRADEシステム 第2版」(相原守夫/著), 凸版メディア, 2015
▶有料

7）厚生労働省：医療技術評価の在り方に関する検討会「医療技術評価の在り方に関する検討会報告書」
http://www1.mhlw.go.jp/houdou/0906/h0627-6.html
▶無料

8）厚生労働省：医療技術評価推進検討会「医療技術評価推進検討会報告書」
http://www1.mhlw.go.jp/houdou/1103/h0323-1_10.html
▶無料

9）秋山祐治：II. 診療ガイドライン作成に厚生労働省が果たした役割. 日内会誌, 99：2950-7, 2010
▶有料

10）Minds 医療情報サービス（日本医療機能評価機構）
http://minds.jcqhc.or.jp/
▶無料

11）「Minds 診療ガイドライン作成の手引き2007」(Minds 診療ガイドライン選定部会/監, 福井次矢, 他/編), 医学書院, 2007
▶有料

12）「Minds 診療ガイドライン作成の手引き2014」(福井次矢, 他/監, 森實敏夫, 他/編), 医学書院, 2014
▶有料

13）GRADE working group：Criteria for applying or using GRADE
http://www.gradeworkinggroup.org/docs/Criteria_for_using_GRADE_2016-04-05.pdf
▶無料

14）相原守夫：GRADEシステムを利用したと言えるための基準
http://aihara.la.coocan.jp/archives/2012/03/grade_24.php
▶無料

15）相原守夫：GRADEを利用した国内の診療ガイドライン
http://www.grade-jpn.com/jp_grade/japanese_grade_cpg.html
▶無料

16）UpToDate®
http://www.uptodate.com/
▶有料

17）DynaMed Plus®
http://www.dynamed.com/
▶有料

18）「診療ガイドラインが教えてくれないこともある」(葛西龍樹/監, 菅家智史/編), 南山堂, 2016
▶有料

索引

欧文

ACE阻害薬 …………55, 64, 289
AD …………………………259
AGREE II …………………307
AIUEO-TIPS ………………302
ARB …………………55, 64, 289
α-グルコシダーゼ阻害薬
 ……………………………115
β_2刺激薬 ………………35, 46
bDMARD …………………178
BPSD ………………………239
B型慢性肝炎 ………………91
β遮断薬 …………………64, 130
Cap polyposis ………………86
CHA_2DS_2-VAScスコア …70
$CHADS_2$スコア ……………70
ChEI …………………………243
CKD …………………………286
CKDの重症度分類 ………287
COPD ………………………42
COPDの診断基準 ………42
COPDの増悪 ……………47
COPDの病期分類 ………43
csDMARD …………………176
C型慢性肝炎 ………………96
DAA治療 …………………97
DOAC ………………75, 216
DPP-4阻害薬 ………114, 115
DSM-5 ……201, 222, 232

DXA (dual-energy X-ray absorptiometry) 法 ……165
EBM …………………………313
eGFR ………………………286
FT_3 …………………………132
FT_4 ……………………120, 132
GFR …………………………286
GRADE system ……………309
H_2受容体拮抗薬 …………272
HAS-BLEDスコア …………73
HbA1c ………………………112
HBc抗体 ……………………92
HBe抗原 ……………………92
HBe抗体 ……………………92
HBs抗原 ……………………92
HBV …………………………181
HBV DNA …………………92
HBVキャリア ………………92
HCV …………………………181
HCV抗体 ……………………97
HDLコレステロール ………104
H. pylori感染の除菌療法適応疾患 …………………86
H. pyloriの診断 ……………84
ICS …………………………35, 46
IFN治療 ……………………98
IL-6受容体拮抗薬 …………178
LABA ………………………35, 46
LAMA ………………………35, 46
LDLコレステロール ………104

LDLコレステロール目標値
 ……………………………115
LTRA ………………………35
MAPSO問診 ………………203
MD (microdensitometry) 法
 ……………………………166
Minds2014 …………………311
MTX …………………………176
NaSSA …………………150, 198
NCB …………………………71
NMDA受容体拮抗薬
 ………………243, 245, 248
nonHDL-C …………………104
NSAIDs
 ………143, 150, 162, 179, 187
NT-proBNP濃度 ……………60
Peg-IFN ……………………93
pill-in-the-pocket …………78
presentation set ……………206
RA分類基準 ………………173
SERM ………………………167
SGLT2阻害薬 ………………115
SNRI ……………150, 198, 205
SSRI ……………150, 198, 205
TC ……………………………104
TG ……………………………104
Th2サイトカイン阻害薬 …253
TNF阻害薬 …………………178
TSH ……………………120, 132
X線 …………………………158

和文

あ行

亜急性甲状腺炎 132
アセトアミノフェン
　......... 20, 150, 162, 187
アップストリーム治療 78
アテローム血栓性脳梗塞
　......... 214
アトピー性皮膚炎 252, 259
アトピー素因 262
アマンタジン 248
アルコール関連問題 229
アルコール使用障害特定テスト
　......... 230
アルコールブリーフインターベンション 234
アルツハイマー型認知症
　......... 243
アルツハイマー病 86
アレルギー性鼻炎 250
アレルゲン免疫療法 257
アンジオテンシン（Ⅱ）受容体拮抗薬 55, 64, 289
アンジオテンシン変換酵素阻害薬 55, 64, 289
胃食道逆流症 86
一次性頭痛 184
胃びまん性大細胞型B細胞性リンパ腫 86
イブプロフェン 20
飲酒 88, 193, 213, 227, 232
インスリン療法 114
インフルエンザ 23, 181
インフルエンザの典型的症状
　......... 24
インフルエンザのハイリスク群
　......... 25
インフルエンザ濾胞 24
右心不全 59
うつ 148, 186, 192
運動療法 66, 141, 151, 159

か行

顎骨壊死 170
核酸アナログ 94
過形成性ポリープ 86
かぜ 16, 250
かぜの3症状チェック 17
活性型ビタミンD_3薬 167
合併症 29, 30
家庭血圧 51
カテーテルアブレーション
　......... 79
カルシウム拮抗薬
　......... 55, 99, 289
カルシウム薬 168
カルシトニン薬 169
換気補助療法 46
関節注射 179
関節リウマチ 172
漢方薬 20
気管支拡張薬 46
気管支喘息 43
喫煙
　...... 44, 88, 133, 148, 213, 288
機能性ディスペプシア 86
急性上気道炎 16
急性中耳炎 277
吸入ステロイド 35, 36, 46
強迫性障害 203, 207

筋弛緩薬 150
緊張型頭痛 184
グリニド薬 115
グルコサミン 162
経口血糖降下薬 114
血圧値の分類 51
血管性認知症 247
血漿BNP濃度 60
血清フェリチン値 294
血糖コントロール 113
血糖値 112
ゲノタイプ1型 98
ゲノタイプ2型 98
けん引療法 151
検査の感度・特異度 84
高LDL-C血症 107
抗LTs薬 253
抗PGD_2・TXA_2薬 253
抗RANKL抗体薬 167
高TG血症 108
降圧目標 115, 288
降圧薬 54, 212
抗アルドステロン薬 64
抗アレルギー薬 265
抗インフルエンザウイルス薬
　......... 26
抗うつ薬 150, 198, 206
抗凝固療法 65, 215
抗菌薬 20, 279
高血圧 50, 70, 212
高血圧基準 51
抗血小板薬 76, 214
抗血小板療法 65, 214
抗血栓療法 72

抗コリン薬 ………………… 35, 46
甲状腺機能亢進症 ……… 70, 127
甲状腺機能亢進症の鑑別
　…………………………………… 129
甲状腺機能低下症 ……………… 119
甲状腺中毒症の症状 …………… 128
抗精神病薬 ……………………… 246
高尿酸血症 ……………………… 135
抗ヒスタミン薬
　………………………… 253, 265, 272
抗不整脈薬 ………………………… 77
高齢者 …………………………… 166
高齢者糖尿病 …………………… 114
高齢者の不眠 …………………… 227
抗ロイコトリエン薬
　………………………………… 254, 272
骨折確率 ………………………… 164
骨折リエゾンサービス ………… 170
骨粗鬆症 ………………………… 164
骨密度 …………………………… 165
鼓膜 ……………………………… 278
コリンエステラーゼ阻害薬
　………………………… 243, 245, 248
コルヒチン ……………………… 143
コンセンサスガイドライン
　…………………………………… 310
コンドロイチン硫酸 …………… 162

さ行

サイアザイド系利尿薬
　…………………………………… 55, 289
細菌感染症 ………………………… 18
在宅酸素療法 ……………………… 46
左心不全 …………………………… 59
ジギタリス製剤 …………………… 62
ジゴキシン ………………………… 78

脂質異常症 …………… 103, 120, 213
脂質異常症の診断基準 ………… 104
社交不安障害 …………… 203, 207
重症度評価 ……………………… 262
上気道炎 ………………………… 281
除菌療法 …………………………… 86
食事療法 …………………… 66, 140
食物アレルギー ………………… 269
女性ホルモン薬 ………………… 169
心筋梗塞 …………………………… 70
診察室血圧 ………………………… 51
迅速診断キット …………………… 24
身体冷却 ………………………… 304
心的外傷後ストレス障害
　………………………………… 203, 207
心拍コントロール薬 ……………… 76
心不全 …………………………… 70, 212
心房細動
　………………… 62, 65, 68, 212, 213
心房細動の分類 …………………… 69
蕁麻疹 …………………………… 268
心理教育 ………………………… 195
睡眠障害 …………………… 186, 221
スタチン ……………………… 107, 213
頭痛 ………………………… 183, 193
ステロイド
　………………… 162, 179, 253, 264, 273
スパイロメトリー ………………… 44
スルホニル尿素薬 ………… 114, 115
生活指導 …………………… 140, 252
生活習慣 …………………………… 55
制吐薬 …………………………… 187
脊椎X線 ………………………… 166
舌下免疫療法 …………………… 257
喘息 ………………………… 32, 252

喘息重症度 ………………………… 34
喘息診断の目安 …………………… 32
選択的エストロゲン受容体モ
　ジュレーター ………………… 167
全般性不安障害 ………… 203, 206
総コレステロール ……………… 104
総不足ヘモグロビン鉄量
　…………………………………… 296
僧帽弁疾患 ………………………… 70
続発性高脂血症 ………………… 104
続発性高脂血症の原因 ………… 105

た行

タクロリムス軟膏 ……………… 264
卵アレルギー …………………… 29
蛋白尿 …………………………… 212
チアゾリジン薬 ………………… 115
チアマゾール …………………… 130
中耳炎 …………………………… 252
注射療法 ………………………… 152
直腸MALTリンパ腫 …………… 86
痛風 ……………………………… 135
定量的超音波測定法 …………… 166
鉄欠乏性貧血 …………… 86, 292
鉄剤 ……………………………… 297
デパス® …………………………… 227
電気的除細動 …………………… 78
転倒予防 ………………………… 167
洞調律維持薬 ……………………… 77
糖尿病 …………… 70, 86, 111, 212
糖尿病の典型的症状 …………… 112
トファシチニブ ………………… 178
トリグリセライド ……………… 104
トリプタン製剤 ………………… 187

な行

二次性高血圧	52, 53
二次性脂質異常症	104
二次性頭痛を疑う病歴	184
ニセルゴリン	248
尿酸下降薬	142
尿酸値	136, 139
認知行動療法	198, 224
認知症	169, 238
妊婦	29, 94, 121
熱中症	300
熱中症の分類	301
脳血栓塞栓症	70
脳梗塞	211
脳梗塞再発予防	212
脳卒中	210

は行

パーキンソン病	86
バセドウ病	128
パニック障害	203, 207
ヒアルロン酸	162
皮下免疫療法	257
ビグアナイド薬	115
皮疹	260
ヒスタミン H_1 受容体拮抗薬	272
ビスホスホネート薬	167, 170
ビタミン K_2 薬	168
非定型抗精神病薬	243
非定型大腿骨骨折	170
貧血	194
不安障害	201

副甲状腺ホルモン薬	168, 169
副腎皮質ステロイド	143
副腎不全の合併	124
不定愁訴	203
不眠	193, 222
プロアクティブ療法	265
プロピルチオウラシル	130
併存症	43
併存症の管理	45
ヘリコバクター・ピロリ感染症	83
変形性膝関節症	156
片頭痛	184
片頭痛の予防	188
ベンゾジアゼピン	206, 225, 235
ポリファーマシー	20

ま・や行

慢性肝炎の治療対象	93
慢性腎臓病	212, 285
慢性腎臓病患者の鉄欠乏性貧血	297
慢性心不全	59
慢性蕁麻疹	86
無痛性甲状腺炎	132
メラトニン受容体作動薬	226
薬剤耐性 HIV	94
腰痛	147
腰痛コルセット	151
ヨード摂取	133
抑肝散	243, 245

ら・わ行

ラクナ梗塞	214
離脱症状	235
利尿薬	64, 289
レビー小体型認知症	245
レボチロキシン	122
レボドパ	246
ロイコトリエン受容体拮抗薬	35
ロキソプロフェン	20
ワクチン	29
ワルファリン	75, 215

編者プロフィール

横林賢一（よこばやし けんいち）
ほーむけあクリニック／広島大学病院 総合内科・総合診療科
2003年広島大学卒．麻生飯塚病院にて初期研修，家庭医療学開発センター（CFMD）にて家庭医療後期研修および在宅フェローシップ修了．10年より広島大学病院総合内科・総合診療科勤務．広島大学家庭医療後期研修プログラムを立ち上げディレクターに就任．15年よりHarvard T.H. Chan School of Public Healthに留学し，健康の社会的決定要因等に関する研究を行う．17年にコミュニティカフェ（Jaroカフェ）を併設した有床診療所（ほーむけあクリニック）を開設．家庭医療専門医，在宅医療専門医，医学博士．

渡邉隆将（わたなべ たかまさ）
北足立生協診療所
2004年慶應義塾大学卒．王子生協病院にて初期研修，家庭医療学開発センター（CFMD）にて家庭医療後期研修およびリサーチフェローシップ修了．10年より北足立生協診療所にて，所長として勤務．CFMDでは副センター長，および臨床研究ネットワーク（CFMD Practice Based Research Network）の責任者として運営・指導に当たっている．家庭医療専門医，医学博士．

齋木啓子（さいき けいこ）
ふれあいファミリークリニック
2004年島根医科大学卒．姫路医療センターにて初期研修，家庭医療学開発センター（CFMD）にて家庭医療後期研修および在宅フェローシップ，LTF-distant（Leadership Training Fellowship-distant）修了．12年にふれあいファミリークリニックを開設し，以後院長として勤務．17年にEuropean UniversityにてMaster of Business Administrationを取得し，LTF-distant運営・指導に当たっている．家庭医療専門医，在宅医療専門医，経営学修士．

本書は，Gノート誌で連載中の「Common disease診療のためのガイドライン早わかり」，初回から第18回まで（2014年4月号～2017年2月号掲載）の内容を全面的に刷新し，さらに新規原稿を加えて単行本化したものです．

Gノート別冊
Common Diseaseの診療ガイドライン
総合診療における診断・治療の要点と現場での実際の考え方

2017年 4月 5日 第1刷発行	編 集	横林賢一，渡邉隆将，齋木啓子
2017年 5月25日 第2刷発行	発行人	一戸裕子
	発行所	株式会社 羊 土 社
		〒101-0052
		東京都千代田区神田小川町2-5-1
		TEL　03（5282）1211
		FAX　03（5282）1212
		E-mail　eigyo@yodosha.co.jp
© YODOSHA CO., LTD. 2017		URL　www.yodosha.co.jp/
Printed in Japan	装 幀	羊土社デザイン室
ISBN978-4-7581-1809-5	印刷所	株式会社加藤文明社

本書に掲載する著作物の複製権，上映権，譲渡権，公衆送信権（送信可能化権を含む）は（株）羊土社が保有します．
本書を無断で複製する行為（コピー，スキャン，デジタルデータ化など）は，著作権法上での限られた例外（「私的使用のための複製」など）を除き禁じられています．研究活動，診療を含み業務上使用する目的で上記の行為を行うことは大学，病院，企業などにおける内部的な利用であっても，私的使用には該当せず，違法です．また私的使用のためであっても，代行業者等の第三者に依頼して上記の行為を行うことは違法となります．

JCOPY ＜（社）出版者著作権管理機構 委託出版物＞
本書の無断複写は著作権法上での例外を除き禁じられています．複写される場合は，そのつど事前に，（社）出版者著作権管理機構（TEL 03-3513-6969，FAX 03-3513-6979，e-mail：info@jcopy.or.jp）の許諾を得てください．

患者を診る 地域を診る まるごと診る

総合診療のGノート

General Practice

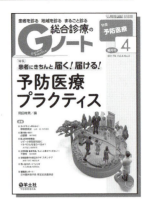

隔月刊 偶数月1日発行　B5判　定価（本体2,500円＋税）

あらゆる 疾患・患者さんを まるごと診たい！
そんな医師のための「**総合診療**」の実践雑誌です

- **現場目線の具体的な解説**だから, かゆいところまで手が届く
- 多職種連携, 社会の動き, 関連制度なども含めた**幅広い内容**
- 忙しい日常診療のなかでも, **バランスよく知識をアップデート**

□ **年間定期購読料**（国内送料サービス）
- 通常号（隔月刊 年6冊）　　　　　： 定価（本体15,000円＋税）
- 通常号＋WEB版※　　　　　　　　： 定価（本体18,000円＋税）
- 通常号＋増刊（年2冊）　　　　　： 定価（本体24,600円＋税）
- 通常号＋WEB版※＋増刊　　　　： 定価（本体27,600円＋税）

※WEB版は通常号のみのサービスとなります

詳細はコチラ▶ www.yodosha.co.jp/gnote/

Gノート増刊 Vol.4 No.2

これが総合診療流！
患者中心の リハビリテーション

全職種の能力を引き出し、患者さんのQOLを改善せよ！

佐藤健太／編

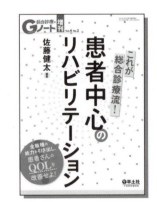

総合診療とリハの融合で, 患者さんのQOLはもっとよくなる！

リハを専門職に任せきりにしていませんか？患者評価や処方箋の書き方, 連携のヒントとなる他職種の声, 疾患・場面別の対応など, 専門外でも知っておくべきリハのすべてを集めました. リハを学んでこそ, あなたの総合診療が完成する！

□ 定価（本体 4,800円＋税）　□ B5判　□ 318頁　□ ISBN978-4-7581-2320-4

発行　羊土社 YODOSHA
〒101-0052　東京都千代田区神田小川町2-5-1　TEL 03(5282)1211　FAX 03(5282)1212
E-mail：eigyo@yodosha.co.jp
URL：www.yodosha.co.jp/

ご注文は最寄りの書店, または小社営業部まで